Thieme

Checklisten der Zahnmedizin

Parodontologie

Hans-Peter Müller

2., aktualisierte und erweiterte Auflage

253 Abbildungen
36 Tabellen

Georg Thieme Verlag
Stuttgart · New York

Prof. Dr. Hans-Peter Müller
Fachzahnarzt für Parodontologie
Department of Surgical Sciences
Faculty of Dentistry
Kuwait University
P.O. Box 24923
Safat 13110
Kuwait
hp.muller@hsc.edu.kw

Bibliografische Information Der Deutschen Bibliothek

Die Deutsche Bibliothek verzeichnet diese Publikation in der Deutschen Nationalbibliographie; detaillierte bibliografische Daten sind im Internet über http://dnb.ddb.de abrufbar

1. Auflage 2001
1. englische Auflage 2004
1. polnische Auflage 2004
1. russische, chinesische und spanische Auflage in Vorbereitung

Wichtiger Hinweis: Wie jede Wissenschaft ist die Medizin ständigen Entwicklungen unterworfen. Forschung und klinische Erfahrung erweitern unsere Erkenntnisse, insbesondere was Behandlung und medikamentöse Therapie anbelangt. Soweit in diesem Werk eine Dosierung oder eine Applikation erwähnt wird, darf der Leser zwar darauf vertrauen, dass Autoren, Herausgeber und Verlag große Sorgfalt darauf verwandt haben, dass diese Angabe **dem Wissensstand bei Fertigstellung des Werkes** entspricht.
Für Angaben über Dosierungsanweisungen und Applikationsformen kann vom Verlag jedoch keine Gewähr übernommen werden. **Jeder Benutzer ist angehalten**, durch sorgfältige Prüfung der Beipackzettel der verwendeten Präparate und gegebenenfalls nach Konsultation eines Spezialisten festzustellen, ob die dort gegebene Empfehlung für Dosierungen oder die Beachtung von Kontraindikationen gegenüber der Angabe in diesem Buch abweicht. Eine solche Prüfung ist besonders wichtig bei selten verwendeten Präparaten oder solchen, die neu auf den Markt gebracht worden sind. **Jede Dosierung oder Applikation erfolgt auf eigene Gefahr des Benutzers.** Autoren und Verlag appellieren an jeden Benutzer, ihm etwa auffallende Ungenauigkeiten dem Verlag mitzuteilen.

Rüdigerstraße 14
D-70469 Stuttgart
Telefon: +49/07 11/89 31-0
Unsere Homepage: http://www.thieme.de

Printed in Germany

Umschlaggestaltung: Thieme Verlagsgruppe
Umschlaggrafik: Martina Berge, Erbach
Satz: Druckhaus Götz, Ludwigsburg
Druck: Westermann Druck Zwickau GmbH, Zwickau

ISBN 3-13-126362-8
ISBN 978-3-13-126362-9 1 2 3 4 5 6

Die *Checkliste Parodontologie* erschien im Frühjahr des Jahres 2001 und wurde sehr schnell von den meisten Universitätszahnkliniken im deutschsprachigen Raum den Zahnmedizinstudenten im klinischen Abschnitt des Curriculums als Text- und Arbeitsvorlage für Vorlesungen und Seminare im Fach Parodontologie empfohlen. Ihr großer Erfolg beruht sicherlich auf dem bewusst knapp gehaltenen Format eines Kompendiums, eines echten Vademekums, das es erlaubt, die aktuellen wissenschaftlichen Informationen einer außergewöhnlich rasch wachsenden Disziplin in äußerst gestraffter Form zu präsentieren.

Selbstverständlich existieren gerade in der Parodontologie eine Reihe von ausgezeichneten Standardwerken, zum Teil in fortgeschrittenen Auflagen, die dem sich weiterbildenden Zahnarzt und interessierten Facharzt detaillierte Hilfestellung beim Verständnis parodontaler Erkrankungen und ihrer Behandlung erlauben. Diese oftmals voluminösen Werke eignen sich allerdings nur begrenzt zur Ausbildung unserer Studenten. Die *Checkliste Parodontologie* steht daher ganz bewusst in der Tradition des seit langem vergriffenen, in 3 Auflagen von den Lehrern und Wissenschaftlern Mühlemann, Renggli und Rateitschak herausgegebenen Thieme-Taschenbuchs Parodontologie.

Erfreulicherweise konnte die *Checkliste Parodontologie* in der Zwischenzeit in mehrere Sprachen übersetzt werden, unter anderem ins Englische (Periodontology – The Essentials, Thieme, Stuttgart 2004). Es freut mich deshalb ganz besonders, dass dieser Text auch unsere Vorlesungen und Seminare an der neu gegründeten Faculty of Dentistry in Kuwait begleitet.

Sämtliche Kapitel wurden in der vorliegenden 2. Auflage gründlich aktualisiert. Die *Checkliste* war der 1. deutschsprachige Text, der die derzeit gültige Klassifikation parodontaler Erkrankungen berücksichtigte. In der Zwischenzeit hat die Deutsche Gesellschaft für Parodontologie (DGP) diese Klassifikation übernommen. In der 2. Auflage der *Checkliste* sind jetzt einige Ergänzungen der DGP enthalten. Zahlreiche zurzeit umstrittene Themen werden in der 2. Auflage kritisch kommentiert. Während beim Erscheinen der 1. Auflage lediglich vereinzelte Metaanalysen und ein systematischer Übersichtsartikel zur Parodontaltherapie vorlagen, sind in der Zwischenzeit in mehreren internationalen Workshops und von unabhängigen Arbeitsgruppen eine Reihe von systematischen Übersichten (der höchste Grad vorliegender Evidenz[1]) erarbeitet worden, die sämtliche diagnostische und therapeutische Verfahren behandeln. Bei deren kritischer Durchsicht wird klar, dass die meisten unserer Behandlungsstrategien in der Tat auf fundiertem Wissen basieren. Die bei Drucklegung vorliegenden Erkenntnisse aus systematischen Übersichten und Metaanalysen konnten in der vorliegenden Auflage gebührend gewürdigt werden. Abweichend von anderen zeitgenössischen Werken werden einige anatomische, mikrobiologische, diagnostische und therapeutische Aspekte im Umfeld oraler Implantate in den entsprechenden Kapiteln abgehandelt.

Für viele konstruktive Anmerkungen möchte ich meinen Kollegen danken, mit denen ich in den letzten Jahren das Vergnügen hatte, eng zusammenzuarbeiten. Es ist mir eine angenehme Verpflichtung, Drs. Eino Honkala, Mauno Könönen, Lars Andersson, Eero Kerosuo, Jawad Behbehani, Bobby K. Joseph, Kefah M. Barrieshi-Nusair und Ridwaan Omar von der Universität Kuwait für den lebhaften Austausch von Ideen und die Entwicklung von Lehrkonzepten zu danken. Mein Dank gilt ganz besonders Dr. Eija Könönen, die die Revision von Kapitel 2,

[1] Needleman I, Moles DR, Worthington H. Evidence-based periodontology, systematic reviews and research quality. Periodontology 2000. 2005; 37: 12–28

Parodontale Mikrobiologie, kritisch begleitete. Eine Reihe von mehr oder weniger etablierten Parodontalpathogenen war seit der 1. Auflage neu klassifiziert worden, die neuen Namen wurden in der 2. Auflage berücksichtigt.

Erneut gebührt mein herzlicher Dank allen beteiligten Mitarbeitern des Thieme-Verlags, insbesondere Dr. C. Urbanowicz, der sich meinen Wünschen nach Verbesserungen von Text und Abbildungen stets aufgeschlossen zeigte und mir mit seinem fachmännischen Rat zur Seite stand.

Kuwait City, im Frühjahr 2006 Hans-Peter Müller

In der zahnärztlichen Ausbildung hat sich im Verlauf des letzten Jahrzehnts ein unübersehbarer Wandel vollzogen. Der Schwerpunkt liegt heute nicht mehr in einem technisch dominierten, reparativen Therapiekonzept. Vielmehr hat sich eine auf biologischen Grundlagen beruhende, kurative Behandlungsphilosophie durchgesetzt. Diese begreift die beiden Haupterkrankungen der Mundhöhle – Zahnkaries und entzündliche Parodontalerkrankungen – als Störung der Balance zwischen der mikrobiellen Herausforderung von Oralpathogenen und den Abwehrmechanismen des Individuums. Die daraus abgeleiteten präventiven Maßnahmen und die Entwicklung neuer zahnärztlicher Materialien und Technologien haben zu einer deutlichen Anhebung der Qualität zahnärztlicher Behandlungen geführt. An praktisch allen Universitäten wird heute in der studentischen Ausbildung ein synoptisches Behandlungskonzept vermittelt, das die fundamentalen Vorteile einer systematischen Sanierung gegenüber einer sporadischen Behandlung einzelner Symptome herausstellt.

In der Parodontologie wurde in den letzten 10 Jahren eine bemerkenswert eigenständige Entwicklung deutlich: Grundlagenforschung und klinische Forschung konvergieren.[1] Parodontale Forschung wird heute in Arbeitsgruppen betrieben, in denen Kliniker zusammen mit Biologen, Verhaltenswissenschaftlern, Epidemiologen und Fachärzten anderer Disziplinen zusammenarbeiten. Dies führt dazu, dass sich der Fortschritt in der Parodontologie exponentiell beschleunigt. Das Fach findet heute nicht mehr seinen Platz allein in der Zahn-, Mund- und Kieferheilkunde. Wechselseitige Beziehungen zwischen chronischen Infektionen der Mundhöhle und kardiovaskulären, respiratorischen und Stoffwechselerkrankungen bringen es mit sich, dass sich die Zusammenarbeit vor allem mit Fachärzten intensiviert.

Hauptanliegen der vorliegenden *Checkliste Parodontologie* ist, das aktuelle parodontologische Grundwissen zu vermitteln, das für die Realisierung eines modernen zahnärztlichen Behandlungskonzepts unabdingbar ist. In diesem Konzept steht der Sanierungspatient im Mittelpunkt. Ziel ist die Wiederherstellung einer unter gesunden Verhältnissen optimalen Situation, die den Bedürfnissen des Patienten an Ästhetik und Kaukomfort gerecht wird und gleichzeitig bei konsequent durchgeführter, unterstützender Nachsorge über die Jahre stabil bleibt. Zahnärztliche Kunst ist dabei, die im Einzelfall angemessene Therapie zu planen und sowohl Überbehandlungen wie Unterversorgungen zu vermeiden.

Dieses Buch ist auf der Basis eines Skripts entstanden, das im Rahmen der Vorlesung „Grundlagen der klinischen Parodontologie" für Studierende der Zahnheilkunde herausgegeben wurde. Es soll den dort erarbeiteten Stoff in kurz gefasster Form prägnant darstellen. Auf eine umfassende Darstellung der ständig wachsenden Literatur musste daher verzichtet werden. Die Checkliste kann oder soll ein klassisches Lehrbuch nicht ersetzen. Zudem ist die klinische Parodontologie ein operatives Fach, das sich nicht rein theoretisch erlernen lässt. Zielgruppe sind in erster Linie die Studierenden der Mund-, Zahn- und Kieferheilkunde. Gleichwohl soll jedoch auch der engagierte Kollege angesprochen werden, der im Praxisalltag rasch das eine oder andere Detail nachschlagen möchte. Es bleibt zu hoffen, dass die Checkliste beide Leserkreise gleichermaßen erreicht.

Mein besonderer Dank gebührt den beteiligten Mitarbeitern des Thieme-Verlags, die mir bei der Realisierung dieses Projekts stets fachmännisch zur Seite standen.

Heidelberg, im Januar 2001 Hans-Peter Müller

[1] Page RC. Milestones in periodontal research and the remaining critical issues. J Periodont Res. 1999; 34: 331–339

Allgemeines

- Der Begriff **Parodont** (griech.: *para*: bei, neben, entlang; *odons*: Zahn; engl.: periodontium) beschreibt die Gewebe, die:
  - die Zähne im Kieferknochen verankern
  - die interdentale Verbindung der Zähne in der Zahnreihe gewährleisten
  - die epitheliale Auskleidung der Mundhöhle auch im Bereich des durchgebrochenen Zahnes aufrechterhalten.
- Die entwicklungsgeschichtliche, biologische und funktionelle Einheit Parodont besteht aus 4 unterschiedlichen Gewebearten:
  - Gingiva, das marginale Parodont
  - Wurzelzement
  - eigentlicher Alveolarknochen
  - Desmodont.
- Die *Gingiva* umgibt auf Höhe des Zahnhalses als keratinisiertes Weichgewebe den Zahn und Teile des Alveolarfortsatzes.
- Die mineralisierten, dem Knochen nicht unähnlichen Formen des *Wurzelzements* und der
- *eigentliche Alveolarknochen*, ein Teil des Alveolarfortsatzes, werden durch den
- desmodontalen Faserapparat verbunden.
- Die desmodontalen Kollagen- und zum kleineren Teil auch Oxytalan-Faserbündel inserieren auf der einen Seite teilweise in der alveolären Innenkortikalis, auf der anderen Seite zum Teil im Wurzelzement.
- Die Fasern sind im Desmodontalspalt funktionell ausgerichtet und unterliegen während der Gebrauchsperiode einer ständigen Erneuerung, die von Fibroblasten gesteuert wird.
- Die Anteile der Fasern des parodontalen Ligaments, die entweder im Wurzelzement oder im eigentlichen Alveolarknochen eingebettet sind, werden *Sharpey'sche Fasern* genannt.
- Anzahl und Form der Zähne sind streng genetisch determiniert. Als Beginn der Zahnentwicklung wird in der 5.–6. Woche der Embryonalentwicklung eine epitheliale Verdickung der ektodermal-epithelialen Auskleidung des Stomodeums im Bereich der späteren Kieferbögen angesehen, das odontogene Epithel, die Zahnplatte oder *Zahnleiste*.
- Ausgehend von dieser epithelialen Zahnleiste wird die Zahnentwicklung durch eine Kette von Zell-zu-Zell- und Zell-zu-Matrix-Interaktionen gesteuert (Abb. 1.**1**). Ektodermale wie ektomesenchymale Zellen erreichen zunehmend höhere Grade der Differenzierung und entwickeln sich schließlich zu hochdifferenzierten, Schmelzmatrix bzw. Prädentin sezernierenden Amelo- und Odontoblasten.

Kronenentwicklung

- Zwischen der 6. und 8. Woche proliferieren Zellen der Zahnleiste in bestimmten Bereichen (den späteren Positionen der Milchzähne) in das darunter liegende mesenchymale Gewebe. Sie induzieren hier eine Verdichtung des von der kranialen Neuralleiste abstammenden Ektomesenchyms, das *determiniertes Zahnmesenchym* genannt wird.
- Während der Morphogenese des Zahnkeims entsteht aus dem *Knospenstadium* in der 8.–12. Woche das *kappenförmige Schmelzorgan*. Das odontogene Mesenchym teilt sich in 2 Zelllinien auf:
  - Die Zahnpapille enthält die Vorläuferzellen der Odontoblasten und der späteren Pulpa.
  - Aus dem Zahnsäckchen, das den Zahnkeim umgibt, entwickelt sich der Zahnhalteapparat.
- Im Kappenstadium differenzieren sich die Zellen des Schmelzorgans in 4 zytologisch und funktionell abgrenzbare Straten:
  - äußeres Schmelzepithel
  - Stratum reticulare

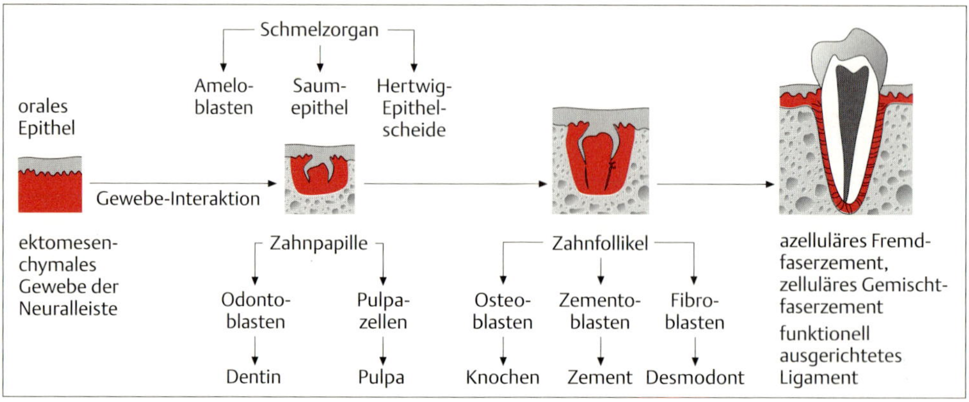

Abb. 1.**1** Die Entwicklung des Parodonts ist Teil der Zahnentwicklung. Durch Interaktionen zwischen dem Epithel und dem darunter liegenden ektomesenchymalen Gewebe der Neuralleiste kommt es zur Einleitung der Kronenentwicklung (Schmelz, Pulpa, Dentin). Die Gewebe des eigentlichen Parodonts (Zement, eigentlicher Alveolarknochen und Desmodont) entstammen dem eigentlichen Zahnfollikel. Durch Proliferation der Hertwig'schen Epithelscheide wird die Wurzelbildung eingeleitet (nach McNeal & Somerman 1999).

  - Stratum intermedium
  - inneres Schmelzepithel.
- Schließlich bildet sich das *Glockenstadium* des Zahnkeims aus, das bereits die spätere Form des Zahnes erahnen lässt.
- Die Schmelz-Dentin-Grenze wird festgelegt, wenn sich Odontoblasten und anschließend Ameloblasten differenzieren und im Bereich der späteren Höcker bzw. Schneidekanten mit der Sekretion von Prädentin- und Schmelzmatrix beginnen. Zahnpapille und Schmelzorgan werden vom Zahnsäckchen umgeben, das die Zahnpapille gegen das umgebende Mesenchym abgrenzt.
- Im Verlauf der Odontogenese proliferiert die Zahnleiste der Milchmolaren nach distal und ist für die Entstehung der Zuwachszahnkeime des bleibenden Gebisses verantwortlich, die somit zur 1. Dentition gehören.
- Die Anlagen des ersten bleibenden Molaren entstehen zwischen der 13. und 15. Woche der Embryonalentwicklung.
- Die Anlagen der Ersatzzähne werden zwischen dem 5. Monat pränatal (mittlere Schneidezähne) und dem 10. Lebensmonat postnatal (2. Prämolaren) gebildet und entwickeln sich aus der als Ersatzzahnleiste apikal verlängerten lateralen Zahnleiste zunächst lingual bzw. palatinal der Milchzahnkeime.

Wurzelbildung

- Die *Wurzelbildung* beginnt, wenn die Dentin- und Schmelzbildung die Verbindung zwischen dem inneren und äußeren Schmelzepithel erreicht hat, die spätere Schmelz-Zement-Grenze. Die Kronenbildung ist jetzt abgeschlossen.
- Durch weitere Proliferation des Schmelzepithels bildet sich die *Hertwig'sche Epithelscheide* aus, die sich im Raum zwischen der Zahnpapille und dem eigentlichen Zahnsäckchen befindet:

- Apikal knickt sie als Diaphragma nach zentral um.
- Die zweischichtige Epithelscheide ist für die Differenzierung der das Wurzeldentin bildenden Odontoblasten verantwortlich.
- Sie stellt sozusagen die Gussform der späteren Zahnwurzel dar.

➤ Während sich die Dentinröhre verlängert, kommt es zur Eruption des Zahnes, da das Diaphragma an Ort und Stelle verweilt.

➤ Nach koronal verliert die Hertwig'sche Epithelscheide den Kontakt zur Wurzeloberfläche. Sie desintegriert als Scheide und wird zu einem losen Maschenwerk aus Epithelsträngen, den *Mallassez'schen Epithelresten*.

Zementogenese

➤ Anders als das innere Schmelzepithel des Schmelzorgans differenziert sich das innere Schmelzepithel der Hertwig'schen Epithelscheide *nicht* zu Schmelz bildenden Ameloblasten:
- Zell-zu-Zell-Interaktionen bewirken die Differenzierung von Zellen des benachbarten ektomesenchymalen Gewebes der Zahnpapille zu Odontoblasten, die mit der Prädentinbildung beginnen.
- Unmittelbar anschließend kommt es zur ersten Ablagerung eines schmelzartigen Materials auf der Oberfläche des Prädentins.
- Dieses induziert die Differenzierung der Zementoblasten aus dem Zahnsäckchen und ermöglicht die Verankerung des Zements auf der Dentinoberfläche.

➤ Nach der Desintegration der Epithelscheide kommen Zellen des eigentlichen Zahnsäckchens in Kontakt mit der neu gebildeten Wurzeloberfläche (Zell-Matrix-Interaktionen). Sie beginnen mit der eigentlichen Zementbildung (Abb. 1.**2**).

➤ Die Zellen des eigentlichen Zahnsäckchens bilden außerdem den Ursprung für die Zellen und Faserbündel des parodontalen Ligaments und des eigentlichen Alveolarknochens.

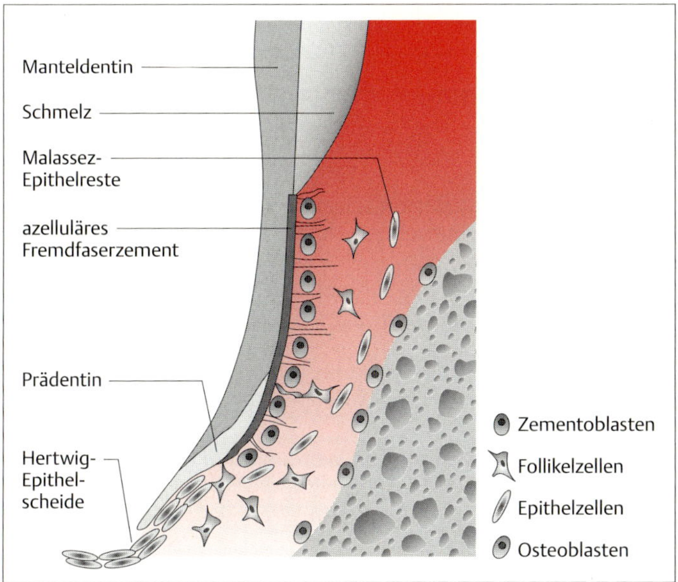

Abb. 1.**2** Traditionelle Vorstellung der initialen Stadien der Bildung des azellulären Fremdfaserzements (AEFC). Fibroblasten des Zahnsäckchens kommen im Bereich der apikalen Kante nach Desintegration der Hertwig'schen Epithelscheide in Kontakt mit dem Prädentin und beginnen nach Anhaftung und Differenzierung zu Zementoblasten Kollagenfibrillen zu bilden. Es entsteht ein initialer Fasersaum mit maximaler Faserdichte. Die Mineralisationsfront erreicht die Faserbasis und schreitet im initialen Fasersaum voran (nach McNeal & Somerman 1999).

- Diese traditionelle Sicht der Zementogenese wird mittlerweile infrage gestellt:
  - Die Anwesenheit mesenchymaler Zellen im Bereich der desintegrierten Hertwig'schen Epithelscheide wurde üblicherweise als Ausdruck einer Zellwanderung aus dem eigentlichen Zahnsäckchen in Richtung Wurzeloberfläche erklärt.
  - Alternativ könnten Zellen der Wurzelscheide auch eine epithelial-mesenchymale Transformation durchlaufen.
  - Demzufolge hätten Zementoblasten ihren Ursprung in der Hertwig'schen Epithelscheide.
- Kurz nach Beginn der Schmelz- und Dentinbildung im Bereich der Höcker formieren sich bei mehrwurzligen Zähnen im Bereich der zervikalen Schlinge des Schmelzepithels 2 bzw. 3 epitheliale Knoten:
  - Epithel proliferiert zungenförmig über die Zahnpapille hinweg nach zentral.
  - Es trifft sich und verschmilzt bei zunehmender Größe des Schmelzorgans im Bereich des zukünftigen Fornix der Furkation.
  - Der zukünftige Dentinboden der Furkation entsteht.
- Die Ausbildung des Furkationsbereichs ist also ein Teil der Kronenentwicklung.
  - Die Hertwig'sche Epithelscheide leitet die Bildung der Zahnwurzeln ein.
  - Sie bestimmt die jeweilige Form der Zahnwurzel.
  - Sie teilt sich bei mehrwurzligen Zähnen in 2 – 3 Zweigrohre auf.
- Die Anwesenheit eines Schmelzepithels erklärt die häufige Bildung von *Schmelzparaplasien* im Furkationsbereich:
  - Schmelzprojektionen
  - Schmelzzungen
  - Schmelzperlen.
- Die Epithelzungen liegen im Bindegewebe der Zahnpapille und schließen Teile des ektomesenchymalen Gewebes von dem sich entwickelnden Zahnkeim aus. Im Bereich der Vereinigung des Epithels finden sich daher häufig Zementauflagerungen in Form von:
  - Zementkämmen
  - Zementwülsten.

Marginales Parodont

- Der epitheliale Anteil der Gingiva ist ektodermalen Ursprungs. Man unterscheidet:
  - das Saumepithel
  - orales Sulkusepithel
  - orales Gingivaepithel.
- Das *Saumepithel* ist ein Abkömmling des reduzierten Schmelzepithels, das präeruptiv die Zahnkrone umgibt. Das reduzierte Schmelzepithel besteht aus:
  - in der Höhe *reduzierten Ameloblasten*
  - Zellen des ehemaligen *Stratum intermedium* des Schmelzepithels.
- Das Epithel ist in Form eines *primären Epithelansatzes* über Hemidesmosomen am Schmelz verankert.
- Während des Stadiums des Zahndurchbruchs erfolgt von koronal nach apikal die Umwandlung des reduzierten Schmelzepithels in das Saumepithel (*sekundärer Epithelansatz*):
  - Die kuboiden Ameloblasten ändern ihre Gestalt und werden zu den lang gestreckten Zellen des Saumepithels.
  - Die Zellen des Stratum intermedium erlangen ihre Teilungsfähigkeit wieder und werden zu Basalzellen des Saumepithels.
- Posteruptiv ist das Saumepithel ein sich selbständig erneuerndes Gewebe.

- Auch die *De-novo-Bildung* des Saumepithels ist gewährleistet:
  - Nach einer Gingivektomie migrieren zunächst Zellen des oralen Gingivaepithels in Richtung dentogingivale Region.
  - Diese Zellen entwickeln aufgrund des Einflusses des darunter liegenden Bindegewebes (Desmodont) die Charakteristika des Saumepithels:
    - keine Keratinisation
    - 2 Schichten
    - Haftung an der Zahnoberfläche.

Schleimhäute der Mundhöhle

- Die Schleimhäute der Mundhöhle werden traditionell nach ihrer Funktion klassifiziert:
  - auskleidende Mukosa
  - spezialisierte Mukosa
  - mastikatorische Mukosa.
- Die nichtkeratinisierte *auskleidende Mukosa* umfasst
  - die Alveolarmukosa
  - die Schleimhaut des Vestibulum oris
  - Schleimhäute der Wangen und Lippen
  - Schleimhäute des Mundbodens und der ventralen Seiten der Zunge
  - die Schleimhaut des weichen Gaumens.
- Die auskleidenden Schleimhäute der Mundhöhle besitzen ein nichtkeratinisiertes Epithel bestehend aus den 3 Schichten:
  - Stratum basale
  - Stratum filamentosum
  - Stratum distendum.
- Die *spezialisierte Mukosa* des Zungenrückens vermittelt Tast-, Temperatur- und Geschmacksempfindungen.
- Die keratinisierte *mastikatorische Mukosa* umfasst die Gingiva und die Schleimhaut des harten Gaumens:
  - Die Gingiva umgibt die Zähne und den Alveolarknochen und erstreckt sich bis zur mukogingivalen Grenze. Auf der palatinalen Seite besteht sie aus einem schmalen Rand, der in die Schleimhaut des harten Gaumens übergeht.
  - Im Wesentlichen gleichen die strukturellen Charakteristika des Epithels der Mukosa des harten Gaumens denen der Gingiva:
    - Die Gingiva weist ein inhomogenes, unterschiedlich dickes Stratum corneum auf, bei dem die meisten Zellen ihren Kern behalten: *Parakeratinisation.*
    - Die Schleimhaut des harten Gaumens besitzt ein regelrechtes *orthokeratinisiertes* Epithel mit gleichmäßig dickem Stratum corneum ohne pyknotische Zellkerne.
    - Sowohl das Epithel des harten Gaumens als auch das der Gingiva sind im Durchschnitt etwa 0,3 mm dick.

Gingiva

- Klinisch wird die gesunde Gingiva, d. h. das marginale Parodont, durch bestimmte Merkmale der Form, Farbe und Konsistenz charakterisiert (Abb. 1.**3**):
  - Die *Girlandenform* geht mit der Ausbildung mehr oder weniger ausgeprägter Interdentalpapillen einher, deren vestibulärer und oraler Anteil durch ein sattelförmiges *Col* verbunden wird.
  - Bei Menschen nordeuropäischer Herkunft ist die Gingiva blassrosa, korallen- oder malvenfarben. Melanozyten bewirken in südeuropäischen, afrikanischen und asiatischen Populationen eine mehr oder weniger dunkle Farbe der Gingiva.
  - Zapfenförmig einstrahlende Bindegewebefortsätze der Lamina propria im Bereich der befestigten Gingiva erzeugen eine orangenschalenähnliche *Stippelung* der Oberfläche.
  - Häufig trennt eine *gingivale Furche* die auf der Schmelzoberfläche adhärierende freie oder marginale von der befestigten Gingiva. Die freie Gingiva überlappt die Schmelz-Zement-Grenze um ca. 1 – 2 mm.

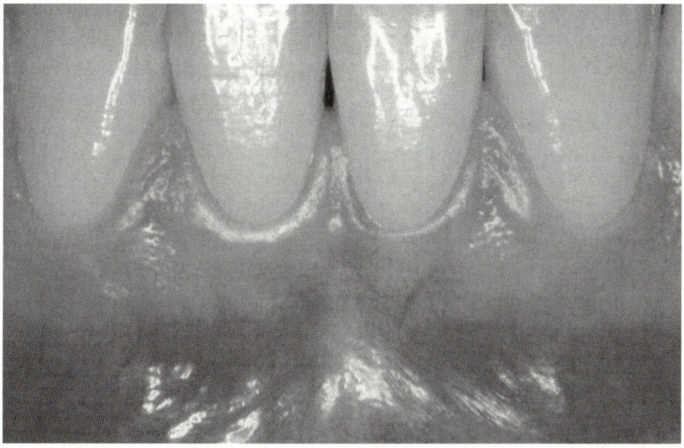

Abb. 1.**3** Klinische Charakteristika der gesunden Gingiva.

- Eine kleine Einsenkung am Zahn von 0,1 – 0,5 mm Tiefe wird als *gingivaler Sulkus* bezeichnet.
  - Der Sulcus gingivae wird von der Zahnoberfläche, dem oralen Sulkusepithel und den koronalen Zellen des Saumepithels begrenzt.
  - **Merke:** Die Tiefe des Sulkus ist mit parodontalen Sonden nicht zu bestimmen.
- Die *mukogingivale Grenze* oder Linea girlandiformis begrenzt die Gingiva nach apikal.

➤ Histologisch finden sich 3 unterschiedliche Epithelien:
- das *orale Gingivaepithel* auf der Außenseite der freien und befestigten Gingiva
- das den Sulcus gingivae lateral begrenzende *orale Sulkusepithel*
- das nichtkeratinisierte Saumepithel auf der Innenseite der Schmelz oder Wurzeloberfläche bedeckenden freien Gingiva.

➤ Orales Sulkusepithel und orales Gingivaepithel sind keratinisierte, 4-schichtige Epithelien (Abb. 1.**4 a**) mit:
- Stratum basale
- Stratum spinosum
- Stratum granulosum
- Stratum corneum.

➤ Das orale Gingivaepithel enthält stets eine Reihe nichtepithelialer Zellen:
- Melanozyten
- Antigen präsentierende Langerhans-Zellen
- Merkel-Zellen, die als sensible Mechanorezeptoren für Tast- und Druckrezeption operieren
- kleine Lymphozyten, vor allem zytotoxische T-Zellen, weniger T-Helferzellen.

➤ Das Saumepithel ist nichtkeratinisiert. Es weist 2 Schichten auf:
- Stratum basale
- Stratum suprabasale.

➤ Orales Gingivaepithel und orales Sulkusepithel sind zu 70 – 80 % *parakeratinisiert*, d. h. es finden sich noch pyknotische Zellkerne im Stratum corneum. In 20 – 30 % der Fälle ist die befestigte Gingiva *orthokeratinisiert* (Abb. 1.**4 a**), d. h. in den dicht aufeinander gelagerten Hornschuppen sind keine Zellkerne mehr zu finden.

➤ Das Saumepithel gewährleistet die epitheliale Auskleidung der Mundhöhle während und nach dem Durchbruch des Zahnes in die Mundhöhle.

- Der Haftmechanismus des Saumepithels auf den Strukturen der Zahnoberfläche (Schmelz, Zement, Cuticula dentis) oder der Implantatoberfläche wird vermittelt durch:
  - eine *interne Basallamina* aus Glykoproteinen und Kollagen
  - *Hemidesmosomen.*
- Die Gingiva besteht neben dem Epithel aus derb fibrösem Bindegewebe, der Lamina propria. Eine Submukosa fehlt. Der supraalveoläre Faserapparat der Lamina propria setzt sich aus dem primären und sekundären Faserapparat zusammen (Tabelle 1.**1**). Die Fasern des sekundären Faserapparates verbinden die primären Faserbündel.

Periimplantäre Mukosa

- Die periimplantäre Mukosa ist auf zweierlei Weise mit der Oberfläche von Titanimplantaten verbunden:
  - Eine dem Saumepithel entsprechende *Epithelbarriere* ist etwa 2 mm lang und über Hemidesmosomen mit dem Implantat verbunden.
  - Apikal davon findet sich eine etwa 1 – 1,5 mm breite Zone von fibrösem Bindegewebe. Die kollagenen Faserbündel verlaufen *parallel zur Implantatoberfläche* und inserieren teilweise im Periost des Alveolarknochens.
- 2 Zonen können im Bindegewebe differenziert werden:
  - eine etwa 40 μm breite, fibroblastenreiche und gefäßarme Zone in direktem Kontakt zur Implantatoberfläche
  - lateral eine zellarme Zone mit dichten Kollagenfasern und mehr Gefäßen.
- Da ein parodontales Ligament fehlt, erfolgt die Blutversorgung ausschließlich über die großen supraperiostalen Gefäße.

Wurzelzement

- Wurzelzement entsteht präeruptiv während der Wurzelbildung und zeitlebens nach Abschluss des Wurzelwachstums. Verantwortlich für die Zementbildung sind Tochterzellen der ektomesenchymalen Zellen des Zahnsäckchens:
  - Zementoblasten
  - Zementozyten
  - Fibroblasten.
- Nach Vorkommen und Funktion werden verschiedene Arten von Zahnwurzelzement beschrieben (Tabelle 1.**2**).
- **Azelluläres afribrilläres Zement** (AAC) findet sich nur auf dem Schmelz in Form von Zungen oder Inseln, wenn nach der Entwicklung der Zahnkrone Schmelz in Kontakt mit Bindegewebe kommt. Seine Funktion (so es sie gibt) ist unbekannt.

Tabelle 1.**1** Zusammensetzung des supraalveolären Faserapparates der Lamina propria

Primärer Faserapparat	Sekundärer Faserapparat
Dentogingivale Fasern	transgingivale Fasern
Dentoperiostale Fasern	intergingivale Fasern
Alveologingivale Fasern	interpapilläre Fasern
Zirkuläre Fasern	periostal-gingivale Fasern
Transseptale Fasern	interzirkuläre Fasern semizirkuläre Fasern

Tabelle 1.2 Die verschiedenen Formen des menschlichen Wurzelzements (nach Schroeder 1992)

Zementart	Kürzel	Organische Komponenten	Lokalisation	Funktion
Azelluläres, afibrilläres Zement (acellular afibrillar cementum)	AAC	homogene Matrix, keine Zellen, keine Fasern	an der Schmelz-Zement-Grenze, auf dem Schmelz	unbekannt
Azelluläres Fremdfaserzement (acellular extrinsic fiber cementum)	AEFC	Kollagenfibrillen (Sharpey'sche Fasern), keine Zellen	zervikal bis zur Wurzelmitte	Zahnverankerung
Zelluläres Eigenfaserzement (cellular intrinsic fiber cementum)	CIFC	Kollagen-Eigenfasern, Zementozyten	apikale und interradikuläre Wurzeloberflächen, Resorptionslakunen, Frakturspalten	Adaptation, Reparation
Azelluläres Eigenfaserzement (acellular intrinsic fiber cementum)	AIFC	Kollagen-Eigenfasern ohne Zellen	apikale und interradikuläre Wurzeloberflächen	Adaptation
Zelluläres Gemischtfaserzement (cellular mixed stratified cementum)	AEFC + CIFC/ AIFC = CMSC	Kollagen-Eigenfasern und Kollagenfasern als Sharpey'sche Fasern, Zementozyten	apikale und interradikuläre Wurzeloberflächen	Adaptation, Zahnverankerung

- Das 20–250 μm dicke, lamellierte **azelluläre Fremdfaserzement** (AEFC) findet sich im zervikalen und mittleren Wurzeldrittel:
  - AEFC enthält dicht (30.000 pro mm^2) gepackte, etwa 4 μm dicke, senkrecht orientierte Kollagenfaserbündel (Sharpey'sche Fasern).
  - Die Fasern setzen sich im parodontalen Ligament fort und verbinden die Zahnwurzel mit dem Alveolarknochen.
  - AEFC wird zunächst von Fibroblasten des eigentlichen Zahnsäckchens gebildet und ist somit ektomesenchymalen Ursprungs (Abb. 1.**2**).
  - Später wird es von Fibroblasten des parodontalen Ligaments produziert.
  - **Merke:** AEFC dient ausschließlich der Verankerung des Zahnes.
- **Zelluläres Eigenfaserzement** (CIFC) ist ein reines Produkt der Zementoblasten des eigentlichen Zahnsäckchen, später des parodontalen Ligaments:
  - CIFC enthält Zementozyten.
  - Kollagenfasern verlaufen zirkulär oder spiralförmig um die Wurzel herum (d. h. parallel zur Wurzeloberfläche).
  - In CIFC finden sich keine Sharpey'schen Fasern.
  - CIFC ist einerseits Reparaturzement; darüber hinaus ist es Teil des zellulären Gemischtfaserzements (CMSC).
- **Zelluläres Gemischtfaserzement** (CMSC) ist ein geschichtetes Gewebe mit alternierenden Lagen von azellulärem Fremd- und zellulärem Eigenfaserzement (Abb. 1.**4b**):
  - inhomogen mineralisiert, teilweise porös, unterschiedlich dick (100 bis > 600 μm)
  - vor allem im apikalen Wurzeldrittel und Furkationsbereich mehrwurzliger Zähne

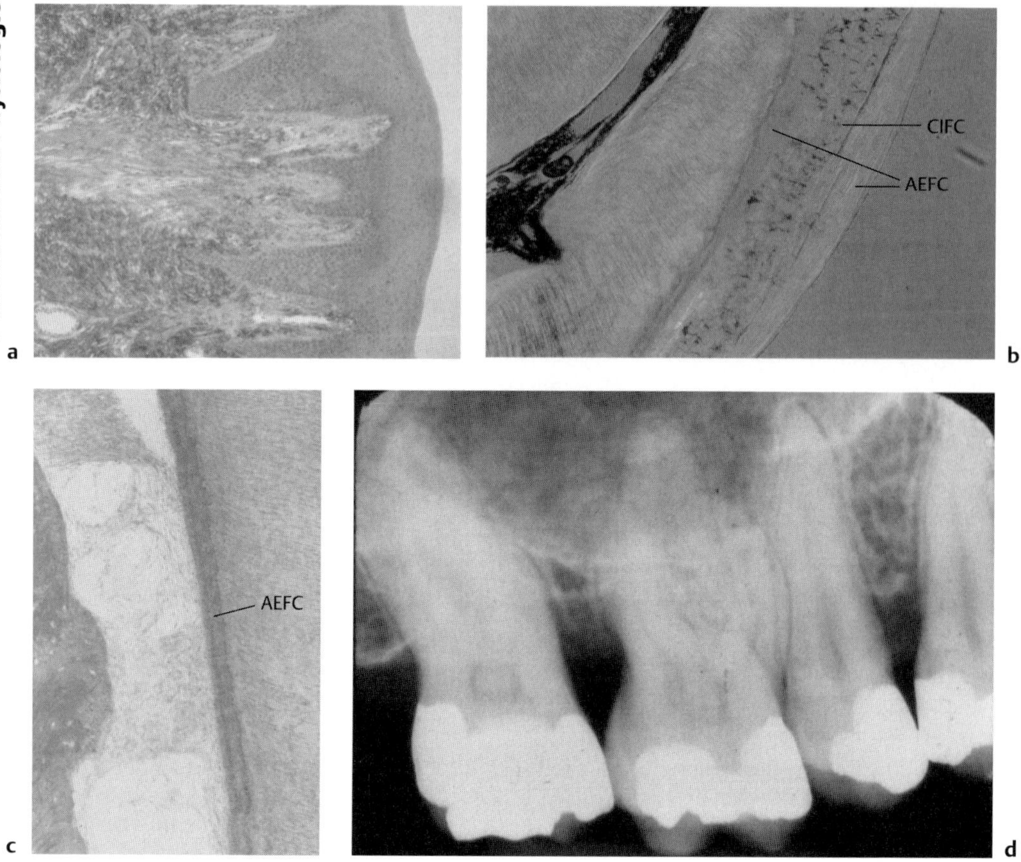

Abb. 1.**4 a – d** Gewebe des Parodonts.
a Lamina propria und 4-schichtiges orales Gingivaepithel (hier orthokeratinisiert).
b Zelluläres Gemischtfaserzement (CMSC) mit Schichten von zellulärem Eigenfaserzement (CIFC) und azellulärem Fremdfaserzement (AEFC), das die Oberfläche bedeckt.
c Parodontales Ligament zwischen eigentlichem Alveolarknochen (links) und AEFC.
d Der eigentliche Alveolarknochen erscheint auf Röntgenbildern als Lamina dura (z. B. mesiale Fläche von Zahn 17).

- dient der funktionellen Anpassung, d. h. der dynamischen Änderung der äußeren Form der Wurzel während der Zahnbewegung:
  - Mesialwanderung
  - okklusale Drift;
- falls CMSC von AEFC bedeckt wird, verankert es den Zahn in der Alveole
- gelegentlich wird in CMSC *azelluläres Eigenfaserzement* (AIFC) gefunden.

Parodontales Ligament

- Das parodontale Ligament oder *Desmodont* ist ein zell- und faserreiches derbes Bindegewebe, das den Zahn über das Wurzelzement und den eigentlichen Alveolarknochen in seiner Alveole verankert (Abb. 1.**4c**):
  - Es leitet sich entwicklungsgeschichtlich ebenfalls von ektomesenchymalen Zellen des eigentlichen Zahnsäckchens ab.
  - Der desmodontale Raum ist im Bereich der Wurzelmitte schmaler (0,12 – 0,17 mm) als am Limbus alveolaris (0,17 – 0,23 mm) und am Apex (0,16 – 0,24 mm). Die jeweils höheren Werte stammen von Heranwachsenden, die niedrigeren von älteren Erwachsenen.
  - Funktionelle Beanspruchung kann zur Verbreiterung des Parodontalspalts und zur Zunahme der Dicke der Kollagenfaserbündel führen.
- Bei den desmodontalen Faserbündeln werden unterschieden:
  - suprakrestale Fasern
  - horizontale Fasern
  - schräge Fasern
  - interradikuläre Fasern
  - apikale Fasern.
- Zelluläre Elemente sind:
  - Fibroblasten
  - Zementoblasten und Dentoklasten
  - Osteoblasten und Osteoklasten
  - Epithelzellen (Malassez'sche Epithelreste)
  - Abwehrzellen und neurovaskuläre Elemente.
- Das Desmodont ist stark vaskularisiert. Man unterscheidet:
  - den gingivalen Venolenplexus
  - den desmodontalen Gefäßkorb:
    - Seitenäste der Aa. alveolares und Aa. infraorbitales
    - Seitenäste der Aa. linguales und Aa. mentales.
- *Lymphgefäße* bilden ein weit verzweigtes, korbartiges Netz, das mit den Lymphgefäßen der Gingiva und der alveolären Knochensepten anastomosiert.
- Es werden sensorische und autonome Nervenfasern gefunden.
  - Somatosensorische, afferente Fasern als Endäste des N. trigeminus erreichen apikal als Seitenäste des N. dentalis und lateral über Foramina der Lamina cribriformis das Desmodont.
  - Freie Nervenendigungen sensorischer Fasern sind für die *Schmerzperzeption* verantwortlich.
  - Ruffini-Körperchen-artige Endigungen nehmen als *Mechanorezeptoren* propriozeptive Reize (Druck) auf. Die Druckempfindung ist außerordentlich verfeinert.
  - Marklose, *sympathische Fasern* sind für die lokale Regulation der desmodontalen Gefäße verantwortlich.

Eigentlicher Alveolarknochen

- Auch der eigentliche Alveolarknochen leitet sich vom Zahnsäckchen ab, ist also ektomesenchymalen Ursprungs:
  - Auf Röntgenaufnahmen erscheint er als *Lamina dura* (Abb. 1.**4d**).
  - In den eigentlichen Alveolarknochen strahlen *Sharpey'sche Fasern* ein, die mit den Fasern im Desmodont in Verbindung stehen.
- Der Alveolarknochen kann bei prominent im Kiefer stehenden Zähnen vestibulär fehlen. Man spricht von

- Fenestrationen bei marginalem Erhalt des Knochens
- Dehiszenzen, wenn der Knochen auch marginal fehlt.

➤ 3 Zelltypen werden unterschieden.
- *Osteoblasten*:
  - desmodontale Progenitorzellen (Vorläufer) der Osteoblasten;
  - diese bilden eine Mischpopulation aus großkernigen Präosteoblasten und kleinkernigen, fibroblastenähnlichen Zellen.
- *Osteozyten*:
  - Diese entstehen aus Osteoblasten, die sich in ihr eigenes Produkt, Knochen, einmauern.
  - Junge Osteozyten sind kleiner als Osteoblasten, aber ähnlich strukturiert.
  - Osteozyten finden sich in Lakunen des Knochens und sind durch lange Zellfortsätze miteinander verbunden.
  - Ältere Osteozyten weisen einen reduzierten Organellensatz auf.
- *Osteoklasten*:
  - mehrkernige Riesenzellen, die in Mulden der Knochenoberfläche, so genannten Howship'schen Lakunen, liegen
  - entstehen durch Fusion von hämatopoetischen, mononukleären Vorläuferzellen des Knochenmarks
  - resorbieren Knochen über einen organellarmen, bürstenartigen Zytoplasmasaum mittels saurer Phosphatasen und anderer hydrolytischer Enzyme.

Allgemeines

- Die aus Weichgeweben (Gingiva, Desmodont) und Hartgeweben (Wurzelzement und eigentlicher Alveolarknochen) bestehenden Bauelemente erfüllen in ihrer Eigenschaft als Parodont verschiedene Aufgaben:
  - Verankerung des Zahnes in seiner knöchernen Alveole
  - Zusammenfassung der Zähne innerhalb eines Kiefers als Zahnreihe
  - Anpassung an funktionelle und topographische Veränderungen
  - Ermöglichen von Zahnstellungsänderungen
  - Reparation der Auswirkungen traumatischer Insulte
  - Gewährleistung der epithelialen Auskleidung der Mundhöhle
  - Bereitstellung peripherer Abwehrmechanismen gegen eine Infektion
  - Schmerz- und Druckperzeption, Tastempfinden.

Umsatzraten

- Das Verhältnis zwischen den Zellen des Stratum basale und der epithelialen Exfoliationsfläche hat beim *Saumepithel* eine extrem hohe Erneuerungsrate zur Folge. Sie ist 50- bis 100-mal höher als beim oralen Gingivaepithel.
- Das *Bindegewebe der Gingiva* wird rascher umgesetzt als das der Dermis:
  - Fibroblasten der Gingiva synthetisieren größere Mengen an neuem Kollagen, als für den Ersatz des ausgereiften Kollagens notwendig wäre.
  - Der Überschuss steht für reparative Zwecke zur Verfügung.
- Zementogenese:
  - AEFC bildet sich vergleichsweise extrem langsam. Das Dickenwachstum beträgt beim Menschen etwa 0,005 – 0,01 µm pro Tag.
  - Initiales CIFC wächst wesentlich schneller (0,4 – 3,1 µm pro Tag). Weitere Lagen werden mit 0,1 – 0,5 µm pro Tag immer noch schneller gebildet als AEFC.
  - Die Wachstumsrate des CIFC ist mit der von Kronen- und Wurzeldentin vergleichbar und nur wenig langsamer als die des Alveolarknochens.
- Die Umsatzrate des *Desmodonts* ist ca. 2-mal höher als die der Gingiva und 4-mal höher als die der Dermis. Die Umbaukapazität ist ausgeprägt. Gewebeumsatz lässt die strukturelle Organisation unverändert. Während des *Umbaus* wird der dreidimensionale Aufbau des desmodontalen Faserapparates an die geänderte Position oder an die funktionelle Belastung angepasst:
  - Beide Prozesse gehen mit Abbau und Synthese von Kollagenfasern einher und sind manchmal nicht voneinander zu unterscheiden.
  - Kollagen wird vor allem durch *Phagozytose* der Fibroblasten abgebaut.
  - Abbau- und Neubildungsrate des Kollagens müssen im Gleichgewicht stehen.
  - Die kaufunktionelle Belastung des Zahnes wirkt stimulierend. Im Alter nimmt der Umsatz ab.
- Im Bereich der *Alveolarfortsätze* findet Knochenumbau während des Kieferwachstums, des Zahndurchbruchs und des Zahnwechsels statt. Anbauvorgänge überwiegen.
  - Wachstum geht vom Periost und vom Endost aus.
  - Die Erneuerungsrate scheint höher als in anderen Knochen zu sein.
  - Knochenumbauvorgänge des eigentlichen Alveolarknochens beginnen mit der funktionellen Periode des Zahnes, sobald er mit Antagonisten in Okklusion kommt.
  - Kaukräfte werden über das Desmodont auf den Knochen übertragen.
  - Richtung, Häufigkeit, Dauer und Größe der Kräfte bestimmen im Wesentlichen Ausmaß und Geschwindigkeit der Remodellation.

- Die komplizierte posteruptive Zahnbewegung wird durch eine schräge Kippung mit einer vertikalen und horizontalen Komponente charakterisiert:
  - okklusale Drift
  - mesiale Migration
  - Eruption nach Extraktion der Antagonisten.

Abwehrmechanismen

- Den Schutz der Gingiva vor mechanischen, thermischen und chemischen Insulten wird gewährleisten:
  - die feste Konsistenz des supraalveolären Faserapparates
  - die Keratinschicht des oralen Gingivaepithels.
- Die spezifischen Kompartimente der peripheren Infektionsabwehr der Gingiva schützen zumeist wirkungsvoll vor der Invasion von Bakterien der dentogingivalen Region:
  - Protektion gegen bakterielle Infektionen gewähren sowohl die epitheliale wie die Bindegewebekomponente der Gingiva.
  - Das Saumepithel verhornt zwar nicht, kann einer bakteriellen Invasion aber wegen seiner extremen Umsatzrate und der Anwesenheit residenter Leukozyten widerstehen.
  - Die Lamina propria der Gingiva stellt die zellulären und humoralen Immunkomponenten bereit.
  - Entzündliche Zellinfiltrate in der Gingiva schützen vor allem bei jugendlichen Menschen vor dem Abbau des Zahnhalteapparates.

Reparationsmöglichkeiten

- Replantationen oder Transplantationen von Zähnen gelingen nur, wenn desmodontale Fasern auf der Wurzeloberfläche und der Alveoleninnenwand erhalten bleiben:
  - Andernfalls kommt es zu Ankylose und/oder Wurzelresorption.
  - Der reparative Ersatz des Desmodonts geht wahrscheinlich von Zellpopulationen aus, die ihren Ursprung im Ligament selbst haben.
- Das regenerative Potenzial des eigentlichen Parodonts ist stark limitiert:
  - Reparatives, zelluläres Eigenfaserzement kann sich unter den Bedingungen der Wundheilung zwar sehr schnell bilden.
  - Das knochenähnliche CIFC ist allerdings wahrscheinlich kein odontogenes Gewebe.
  - Die eigentlichen Gewebe des Zahnhalteapparates (eigentlicher Alveolarknochen, Desmodont, azelluläres Fremdfaserzement) leiten sich vom eigentlichen Zahnsäckchen ab, das vom ektomesenchymalen Gewebe der Neuralleiste abstammt. Die Differenzierung der an der Odontogenese beteiligten Gewebe erfordert eine Kaskade genetischer Signale und Wachstumsfaktoren.
  - Dass Regeneration des Zahnhalteapparates im eigentlichen Sinne als Restauration der normalen Gewebearchitektur gelingt, ist somit nicht zu erwarten.
  - **Merke:** Reparative Ablagerungen von zellulärem Zement sind funktionell irrelevant.

Biotop Mundhöhle

- **Definitionen:**
  - Habitat – Ort, an dem Bakterien wachsen. Unterschiedliche Bakterien bilden eine bakterielle Gemeinschaft.
  - Ökosystem – Mikroben in ihrer Umgebung.
  - Nische – *Funktion* eines Bakteriums im Habitat. Verschiedene Bakterien konkurrieren um dieselbe Nische.
  - Residente Flora – Mikroorganismen, die gewöhnlich innerhalb des Habitats gefunden werden (äquivalente Begriffe: normale Flora, Kommensalen). Unter bestimmten Bedingungen können Kommensalen Erkrankungen auslösen: opportunistische Infektion.
- Die Mundhöhle ist ein im Organismus einzigartiges, komplexes *Biotop*:
  - Harte Strukturen (Zähne) durchbrechen die Schleimhautauskleidung.
  - Zähne bieten spezielle *Ökosysteme*, die die Kolonisierung mit spezifischen Bakterien erlauben:
    - Fissurensystem
    - Glattflächen
    - Zahnhalsregion
    - Wurzelkanalsystem
    - kariöses Dentin.
  - Weitere Ökosysteme, die jeweils eine spezielle Flora aufweisen:
    - parodontale Taschen
    - Zungenrücken
    - Tonsillen.
- In den unterschiedlichen Ökosystemen der Mundhöhle siedeln unterschiedliche Bakteriengemeinschaften:
  - auf der Zahnoberfläche: Streptococcus sanguinis, S. mutans, Actinomyces viscosus (A. naeslundii 2)
  - auf dem Zungenrücken: S. salivarius, A. naeslundii
  - in kariösen Läsionen: Lactobacillus spp.
  - in der subgingivalen Region: Spirochäten und bewegliche Stäbchen; im Wesentlichen obligat anaerobe, gramnegative Bakterien
  - im Wurzelkanalsystem: obligat anaerobe, gramnegative Bakterien.
- **Merke:** Änderungen im Ökosystem haben erheblichen Einfluss auf die Bakterienpopulation und damit einen entscheidenden *therapeutischen Effekt*. Beispiele:
  - subgingivale Applikation von Sauerstoff durch 3 %iges H_2O_2
  - Versiegelung der Fissurensysteme mit Etablierung anaerober Verhältnisse ohne Zufuhr von Substraten.

Kolonisierungsmechanismen

- Die Mundhöhle bietet vielen Bakterien sehr angenehme Lebensbedingungen:
  - warmes (etwa 36 °C), feuchtes Milieu
  - häufiger Nahrungsnachschub
  - feste Oberflächen zum Anhaften.
- Andererseits existieren Abwehrmechanismen, die einer Kolonisierung im Wege stehen. Bakterien müssen bestimmte Fähigkeiten aufweisen, um sich überhaupt in der Mundhöhle etablieren zu können.
  - Überwindung verschiedener mechanischer Hindernisse des Wirtsorganismus:
    - Speichelfluss
    - aus dem Sulkus bzw. der gingivalen oder parodontalen Tasche gerichteten Fluss des entzündlichen Gingivaexsudats

  - Epitheldesquamation
  - Selbstreinigung während der Kaufunktion
  - persönliche Mundhygiene.
- Bakterien wie auch die zu kolonisierende Oberfläche sind elektrisch negativ geladen. Elektrostatische Kräfte werden durch Protonen und andere Kationen überwunden.
- Die Adhäsion der Bakterien auf Oberflächen erfolgt meist spezifisch:
  - Lektinartige (Proteine, die Kohlenhydratstrukturen des Pellikels – siehe unten – erkennen) oder hydrophobe *Adhäsine*, die mit komplementären Rezeptormolekülen der Wirtsoberflächen reagieren.
  - Adhäsine befinden sich in fadenförmigen Pili oder Fimbrien, die elektrostatische Kräfte ebenfalls überwinden und den Kontakt zur Substratoberfläche herstellen können.
- Sekretorisches Immunglobulin A (sIgA) des Wirtsorganismus und sog. Agglutinine können antigene Eigenschaften in den Fimbrien erkennen und gezielt blockieren.
- Die Kolonisation vieler Bakterien hängt weiter ab von:
  - Redoxpotenzial
  - Sauerstoff-Partialdruck
  - Antagonismen und Synergismen der Mikroorganismen.

Biofilm dentale Plaque

➤ Zwischen den unterschiedlichen Bakterien existieren vielfältige Nahrungsketten (Abb. 2.**1**). Dies führt mit dazu, dass sich die Mikroorganismen auf der Zahnoberfläche in einem hoch komplexen Biofilm organisieren:
- *Biofilme* sind die typischen Bakterienpopulationen auf festen Oberflächen im feuchten Milieu, z. B.:
  - auf Gegenständen und am Grund stehender und fließender Gewässer
  - in Wasser zu- und abführenden sanitären Anlagen.
- Extrazelluläre Strukturen einer Vielzahl ganz unterschiedlicher Bakterien wie Kapselpolysaccharide oder die Glykokalix umgeben als *Matrix* die Bakteriengemeinschaften:
  - Schutz der im Biofilm lebenden Bakterien vor äußeren Einflüssen
  - Sicherung von Wachstum und Überleben in der Gemeinschaft.
- Charakteristisch sind definierte Mikromilieus mit unterschiedlichem pH, Sauerstoff-Partialdruck, Redoxpotenzial.
- Ein primitives *Zirkulationssystem* gewährleistet Substratnachschub und die Elimination von Abfallprodukten und Metaboliten.

➤ Im Biofilm (Abb. 2.**2**) weisen Bakteriengemeinschaften im Gegensatz zur sog. planktonischen Lebensweise (einzeln lebende Bakterien in flüssigem Medium) bemerkenswerte Eigenschaften auf:
- metabolische Kooperation
- primitives Kommunikationssystem mit Austausch genetischer Information
- Resistenz gegenüber Phagozytose und Abtötung durch neutrophile Granulozyten, unabhängig von der Anwesenheit von spezifischen Antikörpern und Komplement
- Resistenz gegenüber Antibiotika aufgrund der Einbindung in eine Matrix
- **Merke:** Die Pathogenität der in einem Biofilm organisierten Bakterien kann drastisch gesteigert sein.

➤ Beispiele für Infektionen, die durch Biofilme unterhalten werden:
- Katheterinfektion
- infektiöse Endokarditis bei künstlichen Herzklappen
- künstliche Hüftgelenke
- Konjunktivitis bei Kontaktlinsenträgern
- Prothesenstomatitis.

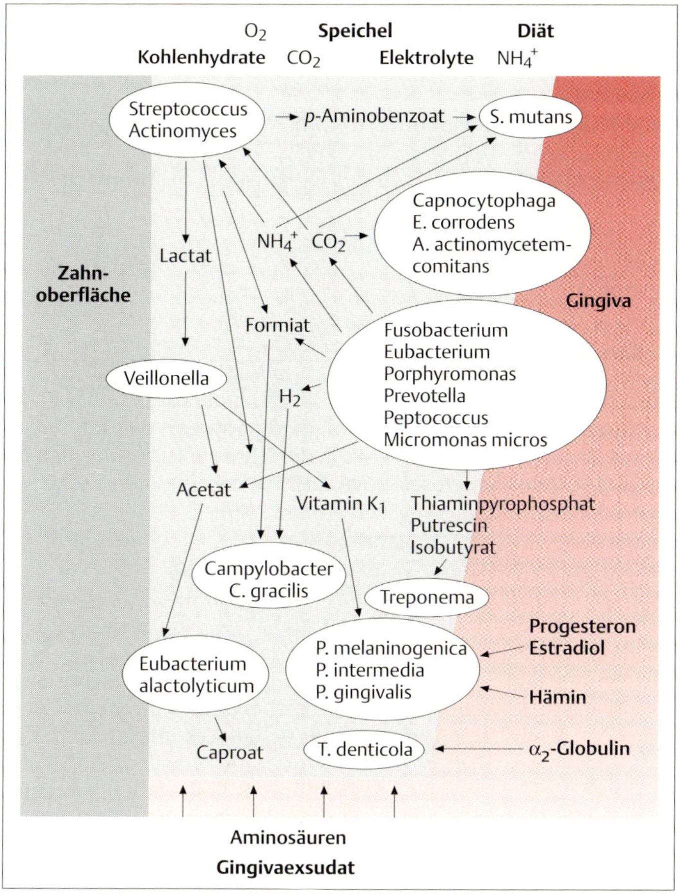

Abb. 2.**1** Bakterielle Wechselwirkungen, z. B. Nahrungsketten von Bakterien der subgingivalen Region (adaptiert nach Carlsson 1989).

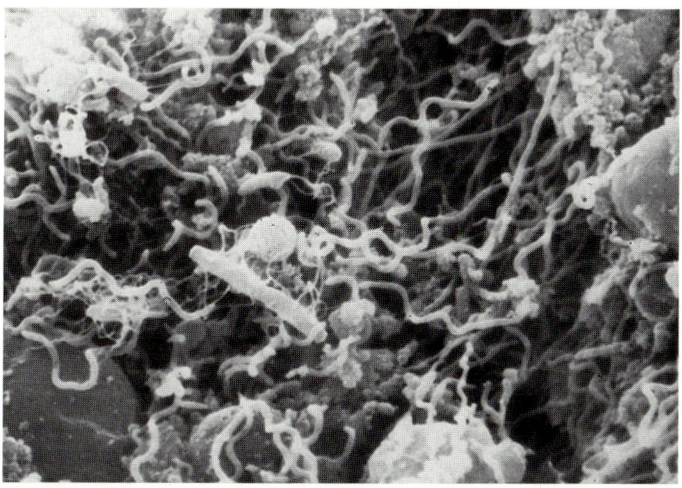

Abb. 2.**2** Rasterelektronenmikroskopische (REM-) Aufnahme des dentalen Biofilms.

- Karies, Parodontalerkrankungen und Periimplantitis werden als typische Biofilminfektionen charakterisiert:
  - verzögerter Ausbruch
  - jahrelanger, chronischer Verlauf
  - Verursacher sind endogene Mikroorganismen mit typischerweise unbekannter Infektionsquelle
  - Die Lokalisierung der Bakterienmassen außerhalb des Organismus bestimmt im Wesentlichen die Therapie:
    - mechanische Entfernung des Biofilms
    - Unterstützender Einsatz von Antiseptika
    - Veränderung im Ökosystem.

Formation der supragingivalen Plaque

- Mit der Bildung einer Plaque, d. h. einer Aggregation von Bakterien auf der Zahnoberfläche, können die in der Mundhöhle lebenden Mikroorganismen pathogen werden.
- Auf der Zahnoberfläche oder anderen harten Strukturen in der Mundhöhle bildet sich innerhalb von Minuten bis etwa 2 Stunden durch selektive Adsorption eine organische Ablagerung aus *Glykoproteinen* des Speichels, das sog. *erworbene Pellikel.*
- Erste Bakterien auf dieser Unterlage sind nach ungefähr 4 Stunden zu beobachten:
  - Streptokokken, vor allem Streptococcus mitis, S. sanguinis und S. oralis
  - geringe Anteile grampositiver Stäbchen, wie Actinomyces naeslundii 2, die zunächst nur locker und erst später ständig auf der Unterlage haften.
  - Die Mehrzahl der Bakterien, die als Erstes auf dem Pellikel haften, sind tot.
- Die primäre Adhäsion von S. mutans auf dem erworbenen Pellikel erfolgt zum Teil über lektinartige Rezeptoren an α-Galactosid-Rezeptoren der Speichelglykoproteine:
  - Anschließende Produktion extrazellulärer Glucane fördert die Akkumulation dieser Mikroorganismen.
  - Stabilisierung der Plaque durch die von S. mutans, S. sanguinis, S. oralis und S. salivarius synthetisierten *extrazellulären Polysaccharide*, insbesondere das extrem unlösliche 1,3-α-Glucan (Mutan).
  - *Aggregationen* zwischen Streptokokken und Aktinomyzeten sind für die weitere Plaqueformation von besonderer Bedeutung.
  - Neue Bakterien aus dem Speichel besiedeln die Oberfläche der Plaque, während nur locker haftende Bakterien wieder weggespült werden.
  - Unebenheiten der Zahnoberfläche werden bevorzugt besiedelt und schnell nivelliert.
  - Die Proliferation der Bakterien ist bei einer Generationsdauer von 0,7 – 2,4 Stunden Hauptursache für die Zunahme der Plaquemasse in den ersten 24 Stunden.
- Bei der weiteren ungestörten Plaqueakkumulation wird die Zusammensetzung rasch komplexer:
  - Der Anteil der Streptokokken nimmt ab.
  - Fakultative oder obligat anaerobe Aktinomyzeten machen größere Anteile aus.
  - Unter den gramnegativen Bakterien dominieren Veillonellen
  - Gramnegative anaerobe Stäbchen der Gattungen Porphyromonas, Prevotella oder Fusobacterium treten nur in geringen Mengen in der supragingivalen Plaque auf.
  - F. nucleatum spielt aufgrund seiner Koaggregationsneigung mit zahlreichen unterschiedlichen Genera eine Schlüsselrolle bei der Bildung des dentalen Biofilms.
  - Nach 1 Woche ungestörten Plaquewachstums können *Spirochäten* und *bewegliche Stäbchen* in der supragingivalen Plaque nachgewiesen werden.

- Die Plaquebildung und -reifung erfolgt also in 4 Phasen:
  - Minuten bis 2 Stunden: Pellikelbildung (spezifische Adsorption von Glykoproteinen des Speichels)
  - 1. Tag: grampositive Kokken (S. mitis, S. sanguinis, S. oralis) und Stäbchen (A. odontolyticus, A. viscosus, A. naeslundii); Produktion extrazellulärer Polysaccharide (z. B. Mutan: 1,3-α-Glucan) von S. mutans. Nivellierung von Unebenheiten
  - 2.–4. Tag: Abnahme der Streptokokken, Zunahme von fakultativen und anaeroben Aktinomyzeten, gramnegative Kokken und Stäbchen
  - Nach 1 Woche Spirochäten und bewegliche Stäbchen.

Kolonisation des subgingivalen Bereichs

- Durch die Vertiefung des Sulcus gingivae und die ödematöse Schwellung der Gingiva als Reaktion auf die supragingivale Plaque entsteht frühzeitig ein subgingivaler Bereich. Später kann sich diese Region bei Apikalproliferation des Saumepithels als Folge des auftretenden Verlusts des bindegewebigen Attachments weiter vergrößern.
- Die Sequenzierung von 16 S-rDNA ergab, dass die Mundhöhle von deutlich mehr als 500 (offenbar mehr als 700) verschiedenen Bakterien kolonisiert wird; die meisten sind in vitro nicht kultivierbar:
  - parodontalpathogene Mikroorganismen des subgingivalen Bereichs sind überwiegend **gramnegativ** (Ausnahmen: Micromonas [Peptostreptococcus] micros, Streptococcus intermedius, Eubacterium spp.) und
  - **obligat anaerob** (Ausnahmen: Actinobacillus actinomycetemcomitans, Eikenella corrodens) (Tabelle 2.**1**).
- Für die Kolonisierung bietet die subgingivale Region für viele Bakterien sehr günstige und völlig andere Bedingungen als die supragingivalen Bereiche:
  - Schutz vor Mundhygienemaßnahmen und Spülwirkung des Speichels; hat selektive Kolonisierung von Bakterien zur Folge, die nicht auf Oberflächen haften, insbesondere Spirochäten und bewegliche Stäbchen.
  - Entzündliches Gingivaexsudat enthält essenzielle Wachstumsfaktoren für zahlreiche Parodontalpathogene:
    - Versorgung mit Amino- und Fettsäuren zur Energiegewinnung.
    - Treponema denticola ist auf α2-Globulin angewiesen.
    - Schwarzpigmentierte, gramnegative Anaerobier der Gattungen Prevotella und Porphyromonas benötigen Hämin, Eisen und/oder Vitamin K.
    - Vitamin K kann von Prevotella intermedia und Bakterien der P.-melaninogenica-Gruppe durch Steroidhormone wie Östradiol oder Progesteron substituiert werden.
    - Während der Schwangerschaft daher häufig überproportionale Vermehrung dieser Mikroorganismen in Gingivataschen mit der Folge einer *Schwangerschaftsgingivitis.*
  - Begünstigung obligat anaerober Bakterien in tiefen parodontalen Taschen:
    - niedriges Redoxpotenzial (–80 bis –100 mV)
    - geringer Sauerstoffpartialdruck von durchschnittlich etwa 1,7 kPa.
  - Individuelle Diät, d. h. Häufigkeit und Zusammensetzung der Nahrung, hat keinen Einfluss.
  - Spezifische Beziehungen zwischen Parodontalpathogenen und eher nützlichen Bakterien der Mundflora (Synergismen, Antagonismen) sind bei der Kolonisierung des subgingivalen Raums von großer Bedeutung.

Tabelle 2.1 Einige grampositive und gramnegative Bakterien der Mundhöhle

	Grampositive Bakterien		Gramnegative Bakterien	
	aerob/fakultativ	**obligat anaerob**	**aerob/fakultativ**	**obligat anaerob**
Kokken	Streptococcus: • S. mitis • S. oralis • S. salivarius • S. sanguinis • S. gordonii • S. vestibularis • S. mutans	Micromonas: • M. micros Peptostreptococcus anaerobius	Neisseria: • N. sicca • N. subflava	Veillonella parvula
Stäbchen/ Filamente	Lactobacillus: • L. acidophilus • L. brevis • L. fermentum Corynebacterium matruchotii Rothia dentocariosa Actinomyces: • A. israelii • A. odontolyticus • A. naeslundii • A. viscosus • A. gerencseria	Eubacterium: • E. brachy • E. nodatum Mogibacterium timidum Propionibacterium Actinomyces meyeri	Haemophilus: • H. aphrophilus • H. parainfluenzae Eikenella corrodens Actinobacillus actinomycetem comitans Capnocytophaga: • C. ochracea • C. gingivalis • C. sputigena • C. granulosa • C. haemolytica Campylobacter: • C. gracilis • C. concisus • C. rectus	Porphyromonas: • P. gingivalis • P. endodontalis • P. catoniae Prevotella: • P. intermedia • P. nigrescens • P. pallens • P. melaninogenica • P. denticola • P. loescheii Tannerella forsythia Fusobacterium: • F. nucleatum Selenomonas: • S. sputigena • S. noxia Leptotrichia buccalis
Spirochäten				Treponema: • T. denticola • T. vincentii • T. socranskii • T. pectinovorum

Zahnstein

- Zahnstein ist mineralisierte bakterielle Plaque.
  - **Merke:** Zahnstein ist keine primäre Ursache destruktiver Parodontalerkrankungen
  - Er ist allerdings stets von vitaler Plaque bedeckt; Zahnsteinentfernung ist daher nach wie vor eine zentrale Maßnahme jeder Parodontaltherapie.
- Die Neigung zur Zahnsteinbildung wie auch zur Plaquebildung ist variabel. Mineralisierung der Plaque durch Mineralien des Speichels oder des Gingivaexsudats:
  - Der CO_2-Partialdruck des originären Speichels nimmt im Mund rasch ab:
    - Dies löst einen Anstieg des pH-Werts aus.
    - Gelöste Mineralien des Speichels präzipitieren.
  - **Merke:** Der pH-Wert kann auch durch Produktion von Ammoniak aus Harnstoff ansteigen.

- *Supragingivaler Zahnstein* findet sich vornehmlich gegenüber den Ausführungsgängen der großen Speicheldrüsen:
  - bei Schneidezähnen im Unterkiefer lingual
  - bei 1. Molaren im Oberkiefer bukkal.
- *Subgingivaler Zahnstein* bedeckt die Zahnoberfläche innerhalb der parodontalen Tasche. Unter dem antibakteriellen Einfluss des Gingivaexsudats ist ein etwa 0,5 mm breiter Saum am Boden der Tasche stets plaquefrei.
- Im Zahnstein lassen sich unterschiedliche Kristallstrukturen von Calciumphosphat nachweisen (Tabelle 2.**2**).

Tabelle 2.**2** Kristallstrukturen von Calciumphosphat im Zahnstein

Name	**Summenformel**	**Vorkommen**
Brushit	$CaHPO_4 \times 2\,H_2O$	junger Zahnstein
Octacalciumphosphat	$Ca_4H(PO_4)_3 \times 2\,H_2O$	vor allem in äußeren Lagen von supragingivalem Zahnstein
Hydroxylapatit	$Ca_{10}(OH)_2(PO_4)_6$	vor allem in inneren Lagen von supragingivalem Zahnstein
Whitlockit	$Ca_3(PO_4)_2$	Hauptbestandteil von subgingivalem Zahnstein; enthält kleine Mengen Magnesium

Identifikation der Parodontalpathogene

➤ Die meisten Erkrankungen der Mundhöhle werden durch Bakterien verursacht. Gängige präventive Konzepte basieren daher vielfach auf der Vorstellung, die Bakterienmassen in der Mundhöhle zu reduzieren: „ein sauberer Zahn wird nicht krank". Andererseits gilt:
- Die Haupterkrankungen der Mundhöhle, Karies und entzündliche Parodontopathien, werden nicht von der Gesamtmenge der Bakterien oder von „der Plaque" verursacht.
- **Merke:** Karies und Parodontalerkrankungen sind zumeist *endogene Infektionen*, die an bestimmte Voraussetzungen geknüpft sind:
  - Vorhandensein einer ökologischen Nische.
  - Bestimmte Änderungen der äußeren Bedingungen fördern die Vermehrung bestimmter Segmente der komplexen Flora.
  - Eine geänderte Abwehrlage kann dafür verantwortlich sein, dass der Wirtsorganismus die pathogene Flora in der Nische nicht mehr beherrscht.

➤ Damit ein spezifisches Pathogen als Ursache einer bestimmten Erkrankung identifiziert werden kann, sollten traditionell die *Koch-Henle'schen Postulate* erfüllt sein:
- Das Pathogen wird ausnahmslos bei jedem Erkrankungsfall gefunden, und zwar unter Bedingungen, die mit den pathologischen Veränderungen und dem klinischen Verlauf der Erkrankung in Verbindung stehen.
- Das Pathogen wird bei keiner anderen Erkrankung (zufällig oder ohne pathogenetische Bedeutung) gefunden.
- Nach vollständiger Isolierung vom erkrankten Organismus und wiederholter Vermehrung in Reinkultur kann das Pathogen die Erkrankung erneut auslösen.

➤ Aufgrund erheblicher Anwendungsprobleme bei oralen Infektionen waren diese Postulate von Socransky (1979) modifiziert und dabei beträchtlich abgeschwächt worden:
- Das Pathogen ist mit erkrankten Regionen *assoziiert*; es sollte in gesunden Regionen oder bei anderen Formen der Erkrankung fehlen.
- Die *Elimination* des Pathogens sollte zu einer Ausheilung der Erkrankung führen.
- Folgende Beobachtungen sind des Weiteren von Bedeutung:
  - abnorme zelluläre oder humorale *Immunantwort* auf das mögliche Pathogen bei gleichzeitig vorliegender normaler Reaktion auf andere Mikroorganismen
  - *Tierexperimente* können mit Einschränkungen Hinweise liefern
  - Nachweis von *Virulenzfaktoren*.

➤ Ausschlaggebende Bedeutung für kausale Zusammenhänge (siehe Kapitel 5) haben heute die *Kriterien von Hill*:
- Stärke der Assoziation: Wie groß ist das relative Risiko?
- Konsistenz der Assoziation: Stimmen wiederholte, an unterschiedlichen Orten, zu unterschiedlichen Zeiten von unabhängigen Forschern mit unterschiedlicher Methodik und unter unterschiedlichen Umständen gemachte Beobachtungen überein?
- Spezifität der Assoziation: Führt die Exposition zu einer charakteristischen Form einer Erkrankung?
- Zeitliche Abfolge: Geht die Exposition dem Erkrankungsbeginn voraus?
- Biologischer Gradient: Gibt es Hinweise auf einen Dosiseffekt?
- Plausibilität: Ist die kausale Assoziation biologisch sinnvoll?
- Kohärenz: Ist die kausale Assoziation mit dem vorhandenen Wissen von der Erkrankung vereinbar?
- Experimenteller Nachweis: Kann durch Änderung der Exposition Ausbruch und Verlauf der Erkrankung beeinflusst werden?
- Analogie: Entspricht das kausale Verhältnis einem zuvor beschriebenen Zusammenhang?

- Basierend auf diesen Kriterien wurden folgende Parodontalpathogene identifiziert:
  - Pathogene mit starker Assoziation zu Parodontalerkrankungen:
    - Actinobacillus actinomycetemcomitans
    - Porphyromonas gingivalis
    - Tannerella forsythia (Bacteroides forsythus)
  - mögliche Pathogene mit mäßiger Assoziation zu Parodontalerkrankungen:
    - Treponema denticola
    - Prevotella intermedia
    - Campylobacter rectus
    - Micromonas (Peptostreptococcus) micros
    - Eikenella corrodens
    - Fusobacterium spp.
    - Eubacterium spp.
    - beta-hämolysierende Streptokokken
  - in Einzelfällen von Bedeutung:
    - Staphylococcus spp.
    - Pseudomonas spp.
    - Enterokokken, enterische Stäbchen
    - Candida spp.
- Weit reichende molekularbiologische Entwicklungen der letzten Jahre haben zur Beschreibung molekularer Richtlinien (An- oder Abwesenheit *spezifischer Nucleinsäuresequenzen*) bei der Etablierung kausaler Zusammenhänge mit bestimmten Mikroorganismen geführt.

Infektionstypen

- Es ist möglich, dass unterschiedliche Infektionsarten auftreten, die differenzialdiagnostisch zu berücksichtigen sind (Abb. 2.**3**):
  - **Endogene Infektion** mit Bakterien, die zur normalen Flora der Haut, Nase, Mundhöhle sowie des Intestinal- und Urogentialtrakts gehören.
    Merke: Angehörige der Standortflora können in anderen Organsystemen lebensbedrohliche Infektionen auslösen.
    - Bei schlechter Mundhygiene, Änderungen im Ökosystem oder bei drastischen Änderungen in der lokalen oder systemischen Abwehr kommt es zur überproportionalen Vermehrung dieser Kommensalen, d. h. potenziell pathogener Bakterien, die in jeder Mundhöhle vorkommen.
    - Dies kann zur Entwicklung einer Parodontitis führen.
  - **Opportunistische Infektion** in einem systemisch oder lokal geschwächten Organismus. Opportunistische Pathogene sind normalerweise nicht besonders virulent.
  - **Exogene Infektion** mit Mikroorganismen, die im Allgemeinen nicht in der Mundhöhle vorkommen:
    - Unter den Parodontalpathogenen kommen am ehesten A. actinomycetemcomitans und P. gingivalis als exogene Pathogene infrage. Insbesondere virulente Varianten werden bei gesunden parodontalen Verhältnissen nicht angetroffen.
    - Übertragung durch parodontal erkrankte Eltern im Wechselgebiss ist möglich.
    - Relativ häufig ist ein Carrierstatus: Träger der Bakterien erkranken zunächst nicht.
    - Darüber hinaus sind exogene Infektionen mit *Enterobakterien, Pseudomonaden, Staphylokokken* etc. möglich. Diese Bakterien können im Sinne einer *Superinfektion* (exogen oder endogen) eine bestehende Parodontitis negativ beeinflussen.
- A. actinomycetemcomitans, P. gingivalis und T. forsythia werden zurzeit als ursächliche Pathogene für die meisten Formen der Parodontitis angesehen. Allerdings gilt:

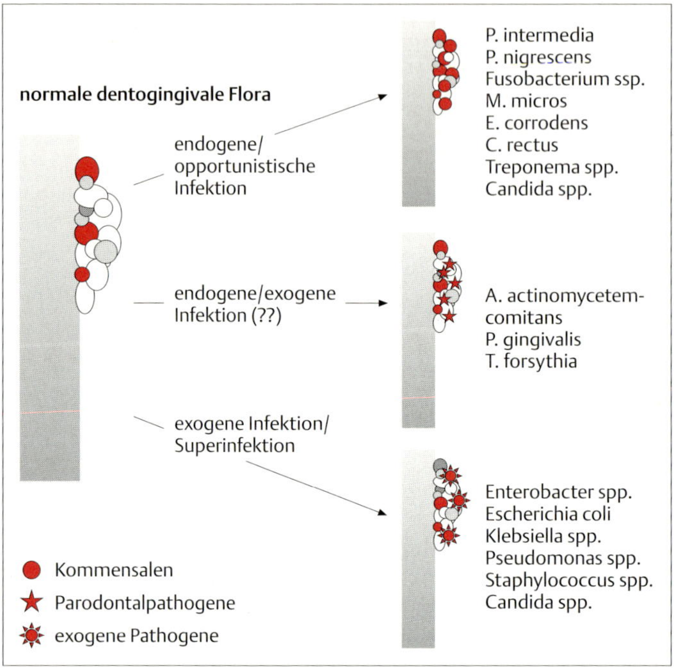

Abb. 2.**3** Typen parodontaler Infektionen.
Oben: In der normalen dentogingivalen Flora können sich einige hauptsächlich gramnegative Kommensalen bei Änderung der lokalen Verhältnisse in der ökologischen Nische überproportional vermehren und Parodontitis auslösen. In einem besonders anfälligen Wirtsorganismus spricht man von opportunistischer Infektion.
Mitte: Virulente Varianten einiger Parodontalpathogene wie A. actinomycetemcomitans und P. gingivalis kommen bei gesunden parodontalen Verhältnissen nicht im dentogingivalen Biofilm vor (*links*). Gelangen sie von außen in die Mundhöhle, können sie Parodontitis auslösen. Viele Menschen besitzen einen Carrierstatus, ohne schwere Formen der Parodontitis zu entwickeln.
Unten: Typische exogene Pathogene sind normalerweise keine Mitbewohner der Mundhöhle. Auch sie können bei dauerhafter Etablierung Parodontitis auslösen oder im Sinne einer Superinfektion die Progression der Erkrankung beschleunigen.

- Bakterien allein sind *nicht* in der Lage, eine destruktive Parodontitis auszulösen.
- Ob eine parodontale Infektion erfolgt, hängt von verschiedenen Faktoren ab:
  - anfälliger Wirt
  - Anwesenheit der Pathogene
  - Abwesenheit eher nützlicher Mikroorganismen
  - förderlicher Ökologie in der Tasche.

Der anfällige Wirt

- Bei aggressiver Parodontitis wird häufig eine eingeschränkte Funktionstüchtigkeit neutrophiler Granulozyten (Chemotaxis, Phagozytose) beobachtet.
- Eine deutlich gesteigerte Anfälligkeit oder Empfänglichkeit für parodontale Infektionen geht mit einer allgemein oder lokal überschießenden, verminderten oder inadäquaten Reaktion auf die bakterielle Herausforderung einher:

- Überschießende Freisetzung von Prostaglandin E2 und Interleukin-1β von Monozyten als Reaktion auf Lipopolysaccharide der Zellwand einiger gramnegativer Bakterien.
- Systemische Komponente könnte Ausdruck für einen allgemein zugrunde liegenden Mechanismus sein, der beim betroffenen Individuum ein erhöhtes Risiko für chronische Entzündungen bedingt (hyperreaktiver Makrophagenphänotyp).
- In diesem Zusammenhang stehen beobachtete Assoziationen zwischen schweren Formen der Parodontitis und systemischen Erkrankungen oder Zuständen wie:
  - koronare Herzerkrankung, Koronarinfarkt
  - ischämischer Apoplex
  - geringes Geburtsgewicht.

➤ Allgemeinerkrankungen wie ein insuffizient eingestellter *Diabetes mellitus* (Typ I oder Typ II) sowie AIDS erhöhen das Risiko für eine Parodontitis.

➤ Hormonelle Auswirkungen von *psychischem Stress*:
- Erhöhte Anfälligkeit für bestimmte entzündliche Parodontalerkrankungen wie die nekrotisierende ulzerative Gingivitis/Parodontitis.
- Stress und die mehr oder weniger vorhandenen Möglichkeiten der Stressbewältigung sind ebenfalls mit Parodontitis assoziiert.

➤ Genetische Faktoren (siehe unten).

➤ Tabakkonsum (siehe unten).

Anwesenheit der Pathogene

➤ Auf Pathogene wie A. actinomycetemcomitans, P. gingivalis und T. forsythia reagiert der infizierte Wirtsorganismus häufig mit der Produktion spezifischer Antikörper:
- Als Reaktion auf Antigene gramnegativer Bakterien des subgingivalen Biofilms werden vor allem spezifische Antikörper der Subklasse IgG2 produziert.
- Bei lokalisierter aggressiver Parodontitis wurden ähnlich hohe Antikörpertiter gegen A. actinomycetemcomitans beobachtet wie gegen Treponema pallidum bei tertiärer Lues: 0,1 – 1 µg/ml. Protektive Antikörper schützen vor der Entwicklung einer generalisierten Form.

➤ Um pathogen zu werden, muss ein Bakterium *Virulenzfaktoren* aufweisen (Tabelle 2.**3**):
- Adhäsion an den Geweben des Wirtsorganismus
- Wachstum und Vermehrung innerhalb der ökologischen Nische
- Umgehung der wirtseigenen Abwehrmechanismen
- aktive Destruktion des besiedelten Gewebes.

➤ Die Expression von Virulenzfaktoren bei ein und derselben Spezies unterliegt starken Schwankungen:
- Sie ist z. T. genetisch bedingt.
- Oder sie hängt von Wachstumsbedingungen ab.

➤ Eine besonders toxische Variante von A. actinomycetemcomitans, die Leukotoxin in größerer Menge freisetzt, wurde bislang nur bei Menschen afrikanischer Herkunft (Afrikanern, Afroamerikanern, Afroindianern) isoliert:
- Orale Infektionen mit diesem Klon erhöhen das Risiko einer aggressiven Parodontitis beträchtlich (Abb. 2.**4**)
- Toxische Klone von A. actinomycetemcomitans wurden bei Menschen nordeuropäischer und asiatischer Herkunft bisher nicht beobachtet.

➤ Die destruktiven Effekte der verschiedenen Virulenzfaktoren unterschiedlicher Pathogene innerhalb einer parodontalen Tasche addieren sich:
- Leukotoxin und Zytotoxin von A. actinomycetemcomitans
- Kollagenase
- Endotoxin (Lipopolysaccharide)

Tabelle 2.3 Virulenzfaktoren der Parodontalpathogene A. actinomycetemcomitans, P. gingivalis und T. forsythia

Bakterienspezies	Adhäsion/Kolonisation	Umgehung/Störung der Wirtsabwehr	Gewebedestruktion
A. actinomycetemcomitans	• Kapselantigen, Pili, Vesikel • Antagonismus zu S. sanguinis u. A. naeslundii 2	• Leukotoxin • Chemotaxishemmung • Fc-bindendes Protein • Suppression von Lymphozytenfunktionen • Invasion von Epithelzellen in vivo • spaltet Immunglobuline	• Endotoxin • Epithelotoxin • Kollagenase • hemmt Fibroblastenfunktionen • induziert Apoptose • alkalische u. saure Phosphatasen
P. gingivalis	• Kapselantigen, Pili, Vesikel • Synergismus zu T. forsythia, T. denticola	• Chemotaxishemmung • spaltet Komplement und Immunglobuline • Invasion von Epithelzellen in vitro • triggert nicht die Expression von E-Selectin auf der Endotheloberfläche • hemmt Produktion und Expression von IL-8 und ICAM-1 im Saumepithel	• Endotoxin • Kollagenase • trypsinartige Aktivität • Fibrinolysin • Gingipain • Phospholipase A • alkalische u. saure Phosphatasen
T. forsythia	• Synergismus zu P. gingivalis, T. denticola	• Invasion von Epithelzellen in vivo	• Endotoxin • trypsinartige Aktivität • Produktion von Fettsäuren • induziert Apoptose

- Faktoren, die das Wachstum und die Proliferation von Fibroblasten hemmen oder Osteoklasten aktivieren
- trypsinartige Peptidasen von P. gingivalis, T. forsythia und T. denticola
- Fibrinolysin und andere proteolytische Enzyme
- saure und alkalische Phosphatasen
- toxische Substanzen wie Schwefelwasserstoff, Ammoniak oder Fettsäuren.

Abwesenheit nützlicher Mikroorganismen

➤ Bakterien und ihre Metaboliten und Produkte sind generell notwendig und nützlich für die Gesunderhaltung des Parodonts.

➤ Grampositive Bakterien haben sich im Laufe der Evolution besser an die Verhältnisse innerhalb der menschlichen Mundhöhle adaptiert und können u. U. bestimmte weniger robuste parodontalpathogene Mikroorganismen in Schach halten (Abb. 2.**5**).
  - Antagonistische Mikroorganismen beeinflussen die Möglichkeiten pathogener Bakterien, sich im Bereich der parodontalen Tasche zu etablieren.
  - Die Identifizierung dieser (nützlichen) Bakterien basiert auf:
    - dem regelmäßigen Nachweis bei gesunden parodontalen Verhältnissen und nach erfolgreicher Therapie der Parodontitis
    - ihrem Vorkommen während inaktiver Phasen der Parodontitis.

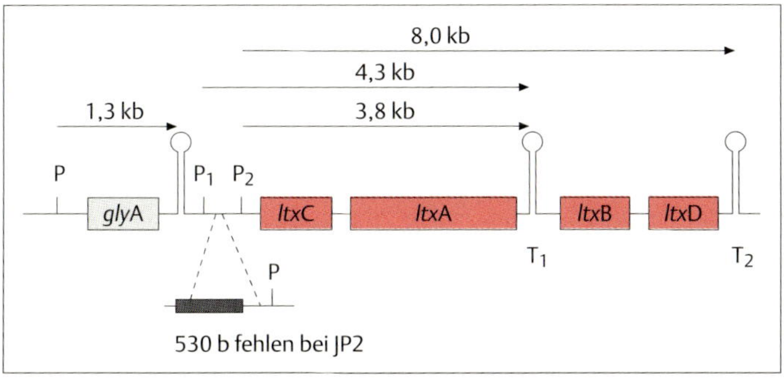

Abb. 2.**4** Genkarte des Leukotoxingens von A. actinomycetemcomitans.
Das membrangebundene Leukotoxin gehört zusammen mit dem Hämolysin von Escherichia coli und dem Leukozidin von Pasteurella haemolytica in die Familie der RTX-Toxine, die Poren in der Zellmembran neutrophiler Granulozyten und Monozyten bilden. Das Operon besteht aus 4 Genen:
- *ltxC* ist für die Aktivierung des primären Produkts von *ltxA* verantwortlich.
- *ltxA* kodiert das Toxin,
- *ltxB* und *ltxC* kodieren Proteine für den intrazellulären Transport.

Im Vergleich zu nichttoxischen Stämmen fehlen beim hoch toxischen Stamm JP2 530 Basenpaare (0,53 kb) in der Promotorregion des Leukotoxingens. Derartige Stämme produzieren 10- bis 20fach höhere Konzentrationen von Leukotoxin als schwach toxische Stämme. Bei intraoraler Infektion mit diesem Stamm ist das Risiko, aggressive Parodontitis zu entwickeln, stark erhöht (nach Lally et al. 1996).

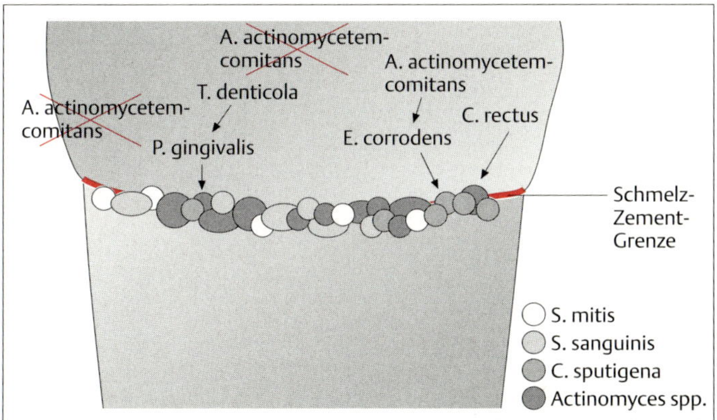

Abb. 2.**5** Einfluss parodontal nützlicher Bakterien (z. B. Streptococcus mitis, S. sanguinis II, Capnocytophaga sputigena oder Aktinomyzeten) an der Schmelz-Zement-Grenze (SZG) auf die Etablierung von Parodontalpathogenen (z. B. Porphyromonas gingivalis, Actinobacillus actinomycetemcomitans, Eikenella corrodens, Campylobacter rectus, Treponema denticola). A. actinomycetemcomitans kann z. B. nicht wachsen, wenn S. sanguinis II bereits vorhanden ist (Antagonismus). Hat allerdings C. sputigena bereits Kolonien gebildet, können sich A. actinomycetemcomitans, C. rectus und E. corrodens etablieren (Synergismus). T. denticola hat keine Chance bei Anwesenheit von A. actinomycetemcomitans (adaptiert nach Socransky et al. 1988).

- Die Anwesenheit scheint konzentrationsabhängig die Etablierung typischer Parodontalpathogene praktisch auszuschließen. Es handelt sich vor allem um:
  - Aktinomyzeten
  - Capnocytophaga ochracea
  - Streptococcus mitis
  - S. sanguinis II
  - Veillonella parvula.
- Eine große Rolle spielen wechselseitige Antagonismen:
  - S. sanguinis hemmt z. B. durch Produktion von H_2O_2 das Wachstum von A. actinomycetemcomitans.
  - A. actinomycetemcomitans setzt andererseits ein Bacteriocin frei, das mit dem Wachstum einer Reihe von Streptokokken und A. viscosus interferiert.

Förderliche Ökologie in der parodontalen Tasche

➤ Die ökologischen Bedingungen im Bereich des gingivalen Sulkus und der parodontalen Tasche sind sehr variabel. Sie bestimmen die komplexe Zusammensetzung der Mikroflora aus vor allem obligat anaeroben, gramnegativen, relativ empfindlichen Bakterien (Abb. 2.**6**).

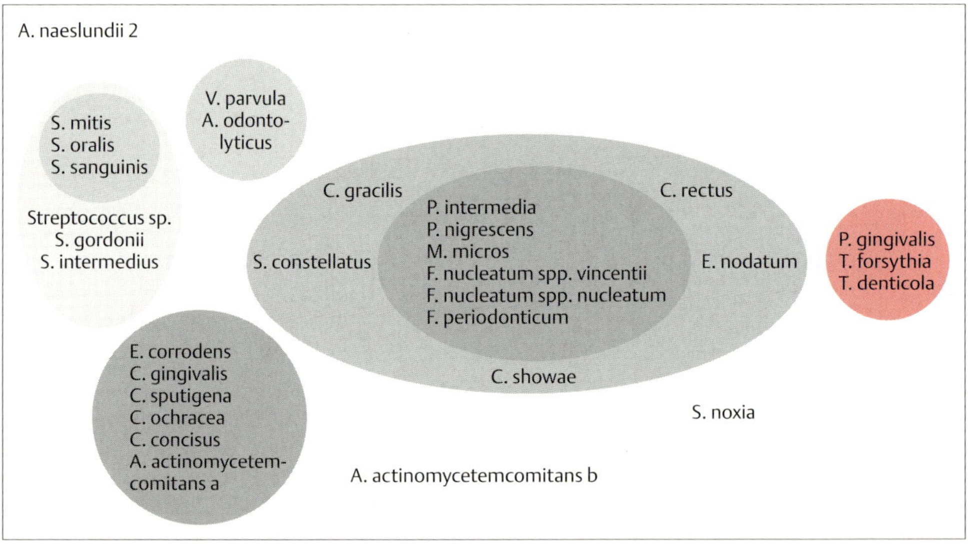

Abb. 2.**6** Die Bakterien der Mundhöhle sind in Komplexen organisiert. Die Grafik verdeutlicht außerdem eine zeitliche Abfolge der Kolonisierung auf der Zahnoberfläche, links beginnend mit den Erstkolonisierern (A. naeslundii 2, der am häufigsten vorkommende Keim, und Streptokokken). Der große Komplex in der Mitte beinhaltet potenzielle Parodontalpathogene (Prevotella spp., Fusobacterium spp., Campylobacter spp.), die normalerweise in geringer Konzentration in jeder Mundhöhle zu finden sind und sich nur bei Änderung der ökologischen Nische stark vermehren und pathologische Zustände hervorrufen können. Im roten Komplex finden sich Parodontalpathogene, die eng mit destruktiver Parodontitis assoziiert sind: P. gingivalis und T. forsythia. A. actinomycetemcomitans, Serotyp b, ist offenbar ein Außenseiter in der komplexen Flora. Serotyp a hat eine Beziehung zu dem Komplex mit E. corrodens und Capnocytophaga spp. (nach Socransky et al. 1998).

- Viele pathogene Mikroorganismen regulieren die Expression ihrer Virulenzfaktoren mithilfe bestimmter Signale aus ihrer *Umgebung:*
  - Spezifische Reaktionen auf die vorliegenden ökologischen Bedingungen ermöglichen eine Kolonisation und Invasion des Wirtsorganismus. Von Bedeutung sind:
    - pH-Wert
    - Redoxpotenzial
    - osmotischer Druck
    - Temperatur
    - Eisen-, Magnesium-, Calcium-Konzentrationen
    - Sauerstoffpartialdruck
    - Antikörpertiter.
  - Die Abwesenheit von Sauerstoff steigert z. B. die Leukotoxinfreisetzung besonders virulenter Stämme von A. actinomycetemcomitans um mehr als das Dreifache.
  - Dagegen scheint die Verfügbarkeit von Eisen für die Regulierung der Leukotoxinexpression bei diesem Pathogen keine Rolle zu spielen.
  - Die Menge an verfügbarem Eisen bestimmt jedoch die Expression bestimmter äußerer Membranproteine von P. gingivalis.
- Die starke Abhängigkeit der Virulenz parodontalpathogener Mikroorganismen von den Bedingungen im Habitat erklärt teilweise die lange Latenz zwischen Erstkolonisierung und Ausbruch der Erkrankung (parodontale Infektion).

Transmission

- Die Hauptverursacher von Karies und Parodontalerkrankungen – Mutans-Streptokokken, A. actinomycetemcomitans und P. gingivalis – werden von Mensch zu Mensch übertragen.
  - Das Hauptinfektionsfenster von Mutans-Streptokokken liegt z. B. bei einem Alter von etwa 24 Monaten.
  - Je früher eine Infektion erfolgt, umso mehr Karies ist im Alter von 4 Jahren zu erwarten.
- Dies hat Konsequenzen für die Primärprävention der Karies. Können die Verhältnisse im Mund der Mutter pränatal saniert werden (*Primär-Primärprävention*), sodass eine Infektion des Kleinkindes aufgrund niedriger Zahlen von Mutans-Streptokokken in der Mundhöhle der Mutter eher unwahrscheinlich ist, wird die Entstehung von Karies im Milch- und bleibenden Gebiss verzögert, reduziert oder verhindert.
- Es ist heute möglich, die Flora der Mutter gezielt zu ändern:
  - Etablierung einer effektiven Mundhygiene
  - Änderung des Ernährungsverhaltens
  - vorübergehende Eradikation von Mutans-Streptokokken durch chlorhexidinhaltige Lacke
  - Sanierung offener kariöser Läsionen
  - konsequente unterstützende Nachsorge.
- Ein solches Programm ist gleichzeitig wirksame Prophylaxe der Schwangerschaftsgingivitis.
- Die Übertragung verschiedener Parodontalpathogene von der parodontal erkrankten Mutter oder dem Vater auf das Kind ist ebenfalls möglich:
  - A. actinomycetemcomitans und P. gingivalis werden erst im Wechselgebiss akquiriert
  - Diese und andere potenzielle Parodontalpathogene werden in zahlreichen Ökosystemen außerhalb der parodontalen Tasche gefunden:
    - im Speichel
    - auf den Schleimhäuten des Zungenrückens
    - auf den Schleimhäuten der Tonsillen.

- Die Übertragung von A. actinomycetemcomitans, P. gingivalis und anderen Parodontalpathogenen kann z. B. über den gemeinsamen Gebrauch von Zahnbürsten, Essbesteck oder den Austausch von Speichel erfolgen:
  - *vertikal* von einem parodontal erkrankten Elternteil auf das Kind
  - auch *horizontal* zwischen erwachsenen Partnern.
- **Merke:** Zumindest die virulenten Varianten von A. actinomycetemcomitans und P. gingivalis können als exogene Pathogene betrachtet werden, deren frühzeitige Übertragung z. B. von der Mutter auf das Kind das Risiko einer Erkrankung erhöht.

Periimplantitis

- Die mit Periimplantitis assoziierte Flora unterscheidet sich allgemein nicht von der bei Parodontitis.
- Es scheint ein gewisses Risiko für eine intraorale Transmission von Parodontalpathogenen zu bestehen, die Implantate in den ersten Monaten nach Insertion besiedeln. Implantate sollen deshalb nur nach erfolgreichem Abschluss der Parodontalbehandlung gesetzt werden.

Allgemeines

- Eine nur unter experimentellen Bedingungen zu erzielende absolute und lang andauernde Abwesenheit mikrobieller Plaque hat ein vollständiges Fehlen von Entzündungszellen im Gingivabindegewebe zur Folge: *histologisch gesunde Gingiva.*
- Die *klinisch normale Gingiva* weist einige Besonderheiten auf. Sie enthält praktisch immer ein Infiltrat aus neutrophilen Granulozyten und Lymphozyten:
  - Im Gegensatz zu anderen Geweben exprimieren die Endothelien des Gingivagefäßkomplexes *Adhäsionsmoleküle* wie E-Selectin.
  - Dadurch kommt es zu einem konstanten Strom neutrophiler Granulozyten, die den Plexus verlassen und durch Bindegewebe und Saumepithel in Richtung Sulkus wandern.
  - Pro Minute erreichen selbst bei parodontal gesunden Menschen ca. 500.000 Leukozyten die Mundhöhle.
- Akute entzündliche Vorgänge gehen mit einer starken Rötung der Gingiva, ödematöser Schwellung und Exsudation einher. Die Veränderungen können vor allem bei Auftreten von Ulzerationen schmerzhaft sein. Ursache für die *akute Gingivitis* sind
  - unspezifische Traumen:
    - Verbrennungen
    - Verätzungen
    - mechanische Insulte
  - bakterielle Plaque.
- Histologisch zu differenzierende Stadien der plaqueinduzierten Gingivitis sind:
  - initiale Gingivitis
  - frühe Gingivitis
  - etablierte Gingivitis.
- Traditionell werden entzündliche Prozesse in 3 Phasen unterteilt:
  - Eine **akute Phase**, die nach Gewebetraumatisierung durch Invasion neutrophiler Granulozyten charakterisiert ist. Endogene Mediatoren beeinflussen die akute Reaktion:
    - *Vasodilatation*: Bradykinin und Prostaglandine
    - Zunahme der *vaskulären Permeabilität*: Histamin und Leukotriene
    - *chemotaktische Faktoren*: Komplement und Leukotriene.
  - Die **immunologische Phase** beginnt mit dem Auftreten Antigen präsentierender Zellen.
  - **Chronische** Läsionen sind durch Zunahme Antikörper sezernierender Plasmazellen charakterisiert.
- **Merke:** Die klassischen Phasen der akuten und chronischen Entzündung können bei entzündlichen Parodontalerkrankungen nicht ohne weiteres differenziert werden:
  - Akute Zeichen der Entzündung (z. B. Exsudation) finden sich bereits bei klinisch normaler Gingiva.
  - In der Folge koexistieren akute und chronische (immunologische) Komponenten der Entzündung.

Initiale Gingivitis

- Innerhalb von 2 – 4 Tagen nach Beginn der Plaqueakkumulation kommt es zu Veränderungen im Saumepithel und dem darunter liegenden Gefäßplexus. Klinisch erscheint die Gingiva völlig gesund: normale Gingiva (vgl. Abb. 1.**3**). Pathohistologisch zeigt sich die von akuter Entzündung geprägte *initiale Läsion* (Abb. 3.**1**):
  - Zunahme der Permeabilität der Gefäße unmittelbar lateral des Saumepithels mit Verlust des perivaskulären Kollagens.

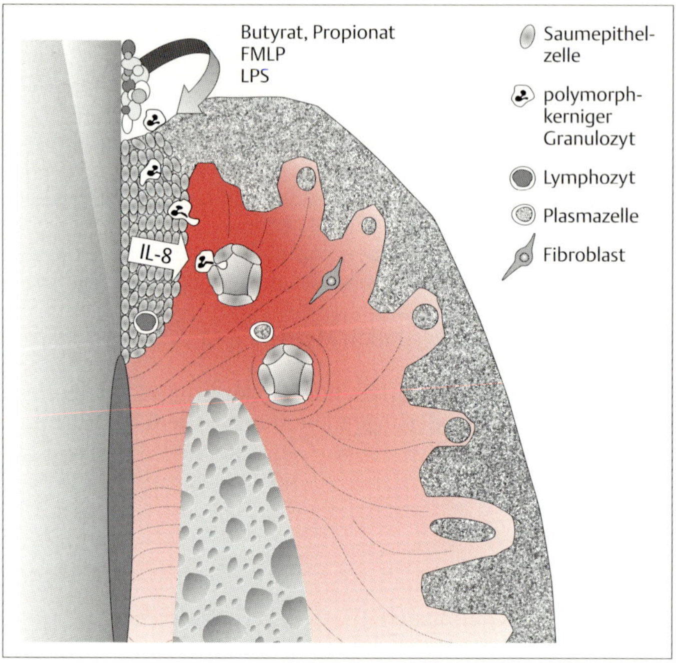

Abb. 3.**1** Komponenten der klinisch normalen Gingiva.
Histologisch findet sich das Bild einer initialen Läsion. Bakterien der supragingivalen Plaque produzieren Metabolite wie Butyrat, Propionat, chemotaktischer Peptide wie *N*-Formyl-methionyl-leucyl-phenylalanin (FMLP) und Lipopolysaccharid (LPS). Dies hat zur Folge, dass Saumepithelzellen u. a. das Chemokin IL-8 freisetzen und das „interzelluläre Adhäsionsmolekül 1 " (ICAM-1) exprimieren. Der chemotaktische Gradient in das Saumepithel und den Sulkus weist den polymorphkernigen Granulozyten aus dem gingivalen Venolenkomplex den Weg. Vereinzelt Lymphozyten und Plasmazellen (adaptiert nach Page & Schroeder 1990).

  - Exsudation von Plasmaproteinen.
  - Polymorphkernige Granulozyten (*polymorphonuclear*, PMN) wandern zielgerichtet in großer Zahl in und durch das Saumepithel bis in den Sulkus.
  - Folge ist eine Auflockerung der Saumepithelzellen im Bereich des Sulkusbodens
  - Die Migration der Granulozyten hat die Zunahme von Leukotrien B_4 im Gingivaexsudat zur Folge, ein Produkt degranulierender neutrophiler Granulozyten.
- Endogene Mediatoren sind für die initialen Vorgänge der Entzündung verantwortlich:
  - vasoaktive Amine (Histamin, Serotonin)
  - Plasmaproteasen (Kinin-, Komplement-, Plasminsysteme)
  - Metaboliten der Arachidonsäure: Prostaglandine, Leukotriene (Abb. 3.**2**) mit zahlreichen bedeutsamen biologischen Funktionen (Tabelle 3.**1**).
- Die etwa 20 Proteine des *Komplementsystems* bilden wie das Gerinnungssystem, die Fibrinolyse und die Kininbildung ein getriggertes Plasmaenzymsystem:
  - Derartige Systeme reagieren rasch und verstärkend auf einen auslösenden Faktor im Sinne einer Reaktionskaskade.
  - Das Produkt einer bestimmten Reaktion ist enzymatischer Katalysator des nächsten Schrittes.

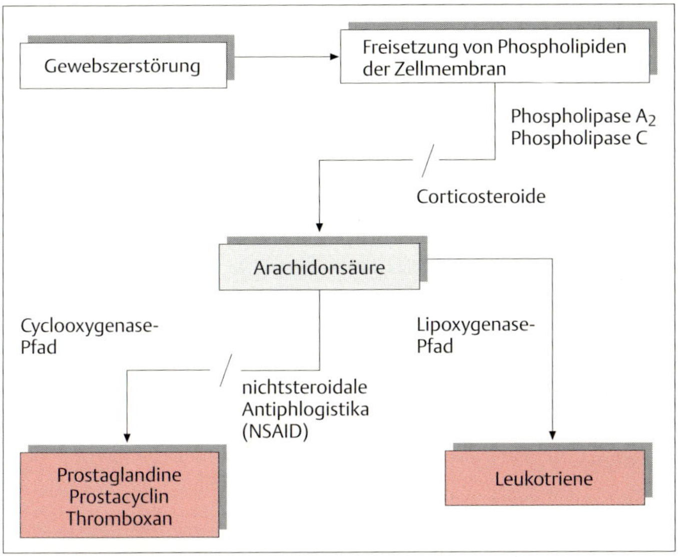

Abb. 3.**2** Metabolite der Arachidonsäure spielen während der Entzündungsreaktion einer Reihe chronischer Erkrankungen eine wichtige Rolle. Arachidonsäure ist normalerweise mit Phospholipiden der Zellmembran verestert. Bei Gewebezerstörung kommt es zur Aktivierung von Phospholipasen und zur Freisetzung der Arachidonsäure (Glucocorticoide verhindern die Aktivierung der Phospholipasen). Prostaglandine, Prostacyclin und Thromboxan entstehen durch Aktivierung der Cyclooxygenasen COX1 und COX2 (Hemmung durch nichtsteroidale Antiphlogistika, NSAID), während Lipoxygenase zur Formation der Leukotriene führt. Viele Arachidonsäuremetaboliten entfalten bedeutende biologische Aktivitäten (siehe Tab. 3.**1**).

Tabelle 3.**1** Biologische Funktionen der Arachidonsäuremetaboliten

Metaboliten	**Funktionen**
Prostaglandine	• Vasodilatation • Schmerzerzeugung • Thrombozytenaggregation • Beeinflussung von T-Lymphozyten, Hemmung der Zytokinproduktion • Stimulierung der Osteoklasten
Leukotriene	• Erhöhung der vaskulären Permeabilität • Ermöglichung der PMN-Adhäsion an Endothelien • Stimulation der Chemotaxis von PMN u. eosinophilen Granulozyten • Induktion lysosomaler Degranulation der PMN • Steigerung der T-lymphozytären Chemokinese

- Die Komplementaktivierung erfolgt über:
  - den *klassischen Pfad*, bei dem Antigen-Antikörper-Komplexe erforderlich sind
  - den *alternativen Pfad*, der durch mikrobielle Polysaccharide ausgelöst wird (Abb. 3.**3**).
- Zentrale Komponente ist C3, ein Protein mit einer Molekülmasse von 195 Kilodalton und einer Plasmakonzentration von 1,2 mg/ml.

- Unter normalen Bedingungen kann das sehr langsam spontan entstehende größere Fragment C3 b in Anwesenheit von Mg^{2+} einen Komplex mit der Komplementkomponente Faktor B erzeugen. Nach Spaltung durch das Plasmaenzym Faktor D entsteht $\overline{C3bBb}$ (C3-Konvertase) mit enzymatischer Aktivität.
- Die C3-Konvertase $\overline{C3bBb}$ wird auf der Bakterienoberfläche durch das Serumprotein Properdin stabilisiert und durch mikrobielle Polysaccharide aktiviert.
- Die C3-Konvertase spaltet große Mengen von C3 in die Fragmente C3 a und C3 b.
- C3 b bindet an das Bakterium,
- C3 a aktiviert C5, das in C5 a und C5 b gespalten wird.

➤ Die Komplementkomponenten C3 a und C5 a entfalten biologische Abwehrfunktionen:
  - C5 a ist ein stark chemotaktischer Faktor für PMN
  - C3 a und C5 a sind ausgesprochene Anaphylatoxine. Sie führen zu:
    • Degranulation von Mastzellen mit
    • Freisetzung vasoaktiver Mediatoren wie Histamin und Leukotrien B_4 (Vasodilatation) und Prostaglandinen (Zunahme der Gefäßpermeabilität).

➤ Die weitere Aktivierung des Komplementsystems hat Porenbildung in der Zellmembran mit Lyse der Bakterien zur Folge:
  - C5 b bindet locker an C3 b.
  - C6 und C7 binden sequenziell an C5 b.
  - Mit C8 a und C9 kommt es zur Bildung des Membran-Attackierungs-Komplexes.

➤ Damit Leukozyten den Venolenplexus verlassen können, müssen Adhäsionsmoleküle auf Endothelzellen und Leukozyten verstärkt exprimiert werden (Abb. 3.**4**).
  - Bakterienprodukte wie Lipopolysaccharide (LPS) gramnegativer Bakterien oder Proteine können *direkt* in Form von abgespaltenen Vesikeln der Bakterienoberfläche mit den Endothelzellen der Kapillaren und Venolen im Gingivabindegewebe reagieren.
  - Die *indirekte* Aktivierung über Makrophagen ist ebenfalls möglich, die nach Kontakt mit LPS oder Bakterienproteinen proinflammatorische Zytokine wie Interleukin-1 (IL-1) und Tumornekrosefaktor alpha (TNF-α) freisetzen.
  - In beiden Fällen wird an der Gefäßinnenseite das Adhäsionsmolekül E-Selectin exprimiert, das die Granulozyten dazu veranlasst, auf dem Endothel zu rollen.
  - Nach Kontakt des Leukozytenadhäsionsrezeptors CD11/18 mit dem endothelialen Integrin ICAM-1 (interzelluläres Adhäsionsmolekül 1) kommt es zur amöboiden Diapedese (Abb. 3.**4**).

➤ Die Migration der Granulozyten folgt den Gradienten chemotaktischer Faktoren:
  - bakterielle Peptide, z. B. *N*-Formyl-methionyl-leucyl-phenylalanin (FMLP)
  - chemotaktische Zytokine (Chemokine) wie IL-8; wird von den Zellen des Saumepithels in großen Mengen an das Bindegewebe abgegeben
  - von anderen Granulozyten freigesetzte Moleküle wie Leukotrien B_4
  - Komplementkomponente C5 a.

➤ Für die zielgerichtete Migration der Granulozyten sind ausreichende Zahlen entsprechender funktionstüchtiger Oberflächenrezeptoren erforderlich.

➤ Das Saumepithel exprimiert das Integrin ICAM-1:
  - ICAM-1 ermöglicht neutrophilen Granulozyten und einigen Lymphozyten die Adhäsion über den Leukozytenadhäsionsrezeptor CD11/18.
  - Das Saumepithel signalisiert somit dem darunter liegenden Bindegewebe die Anwesenheit von Bakterien.

➤ Im Saumepithel wie auch zu einem späteren Zeitpunkt im Taschenepithel finden sich neurale Elemente. Über seine Barrierefunktion hinaus nimmt das Saumepithel daher *sensorische* und *signalgebende Funktionen* wahr.

➤ Neutrophile Granulozyten erreichen den Sulkus; unterstützt durch *Komplement* und *Antikörper* (Opsonine), kommt es zur Phagozytose von Bakterien und ihren Produkten.

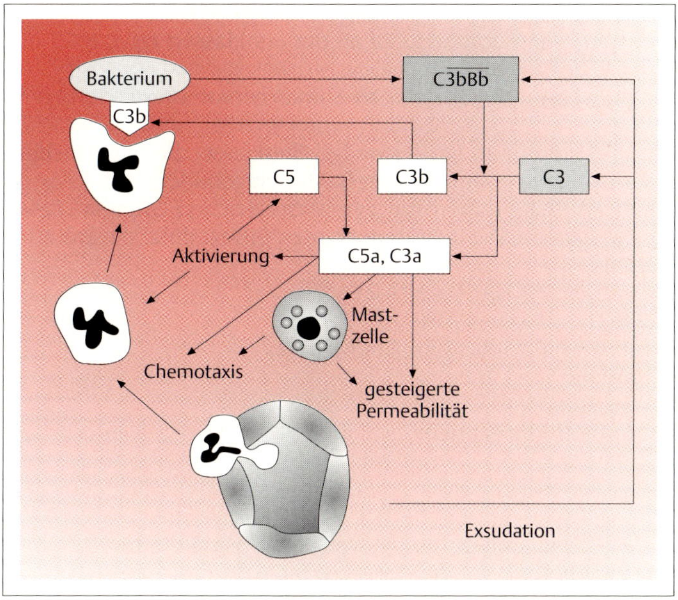

Abb. 3.**3** Akute Entzündungsreaktion durch Aktivierung des alternativen Komplementpfades. Zunächst wird die C3-Konvertase $\overline{C3bBb}$ auf der Bakterienoberfläche stabilisiert und spaltet große Mengen von C3 in die Fragmente C3a und C3b. C3b heftet sich an das Bakterium, C3a aktiviert C5. Das Spaltprodukt C5a ist ein chemotaktischer Faktor für PMN, die das Gefäß verlassen und das Bakterium ansteuern. C3a und C5a sind Anaphylatoxine, die Mastzellen zur Degranulation veranlassen. Mastzellen setzen vasoaktive Mediatoren frei, die im Gewebe Komplement und weitere PMN anreichern.

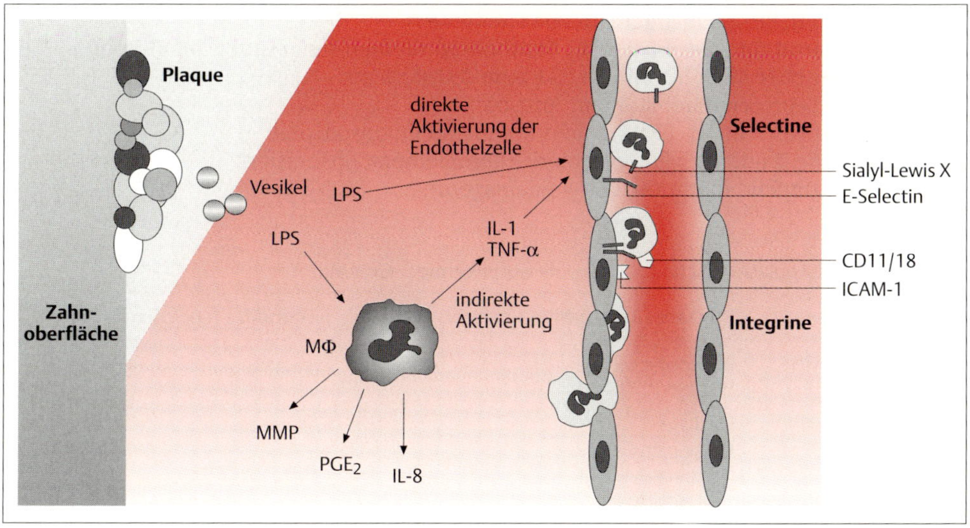

Abb. 3.**4** Die Aktivierung der Endothelzellen erfolgt *direkt* über abgespaltene Vesikel mit Lipopolysaccharid (LPS) gramnegativer Bakterien auf der Zahnoberfläche oder *indirekt* über die proinflammatorischen Zytokine Interleukin 1 (IL-1) und Tumornekrosefaktor alpha (TNF-α), die von Makrophagen (Mφ) neben anderen Zytokinen und Matrixmetallproteinasen (MMP), Prostaglandin E_2 (PGE_2) und dem Chemokin IL-8 freigesetzt werden. E-Selectin wird an der Gefäßinnenwand exprimiert. Es bindet locker über Lewis-Blutgruppenantigen an Granulozyten, deren Geschwindigkeit im Blutstrom sich stark verlangsamt. Wenn die neutrophilen Granulozyten auf dem Endothel rollen, kann eine feste Haftung über den Leukozytenadhäsionsrezeptor CD11/18 und das interzelluläre Adhäsionsmolekül ICAM-1 erfolgen. Danach wandert der Granulozyt aus dem Gefäß aus (nach Darveau et al. 1997).

- Leukozyten docken über Fc-Rezeptoren an die opsonisierten Bakterien an:
  - FcγRI bindet mit hoher Affinität an Gammaglobuline der Subklassen IgG1, IgG3 und IgG4.
  - FcγRII und FcγRIII binden mit schwacher Affinität an Antikörperkomplexe oder Aggregationen von IgG1 und IgG3.
  - FcγRII bindet als einziger Fc-Rezeptor an IgG2, jene IgG-Subklasse, die hauptsächlich gegen Polysaccharidkapsel-Antigene gramnegativer Bakterien gebildet wird.
- Nach Phagozytose verschmelzen Phagosomen mit zytoplasmatischen Granula (Tabelle 3.**2**) und werden zu Phagolysosomen. Die Bakterien werden intrazellulär abgetötet:
  - *sauerstoffabhängige Abtötung*:
    - Superoxidanion: $NADPH + 2\,O_2 \xrightarrow{\text{Oxidase}} NADP + H^+ + 2\,O_2^-$
    - Hydroxylradikal: $O_2^- + 2\,H_2O \rightarrow 2\,H_2O_2 \rightarrow \cdot OH$
    - Myeloperoxidase-vermittelt: Hypochlorsäure, Chloramine.
  - *sauerstoffunabhängige Abtötung*:
    - Myeloperoxidase
    - Defensine: spezifische antibiotische Peptide
    - Cathepsine
    - Lactoferrin
    - Lysozym.
- Die extrazelluläre Abgabe des Granulainhalts zur Abwehr invasiver Bakterien hätte erhebliche Gewebezerstörung zur Folge:
  - Endopeptidasen (Proteasen) werden allerdings durch α_2-Makroglobulin und α_1-Proteinaseinhibitor inaktiviert.
  - Andererseits können potente Proteasen parodontaler Mikroorganismen diese Inhibitoren spalten. Beispiel: Gingipain von P. gingivalis.
- Die Konzentration einer Reihe von Akutphaseproteinen steigt unter dem Einfluss proinflammatorischer Mediatoren wie IL-1 zum Teil stark an:
  - Akutphaseproteine mit starkem Anstieg:
    - C-reaktives Protein (CRP): bindet Komplement, opsonisiert
    - Mannose bindendes Protein: bindet Komplement, opsonisiert
    - Serumamyloid P: initiiert Amyloidablagerung.

Tabelle 3.2 Zytoplasmatische Granula polymorphkerniger Granulozyten

Enzyme	Primäre (azurophile) Granula	Sekundäre (spezifische) Granula
Mikrobizide Enzyme	Myeloperoxidase Lysozym	Lysozym
Neutrale Proteasen	Elastase Cathepsin G Proteinase 3	Kollagenase
Saure Hydrolasen	*N*-Acetyl-β-glucosaminidase Cathepsin B, D β-Glucuronidase β-Glycerophosphatase β-Mannosidase	
Andere	Defensine kationische Proteine bakterizider/permeabilitätssteigernder Faktor	Lactoferrin Cobalophilin CR3 Cytochrome

- Akutphaseproteine mit mäßigem Konzentrationsanstieg (Inhibition bakterieller Proteasen):
  - α_2-Makroglobulin
  - α_1-Proteinaseinhibitor.

Frühe Gingivitis

- Innerhalb der 2. und 3. Woche ungestörter Plaqueakkumulation werden einige Kardinalsymptome der Entzündung wie Rötung und Schwellung der Gewebe beobachtet. Diese Symptome sind zurückzuführen auf:
  - zunehmende Vaskularisierung
  - gesteigerte Gefäßpermeabilität mit verstärktem Austritt von Plasmaproteinen.
- Klinisch ist eine starke Zunahme der Fließrate des Gingivaexsudats festzustellen.
- Die *frühe Läsion* ist Ausdruck des Aufbaus einer kompetenten Immunreaktion gegen Plaqueantigene:
  - typische Gingivaläsion bei gesunden Kindern und Jugendlichen
  - Ähnlichkeiten mit *lymphoidem Gewebe*.
- Innerhalb des Saumepithels finden sich Zellen, die die Immunreaktionen einleiten:
  - spezielle mukosale T-Zellen,
  - Antigen präsentierende *Langerhans-Zellen*
  - *dentritische Zellen*.
- Im Bindegewebe entsteht ein Infiltrat vornehmlich aus T-Lymphozyten, das etwa 10 – 15% des Volumens der freien Gingiva ausmacht (Abb. 3.**5**).
- B-Lymphozyten werden nur in geringer Zahl angetroffen. Sie entwickeln sich zu Antikörper produzierenden Plasmazellen.
- *Systemische* humorale Immunantwort:
  - Antigenes Material der Bakterien wird von Langerhans-Zellen in den Epithelien und Makrophagen im Bindegewebe der Gingiva aufgenommen und in die regionären Lymphgewebe transportiert.
  - Stimulierung von Lymphozyten, die eine spezifische Immunantwort aufbauen:
    - Plasmazellen produzieren in den Lymphknoten spezifische Antikörper.
    - Antikörper gelangen über den Blutkreislauf in die Gingiva und sind im Gingivaexsudat nachweisbar.
- Unklar ist, ob auch *lokal* eine spezifische Immunantwort aufgebaut wird:
  - Für die parodontalen Gewebe *spezifische* B- und T-Zellen müssten in diesem Fall in den regionären Lymphknoten proliferieren und in den Blutstrom eintreten.
  - Diese Lymphozyten gelangen dann in das Parodont, wo sie ihre humoralen und zellvermittelten Funktionen aufnehmen.
  - Plasmazellen, die von Th2-Zellen kontrolliert werden, produzieren Antikörper. Die zellvermittelte Immunantwort wird von Th1-Zellen reguliert (siehe unten).
- *Makrophagen* stellen immer nur einen kleinen Anteil der Zellpopulation:
  - Sie werden bei Exposition mit LPS zu *Effektorzellen* und sezernieren:
    - proinflammatorische Zytokine
    - Prostaglandin E_2 (PGE2)
    - Chemokine
    - Matrixmetallproteinasen (MMP) wie Kollagenase.
  - Die ständige Rekrutierung von Lymphozyten und Monozyten ist somit gewährleistet.

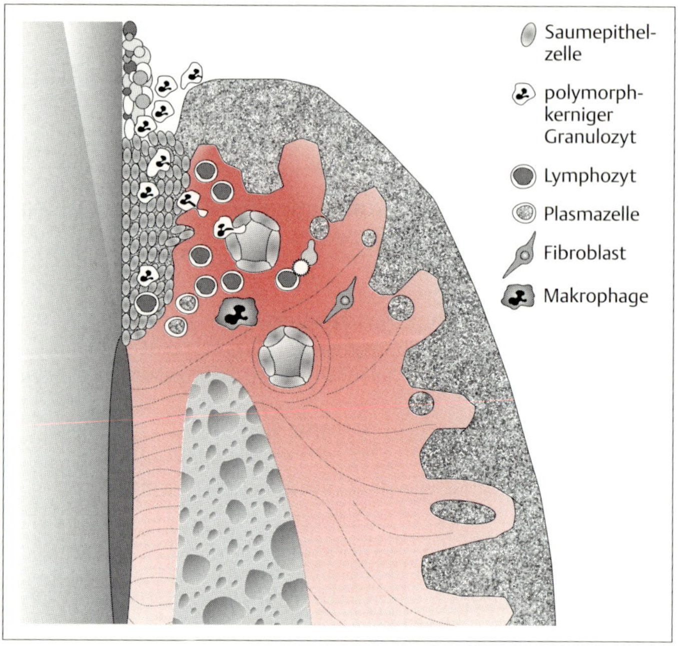

Abb. 3.**5** Charakteristika der frühen Lasion.
Die weiter zunehmende Gefäßpermeabilität führt zu starkem Einstrom von Plasmaproteinen inklusive Akutphaseproteinen, Komplement und Plasmin. PMN durchwandern in großer Zahl Bindegewebe und Saumepithel, das verstärkt das Chemokin IL-8 freisetzt. Dabei kommt es zu einer Auflockerung des Sulkusbodens und lateralen Proliferation der basalen Zellen. Aktivierte Makrophagen produzieren die proinflammatorischen Zytokine IL-1, IL-6, IL-10, TNF-α, Chemokine wie IL-8 und MCP-1 (monocyte chemoattractant protein 1) sowie PGE_2 und Gewebekollagenase. Die Rekrutierung von T-Lymphozyten und weiteren Monozyten aus dem Venolenplexus ist somit gewährleistet. T-Lymphozyten interagieren mit Fibroblasten, die zytopathische Veränderungen aufweisen. Das Infiltrat der frühen Läsion nimmt etwa 10–15% des Volumens der freien Gingiva in Anspruch (adaptiert nach Page & Schroeder 1990).

Etablierte Gingivitis

- Bei weiterer Akkumulation bakterieller Plaque entwickeln sich bei Erwachsenen nach unbestimmter Zeit *etablierte Läsionen.*
- Es kommt zur Ausbildung einer Gingivatasche:
  - *intraepithelialer Riss* mit anschließender Degeneration der Zellen des Saumepithels
  - Verlust der biologischen Verbindung zwischen Saumepithel und Schmelzoberfläche
  - Ausbildung eines *Taschenepithels:*
    - Proliferation von *Epithelleisten*, die sich in das infiltrierte Bindegewebe erstrecken
    - *Mikroulzerationen* zwischen den Epithelleisten
    - Reste des Saumepithels am Boden der Gingivatasche.
- Durch Proliferation von Bakterien etabliert sich eine *subgingivale Mikroflora*, deren Stoffwechselprodukte direkt Einfluss auf das Bindegewebe nehmen.

- Spezifische, sehr unterschiedliche Populationen von Entzündungszellen migrieren in das Bindegewebe und in die Tasche:
  - Neutrophile Granulozyten bilden einen dichten Wall gegen die Mikroorganismen.
  - Makrophagen, Lymphozyten und Plasmazellen bilden die wichtigsten Zellpopulationen im Bindegewebe. Selektive Einwanderung:
    - antigenspezifische Gedächtniszellen
    - aktivierte Lymphozyten
    - mukosale, $\gamma\delta$-Rezeptor-positive T-Zellen
    - CD1 a-positive, Antigen präsentierende Zellen.
  - Für die Regulierung der zielgerichteten Migration spielt die selektive Expression von Adhäsionsmolekülen eine entscheidende Rolle.
- Chemotaktischen Zytokinen mit niedriger Molekülmasse und potenten, zelltypspezifischen Eigenschaften (Chemokine) kommt besondere Bedeutung zu:
  - IL-8 reagiert spezifisch mit neutrophilen Granulozyten und einer kleinen Population von Lymphozyten.
  - MCP-1 (monocyte chemoattractant protein 1) ist für die Migration von Monozyten verantwortlich. Seine Produktion wird von IL-10 reguliert.
  - MIP-1α (macrophage inflammatory protein 1α) verstärkt die Th2-Antwort, trägt zur Rekrutierung von Th1-Zellen (siehe unten) bei, ermöglicht die Migration von Leukozyten durch das Saumepithel in frühen und späteren Stadien der Entzündung.
  - IP-10 (Interferon-γ-inducible protein 10).
  - RANTES („regulated on activation, normal T-cell expressed and secreted").
- Von Plasmazellen generierte Antikörper richten sich nicht unbedingt gegen Antigene der Plaque. Plaquemikroorganismen scheinen eher eine unspezifische, polyklonale B-Zell-Stimulation zu bewirken.
- Die etablierte Gingivitis ist sehr weit verbreitet. Praktisch bei jedem Erwachsenen finden sich entsprechende Läsionen. Wie lange es dauert, bis typische etablierte Läsionen bei ungestörter Plaqueakkumulation entstehen, ist nicht bekannt – man vermutet heute einige Wochen bis zu wenige Monate. Pathohistologisch wird die etablierte Läsion so charakterisiert (Abb. 3.**6**):
  - persistierende akute Komponente der Entzündung
  - spezifische Populationen von Entzündungszellen im Infiltrat
  - Immunglobuline im Bereich des extravasalen Bindegewebes und Saumepithels
  - zunehmender Anteil an Plasmazellen
  - weiterer Verlust von Kollagen
  - laterale Proliferation des Saumepithels, Ausbildung einer Gingivatasche.
- Die etablierte Gingivitis kann sehr lange stabil bleiben. Im Allgemeinen existiert eine fein abgestimmte Balance zwischen bakterieller Herausforderung und der Immunantwort des Wirts. Nach unbestimmter Dauer kann sich schließlich eine *fortgeschrittene Läsion* (Parodontitis) entwickeln.
- Es existieren demnach zwei unterschiedliche Formen etablierter Gingivitis:
  - In den meisten Fällen ist sie eine unabhängige, eigenständige und stabile Läsion.
  - Seltener ist sie eine Vorstufe zur Parodontitis.
- Klinisch lassen sich beide Formen nicht unterscheiden. Histopathologisch findet sich wahrscheinlich eine höhere Dichte (mehr als 50%) von Plasmazellen in aktiven Läsionen.

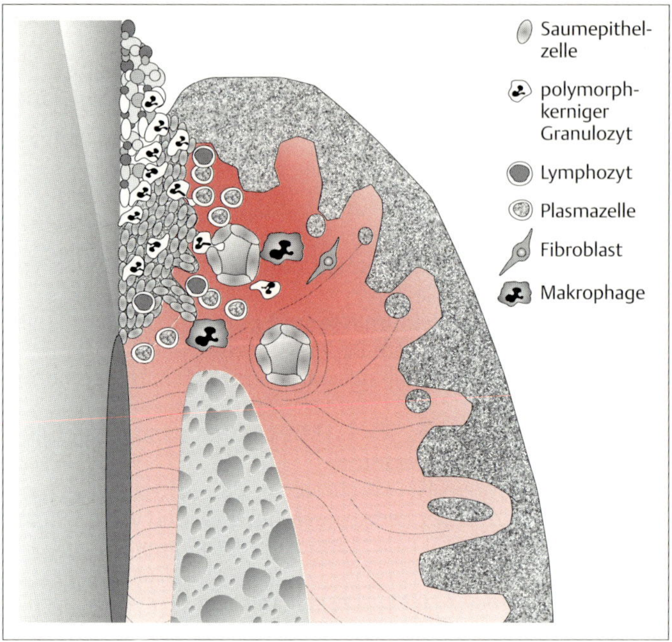

Abb. 3.**6** Charakteristika der etablierten Läsion. Die laterale Proliferation des Saumepithels ist jetzt ausgeprägt. Durch einen intraepithelialen Riss kommt es zur Ausbildung gingivaler Taschen mit nachfolgender bakterieller Proliferation in den subgingivalen Bereich. Die akute Komponente der Entzündung persistiert. Spezifische Populationen mononukleärer Zellen dominieren jetzt im Infiltrat. Zu den T-Lymphozyten gesellen sich vermehrt B-Lymphozyten und Plasmazellen, die Gammaglobuline sezernieren, im Wesentlichen unspezifische polyklonale Antikörper (adaptiert nach Page & Schroeder 1990).

Periimplantäre Mukositis

- Bei ungestörter Plaqueakkumulation im Bereich oraler Implantate entwickeln sich entzündliche Läsionen in der periimplantären Mukosa:
  - Frühe Reaktionen ensprechen im Wesentlichen denen in der Gingiva.
  - Bei lang andauernder Plaqueakkumulation scheinen diese Läsionen sich schneller in apikaler Richtung zu entwickeln. Im Vergleich mit entzündlichen Läsionen in der Gingiva ist insbesondere der Anteil der Fibroblasten bei periimplantärer Mukositis stark reduziert.

Fortgeschrittene Läsion

- Die ständige Herausforderung des Wirtsorganismus durch subgingival kolonisierende Bakterien lässt nach unbestimmter Zeit die spezifischen und unspezifischen Abwehrmechanismen zusammenbrechen:
  - Initiale Attachmentverluste werden mit einer Zunahme von T. forsythia, C. rectus und Selenomonas noxia in der subgingivalen Flora in Zusammenhang gebracht.
  - Aktive Phasen mit klinisch auffälligen Attachmentverlusten sind möglicherweise von kurzer Dauer und selten.
- Bei der weiteren Progression der Läsion (und damit der Plaquefront) über die Schmelz-Zement-Grenze hinaus wird das Stadium der Parodontitis erreicht. Alle Strukturen des Parodonts sind betroffen:
  - Definitive Etablierung einer *subgingivalen Plaqueflora.*
  - Die Proliferation des dünnen, mit bizarren Epithelleisten versehenen Taschenepithels geht mit der apikalen Proliferation der Reste des Saumepithels auf der von degenerierten Fasern des supraalveolären Faserapparates bedeckten Zementoberfläche einher.
  - Das pathologisch veränderte Wurzelzement im Bereich der parodontalen Tasche wird über Resorptionslakunen von Bakterien penetriert.
- Mit zunehmender Entzündung nimmt die Konzentration der meisten Chemokine ab.
  - Die Migration der Neutrophilen erlahmt.
  - Sie werden möglicherweise bereits im Bindegewebe aktiviert; bei lokalem Mangel an α_2-Makroglobulin und α_1-Proteinaseinhibitor kann es zu exzessiver parodontaler Destruktion kommen.
- Immunregulation durch T-Lymphozyten, die sich aufgrund ihrer Oberflächenantigene differenzieren lassen:
  - *T-Helferzellen* (Th: CD4+) binden an Antigene des MHC-II-Komplexes und erkennen Epitope, die von entsprechenden Zellen präsentiert werden. Regulation der zellvermittelten und humoralen Immunantwort über unterschiedliche Zytokine (Tabelle 3.**3**):
    - Th1-Zellen produzieren Gamma-Interferon (INF-γ) und IL-2: Verstärkung zellvermittelter Reaktionen und verzögerte Hypersensitivität; Verstärkung der Phagozytose neutrophiler Granulozyten und Aktivierung von Makrophagen mit der Folge der Begrenzung der Läsion; Stimulation der Produktion proinflammatorischer Zytokine inklusive IL-1 und TNF-α. **Merke:** T-Zellen mit Th1-Zytokinprofil sind charakteristisch für stabile Läsionen.
    - Th2-Zellen produzieren IL-4, IL-5, IL-6, IL-10: Unterdrückung zellvermittelter Reaktionen; Einfluss auf antikörpervermittelte und allergische Reaktionen; Differenzierung von B-Zellen zu Plasmazellen; Stimulation von Mastzellen und eosinophilen Granulozyten. **Merke:** Th2-Zytokinprofil ist charakteristisch für die progressive Läsion.
    - Th0-Zellen produzieren INF-γ, IL-2, IL-4 und IL-5.
  - *Regulierende T-Helferzellen* mit immunsuppressiven Funktionen; schützen einerseits vor infektionsinduzierten immunpathologischen Reaktionen, können andererseits die Elimination von Pathogenen durch Unterdrückung von Th1-Reaktionen verhindern:
    - Tr1 CD4+: Produktion von IL-10, TGF-β (transforming growth factor beta). Verhindern Entwicklung Th1-vermittelter Autoimmunreaktionen; Th1-Reaktionen auf infektiöse Pathogene können unterdrückt werden.
    - Th3 CD4+: Produktion von TGF-β, ein antiinflammatorisches Zytokin und IL-1-Inhibitor.
    - Tr CD4+ CD25+: Immunsuppression durch Unterdrückung von IL-2.

Tabelle 3.3 Herkunft und Funktion einiger Zytokine

Zytokin	Herkunft	Eigenschaft/Funktion während der Entzündung
IL-1	Makrophagen (Mφ) Fibroblasten	• Proliferation aktivierter B- und T-Zellen • induziert die PGE2- u. Zytokinproduktion von Mφ • Expression endothelialer Adhäsionsmoleküle • induziert IL-6, INF-β-1 u. GM-CSF (granulocyte-macrophage colony-stimulating factor) • induziert Fieber, Akutphaseproteine, Osteoklastenaktivität
TNF-α	Mφ T-Zellen	• induziert Akutphaseproteine • aktiviert Phagozyten • induziert IFN-γ, TNF-α, IL-1, GM-CSF, IL-6
INF-γ	T-Zellen natürliche Killerzellen (NK)	• induziert Th1-Zellen • inhibiert Aktivitäten von IL-4 • verstärkt die Produktion von IL-12 • stimuliert die Aktivitäten von Mφ, zytotoxischen T- u. NK-Zellen
IL-2	T-Zellen	• stimuliert das Wachstum aktivierter T-, B- u. NK-Zellen
IL-4	T-Zellen Mastzellen basophile Granulozyten	• induziert Differenzierung von Th2-Zellen • inhibiert IL-2- und INF-γ-induzierte Aktivitäten • inhibiert die Produktion von IL-12 • induziert Proliferation und Differenzierung von B-Zellen • induziert Proliferation von T-Zellen • Abregulation der monozytären Produktion von IL-1, TNF-α, u. IL-6
IL-5	T-Zellen Mastzellen	• Proliferation aktivierter B-Zellen • Produktion von IgM u. IgA
IL-6	Th-Zellen Mφ Mastzellen Fibroblasten	• Wachstum u. Differenzierung von B- u. T-Zellen • induziert Akutphaseproteine
IL-10	T- u. B-Zellen Monozyten Mφ	• verstärkt Th2-Reaktionen • unterdrückt Th1-Reaktionen • unterdrückt die Proliferation u. Zytokinproduktion aktivierter T-Zellen • unterdrückt die monozytäre Produktion von IL-1, IL-6, IL-8 • steigert die Produktion von IL-1 ra • stimuliert die Proliferation u. Differenzierung von B-Zellen
IL-12	B-Zellen Mφ dendritische Zellen Keratinozyten neutrophile Granulozyten	• Schlüsselrolle bei der Induktion von Th1-Reaktionen • stimuliert Wachstum und zytotoxische Aktivität von NK u. T-Zellen • fördert Expression von Rezeptoren für IL-18 auf Th1-Zellen
IL-13	T-Zellen	• Abregulation der IL-12-Produktion • Aufbau einer Th2-Reaktion • stimuliert B-Zellen • inhibiert die Zytokinproduktion der Mφ
IL-18	Monozyten neutrophile Granulozyten	• strukturell homolog zu IL-1-β • induziert INF-γ • lässt naive T-Zellen zu Th1-Zellen reifen

- *Zytotoxische T-Zellen / T-Suppressorzellen* (Tc, Ts: CD8 +) binden Klasse-I-Antigene des MHC-Komplexes:
  - Zytotoxische T-Zellen produzieren IL-10 und INF-γ.
  - T-Suppressorzellen produzieren IL-4.

➤ Das Verhältnis von CD4 +- zu CD8 +-Zellen ist im entzündlichen Infiltrat bei Parodontitis erhöht. Unter den Helferzellen scheinen Th2-Zellen zu dominieren:
- Ihre Zytokine verstärken die lokale humorale Immunantwort.
- Insbesondere werden durch IL-4 B-Lymphozyten zur Produktion von IL-1 stimuliert.
- Gleichzeitig wird die Produktion von IL-1 durch Makrophagen unterdrückt.

➤ Die Dominanz von B-Zellen und Plasmazellen spricht für die bedeutende Rolle von Th2-Zellen bei der Immunregulation aktiver (progredienter) Läsionen.

➤ Unter dem Einfluss von LPS und proinflammatorischen Zytokinen und Mediatoren wie IL-1, TNF-α oder PGE_2 entfalten Saumepithelzellen, Fibroblasten und vaskuläre Endothelzellen genetisch programmierte destruktive Aktivitäten.
- Unter gesunden Bedingungen sind Gene zur Produktion von Kollagen und Inhibitoren der Matrixmetallproteinasen aktiviert, Gene für die Produktion von Gewebekollagenase sind inaktiviert.
- Unter pathologischen Bedingungen kehren sich die Verhältnisse um: Fibroblasten produzieren unter Einfluss von LPS selbst IL-1β.

➤ Eine zentrale Rolle scheinen darüber hinaus Monozyten/Makrophagen einzunehmen. Die Aktivität von Makrophagen ist im Wesentlichen genetisch bestimmt. Sie kann durch INF-γ supprimiert werden:
- LPS gramnegativer und Lipoteichonsäure grampositiver Bakterien binden über Lipopolysaccharid bindendes Protein (LBP) an CD14-Rezeptoren von Makrophagen.
- Transfer an TLR (Toll-like receptor), der Signale über IL-1-Rezeptor-Domänen ins Zellinnere vermittelt:
  - DNA-Bindung des nukleären Transkriptionsfaktors NF-κB, des ausschlaggebenden Regulators der inflammatorischen und Immunantwort
  - Produktion und Sekretion von Prostaglandinen, Zytokinen und MMP.
- Alternativ kann LPS und Lipoteichonsäure über LBP oder lösliches CD14 (sCD14) an nichtaktivierende Serumproteine, z. B. Serumlipoprotein, gebunden werden. Potenziell schädliche bakterielle Komponenten werden somit eliminiert, ohne dass es zur lokalen Aktivierung der angeborenen Abwehrmechanismen kommt.
- TNF-α und IL-1β binden an Oberflächenrezeptoren von Fibroblasten, was diese Zellen zur Produktion von MMP und PGE_2 veranlasst:
  - MMP führen zur Destruktion der extrazellulären Matrix der Gingiva und des Desmodonts.
  - PGE_2 aktiviert Osteoklasten und leitet die Resorption von Knochen ein.
  - IL-1β und TNF-α sind ebenfalls an der Destruktion des Knochens beteiligt.

➤ Angeborene Immunmechanismen stellen nicht nur die 1. Abwehrlinie gegenüber Mikroben dar. Sie haben darüber hinaus auch einen starken Einfluss auf die Ausbildung der erworbenen Immunantwort:
- Die durch bestimmte Erkennungsmuster charakterisierte Rezeptorbindung mikrobieller Komponenten ist hoch organisiert und flexibel:
  - "Toll-like receptors" TLR sind das Bindeglied zwischen angeborener und erworbener Immunität.
  - Sie repräsentieren das bei weitem älteste bekannte Abwehrsystem der Natur, das sowohl bei Säugetieren, Insekten und Pflanzen nachgewiesen werden konnte.

➤ TLR erkennen und differenzieren verschiedene Klassen von Pathogenen. Das Repertoire von TLR unterscheidet sich bei verschiedenen Zelltypen:
- Endothelien exprimieren häufiger TLR4 (der mit LPS gramnegativer Bakterien reagiert) als TLR2 (Ligand für Lipoteichonsäure grampositiver Bakterien).

- Dagegen reagieren intestinale Epithelien aufgrund eines Mangels an TLR4-Liganden normalerweise nicht auf LPS.
- Bakterielle Komponenten und Signalmoleküle des Wirts scheinen die Expression von TLR zu beeinflussen.

➤ Einige Parodontalpathogene besitzen Virulenzfaktoren, die direkt mit den Abwehrmechanismen interferieren können:
- A. actinomycetemcomitans produziert z. B.:
  - Leukotoxin, das neutrophile Granulozyten, Monozyten und T-Lymphozyten tötet
  - ein niedermolekulares Protein, das die Chemotaxis neutrophiler Granulozyten unterdrückt
  - immunsuppressive Faktoren, die die Produktion von IgG und IgM hemmen
  - Fc-bindendes Protein, das mit spezifischen Rezeptoren neutrophiler Granulozyten konkurriert und die Phagozytose verhindert.
- P. gingivalis:
  - triggert nicht die Expression von E-Selectin an der Innenseite der Endothelien
  - sein LPS aktiviert nur schwach IL-1 und TNF-α – Zytokine, die indirekt die Expression von E-Selectin zur Folge haben
  - LPS wird von TLR2 und TLR6 erkannt; Folge ist eine Th2-spezifische Antwort
  - unterdrückt die Produktion bzw. Expression von IL-8 oder ICAM-1
  - produziert Enzyme, die die meisten Serumproteine einschließlich Immunglobuline und Komplementkomponenten spalten.
- Immundominante Moleküle z. B. von P. gingivalis oder anderen Parodontalpathogenen (Gingipain, Fimbrillin, Hitzeschockproteine, andere Oberflächenantigene) können exzessive Immunreaktionen auslösen.
- Speichel dient auf mukosaler Ebene der Gesunderhaltung der parodontalen Gewebe:
  - Hohe Serumtiter von IgA1 und große Mengen von sekretorischem IgA2 gegen Oralpathogene wie A. actinomycetemcomitans, P. gingivalis oder auch S. mutans können die Entwicklung entzündlicher Veränderungen an der Gingiva verhindern.
  - Parodontalpathogene können IgA1 und IgG allerdings spalten.

➤ Serumtiter spezifischer Antikörper (vor allem IgG) gegen A. actinomycetemcomitans und/oder P. gingivalis sind bei einigen parodontal erkrankten Patienten mit subgingivaler Infektion stark erhöht. Bleibt die Antiköperproduktion aus, entwickelt sich häufiger eine generalisierte Form der Erkrankung.

➤ Pathohistologisch zeichnet sich die fortgeschrittene Läsion (Parodontitis) durch folgende Merkmale aus (Abb. 3.**7**):
- Persistenz aller Merkmale einer etablierten Läsion
- Beteiligung des Alveolarknochens und des parodontalen Ligaments
- Ausbildung von parodontalen Taschen
- weiterer Kollagenverlust im Bereich der parodontalen Tasche, Fibrose in weiter entfernten Bereichen
- in aktiven Phasen ausgeprägte Plasmazelldominanz
- Umwandlung des Knochenmarks in fibröses Bindegewebe.

Formale Pathogenese: Progression

➤ Entzündliche Parodontalerkrankungen können isoliert oder an unterschiedlichen Zahnflächen auftreten.

➤ Die Krankheit zeichnet sich durch den in der Regel apikal gerichteten und lateral begrenzten, progredienten Verlust von Teilen des Zahnhalteapparates aus:
- Verlust der bindegewebigen Anheftung des supraalveolären Faserapparates
- Abbau des alveolären Stützknochens.

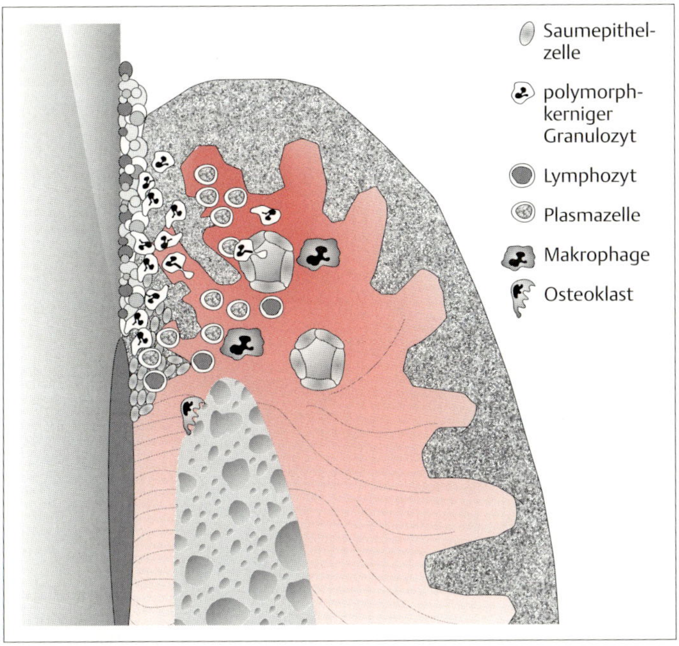

Abb. 3.**7** Charakteristika der fortgeschrittenen Läsion.
Taschenepithel mit bizarren Epithelleisten. Verlust der bindegewebigen Anheftung am Zahn. Das Verhältnis zwischen T-Helferzellen und zytotoxischen T-Zellen ist erhöht. Th2-Zellen produzieren Zytokine, die vor allem die humorale Immunantwort verstärken. Daher dominieren im entzündlichen Infiltrat Plasmazellen. Durch hohe Konzentrationen von IL-1β und PGE_2 aktivierte Osteoklasten leiten den Knochenabbau ein (adaptiert nach Page & Schroeder 1990).

- Obwohl sich die Parodontitis lokal manifestiert, weist sie hinsichtlich Pathogenese und Auswirkungen auf den Gesamtorganismus eine systemische Komponente auf (Abb. 3.**8**).
  - Ob sich eine destruktive, entzündliche Parodontalerkrankung entwickelt, hängt davon ab, ob es dem Organismus im Verein mit neutrophilen Leukozyten, Antikörpern und Komplement gelingt, eine Exposition des Bindegewebes mit Bakterien der dentogingivalen Plaque, ihrer Stoffwechselprodukte und vor allem LPS zu verhindern:
    - In diesem Fall kommt es nur zu leichten Formen der Erkrankung ohne Zahnverlust.
    - Spätere Antikörperbildung hat meist eine Lokalisierung der Erkrankung zur Folge.
  - Destruktive Prozesse sind Folge einer exzessiven Aktivierung der Makrophagen/Lymphozyten-Achse.
- Einige Menschen reagieren auf dentogingivale Plaque sofort mit einer Aktivierung von Makrophagen und Lymphozyten im Gewebe:
  - hohe Konzentrationen von PGE_2 im Gewebe und im Gingivaexsudat
  - möglicherweise hyperreaktiver Makrophagen-Phänotyp:
    - ist vermutlich überwiegend genetisch determiniert
    - wird eventuell auch von Rauchen, Stress und Besonderheiten der Diät beeinflusst.
  - Überwiegen der von Th2 produzierten Zytokine mit polyklonaler B-Zell-Stimulierung
  - Stadium der Gingivitis wird während Phasen ungehinderter Plaqueakkumulation rasch von destruktiver Parodontitis abgelöst.
- Wesentliches Merkmal chronischer Erkrankungen ist der Wechsel von Progression und Remission.
  - Die Parodontitis schreitet an einzelnen Zahnflächen möglicherweise kontinuierlich voran.
  - Die Progression verläuft unterschiedlich schnell; Exazerbationen mit auffälligem Attachmentverlust in kurzer Zeit sind relativ selten.
  - An die destruktive Phase kann sich eine längere Remission anschließen.

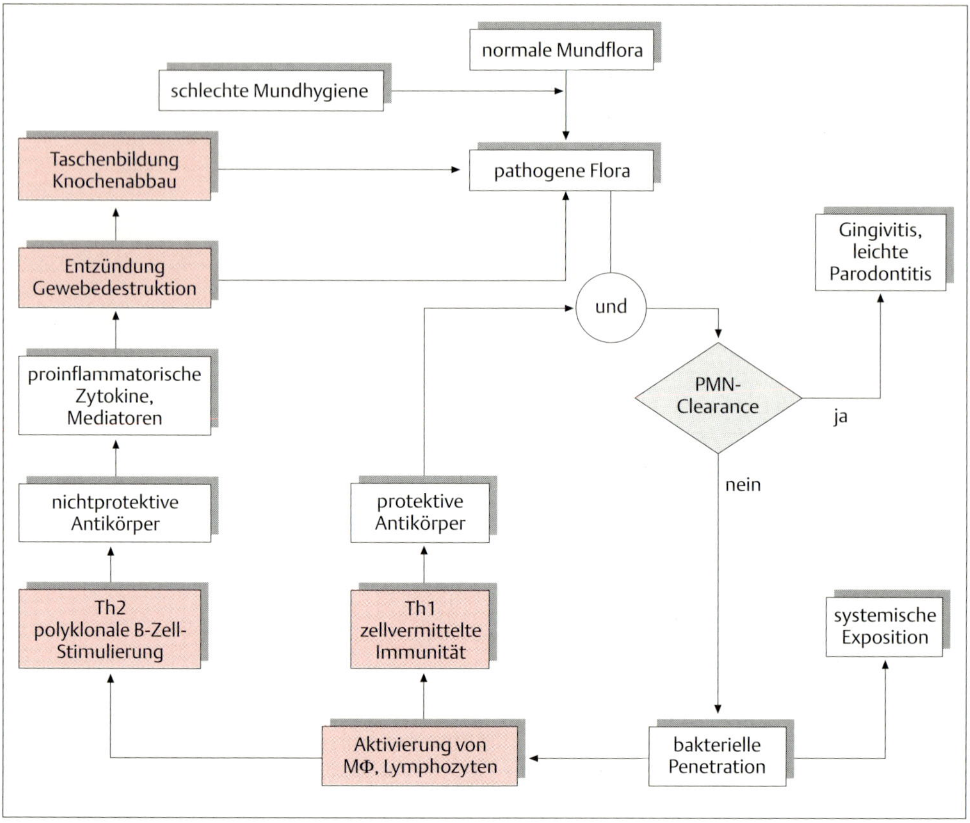

Abb. 3.**8** Pathogenesepfad der marginalen Parodontitis.
Eine pathogene Flora entsteht normalerweise bei Vernachlässigung der Mundhygiene. Normalerweise verhindert die angeborene 1. Abwehrlinie des Organismus eine Penetration von Bakterien oder ihrer Stoffwechselprodukte ins Bindegewebe. Es entwickelt sich eine Gingivitis. Kommt es dennoch zur Penetration von Bakterien oder ihrer Stoffwechselprodukte, werden Makrophagen und Lymphozyten aktiviert. Unter dem Einfluss einer vornehmlich Th1-geprägten Reaktion werden spezifische Antikörper gebildet, die bei späteren Episoden der Erkrankung protektiv sind. Stabile fortgeschrittene Läsionen sind die Folge. Bei Überwiegen einer Th2-Reaktion kommt es zu polyklonaler B-Zell-Aktivierung. Proinflammatorische Zytokine und Mediatoren wie PGE_2 führen zur Zunahme der Entzündung mit Gewebedestruktion, in deren Verlauf Taschenbildung und progressiver Knochenabbau auftritt. Taschen bieten günstige Bedingungen für das Wachstum der meisten Parodontalpathogene, was die dauerhafte Etablierung einer pathogenen Flora fördert (modifiziert nach Offerbacher 1996).

Charakteristika einer multifaktoriellen Erkrankung

- Wie bei allen chronischen Erkrankungen koexistieren initiierende Faktoren, solche, die die Entwicklung hemmen, und Faktoren, die die klinische Ausprägung beeinflussen:
  - Bakterien produzieren eine Reihe von Substanzen, die direkt oder indirekt den Wirtsorganismus schädigen.
  - **Merke:** Der Hauptanteil der parodontalen Destruktion erfolgt allerdings durch entzündliche und Immunreaktionen des Wirts.

- Durch spezifische Parodontalpathogene kann nicht mehr als 20% der klinischen Variabilität entzündlicher Parodontalerkrankungen erklärt werden. Tabakkonsum hat größere Bedeutung.
- Inflammatorische und immunologische Reaktionen sowie der Bindegewebe- und Knochenmetabolismus werden durch erworbene und verhaltensbedingte Risikofaktoren beeinflusst und stehen unter genetischer Kontrolle (Abb. 3.**9**).

➤ Erworbene und verhaltensbedingte Risikofaktoren sind:
- *Diabetes mellitus* vom Typ I oder II mit einem relativen Risiko zwischen 2 und 3
- Tabakkonsum mit einem relativen Risiko zwischen 2,5 und 6
- HIV-Infektion
- möglicherweise Stress
- wahrscheinlich Osteoporose.

➤ Genetische Faktoren:
- Polymorphismen im IL-1-Gencluster wurden bei Menschen nordeuropäischer Herkunft mit einem erhöhten Risiko für chronische Parodontitis assoziiert.
- Polymorphismen im FcγRIIa Rezeptor (Aminosäure Arginin statt Histidin an Position 131) erhöhen bei Homozygoten die Anfälligkeit für einige gramnegative, fakultativ anaerobe Pathogene inklusive A. actinomycetemcomitans.
- Schwache Assoziation zwischen Polymorphismen im FcγRIIIb-Rezeptor (NA1-NA2) und therapierefraktärer chronischer Parodontitis.
- Ein möglicherweise genetisch bedingter Rezeptormangel der Granulozyten für IL-8, C5a und FMLP oder seine fehlerhafte Funktion wird in bestimmten Populationen mit erhöhtem Risiko für aggressive Parodontitis in Verbindung gebracht.

➤ Vor allem bei aggressiven Formen der Parodontitis wurden weitere Anomalien der Immunabwehr identifiziert (Tabelle 3.**4**).

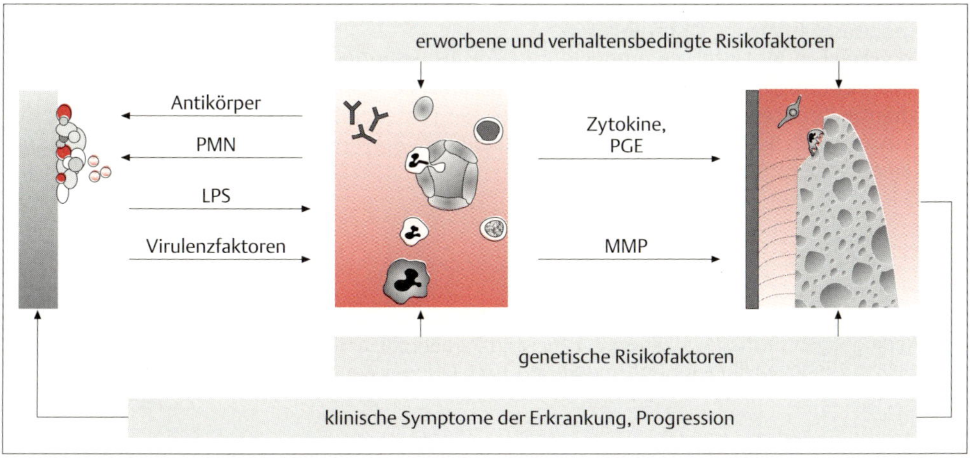

Abb. 3.**9** Pathogenese der Parodontitis.
Sowohl die inflammatorische und immunologische Reaktion des Wirtsorganismus auf die bakterielle Herausforderung als auch der Knochen- und Bindegewebemetabolismus stehen einerseits unter genetischer Kontrolle und werden andererseits durch erworbene und verhaltensbedingte Risikofaktoren beeinflusst. Bakterien und Wirt stehen in enger Wechselbeziehung. Klinische Veränderungen während der Initiierung und Progression der Parodontitis fördern die selektive Anreicherung pathogener Bakterien (nach Page & Kornman 1997).

Tabelle 3.4 Mögliche Anomalien der Immunabwehr von Patienten mit aggressiver Parodontitis

Anomalie	Biologische Auswirkungen
Funktionsstörungen neutrophiler Granulozyten	• verringerte Chemotaxis • reduzierte Anzahl von Rezeptoren für FMLP, C5 a, IL-8 • Mutation u. defekter FMLP-Rezeptor • verringerte Phagozytose, verringerte bakterizide Aktivität • verringerte Leukotrien-B-Freisetzung • erhöhte Superoxidanion-Freisetzung
Protektive Antikörper der Subklasse IgG2	werden bei generalisierter aggressiver Parodontitis kaum gebildet
Polymorphismen des FcγRIIa-Rezeptors	evtl. erhöhtes Risiko für A.-actinomycetemcomitans-Infektionen bei Homozygoten mit Arginin statt Histidin an Position 131
Monozytenantwort auf bakterielle Lipopolysaccharide	gesteigerte Freisetzung von PGE_2 u. IL-1
Ungleichgewicht der Aktivitäten diverser Subpopulationen von T-Helferzellen	• Th1 (IL-2, INF-γ, TNF) unterdrückt • Th2 (IL-4, IL-5, IL-6) aktiviert: polyklonale B-Zell-Stimulierung

Periimplantitis

- Histopathologisch unterscheidet sich die Zusammensetzung des entzündlichen Infiltrats bei Periimplantitis nicht von der bei Parodontitis:
  - Plasmazelldominanz
  - Lymphozyten
  - Makrophagen
  - polymorphkernige Granulozyten.
- Ein gravierender Unterschied besteht in der *Ausdehnung* des entzündlichen Infiltrats:
  - Ausdehnung bis in den Bereich apikal des Taschenepithels
  - häufig direkter Kontakt des Infiltrats mit dem Alveolarknochen
  - im apikalen Bereich der Läsion keine epitheliale Barriere zwischen Infiltrat und plaquebedeckter Implantatoberfläche.

Allgemeines

- Klassifizierungssysteme bilden den Rahmen, in dem Ätiologie, Pathogenese, Diagnostik und Therapie von Erkrankungen wissenschaftlich erforscht werden können. Sie versetzen den Kliniker in die Lage, den individuellen Behandlungsbedarf einzuschätzen.
- Die aktuelle Klassifikation der Parodontalerkrankungen (Tabelle 4.**1**) basiert auf Beschlüssen des *International Workshop for a Classification of Periodontal Diseases and Conditions* aus dem Jahr 1999. Die wichtigsten Ergebnisse dieses Workshops waren:
  - Erarbeitung detaillierter Kriterien zur Klassifizierung der Gingivopathien.
  - Eine neue Klassifizierung der Parodontitiden; die bisherige Klassifikation nach dem Lebensalter des Auftretens und der Progressionsrate wurde verworfen:
    - Der Begriff der „adulten Parodontitis" wurde aufgegeben. Die meisten dieser Fälle sind durch einen langsamen Verlauf gekennzeichnet, bei denen die Bezeichnung „chronische Parodontitis" angemessen ist.
    - Der Begriff „früh beginnende Parodontitis" wurde aufgegeben. In dieser heterogenen Gruppe fanden sich bisher die präpubertäre Parodontitis und die juvenile Parodontitis. Viele dieser Fälle haben einen ausgesprochen foudroyanten Verlauf. Für diese Erkrankungen ist die Bezeichnung „aggressive Parodontitis" angemessen. Fälle chronischer Parodontitis werden auch im Kinder- und Jugendalter beobachtet.
    - Eine aggressive Form der Parodontitis kann sich auch im höheren Lebensalter entwickeln. Viele als „therapierefraktär" eingestufte Fälle können der Kategorie „aggressive Parodontitis" zugeordnet werden.
- Für den deutschen Sprachraum entfällt bei der Parodontitis das Adjektiv „marginal".
- Allerdings ist diese neue Klassifikation der Parodontalerkrankungen nicht unumstritten. Sie basiert auf einer antiquierten, essenzialistischen Sichtweise:
  - Im Allgemeinen werden lediglich foudroyante Verläufe maligner Erkrankungen als „aggressiv" bezeichnet. Diese Wortwahl bei einer nicht lebensbedrohlichen Erkrankung erscheint wenig angemessen.
  - Der Begriff „chronisch" ist ebenfalls irreführend, da auch die weitaus meisten aggressiven Verläufe klassische chronische Entzündungen sind. Darüber hinaus wird suggeriert, dass Parodontitis im Grunde nicht behandelt werden kann.
- Idealerweise sollten Erkrankungen wie die Parodontitis nominalistisch über eine Reihe von Kriterien definiert werden, die ihren syndromhaften Charakter herausstellen. Eine scharfe Unterscheidung zwischen Gesundheit und Erkrankung ist bei dem ausgesprochenen Kontinuum parodontaler Zustände unmöglich.
- Bei der anhaltenden Kritik an der aktuellen Klassifizierung ist in den nächsten Jahren mit einer grundlegenden Revision zu rechnen.

Tabelle 4.1 Klassifikation parodontaler Erkrankungen und Zustände

I Gingivopathien

A Durch dentale Plaque induzierte Gingivopathien

1. Ausschließlich mit Plaque assoziierte Gingivitis
   - a Ohne andere lokale Faktoren
   - b Mit lokal verstärkenden Faktoren
2. Systemisch verstärkte Gingivopathien
   - a Endokrine Faktoren
     - 1) Pubertätsgingivitis
     - 2) In Zusammenhang mit dem Menstruationszyklus
     - 3) In Zusammenhang mit der Schwangerschaft
       - a) Gingivitis
       - b) Granuloma pyogenicum
     - 4) In Zusammenhang mit Diabetes mellitus
   - b In Zusammenhang mit hämatologischen Erkrankungen
     - 1) Leukämie
     - 2) Andere
3. Medikamentös verstärkte Gingivopathien
   - a Medikamentös beeinflusste Gingivavergrößerung
   - b Medikamentös beeinflusste Gingivitis
     - 1) Orale Kontrazeptiva
     - 2) Andere
4. Durch Mangel- und/oder Fehlernährung beeinflusste Gingivopathien
   - a Ascorbinsäuremangel
   - b Andere

B Nicht durch dentale Plaque induzierte Gingivopathien

1. Gingivopathien bei spezifischen bakteriellen Infektionen
   - a Infektion mit Neisseria gonorrhoea
   - b Infektion mit Treponema pallidum
   - c Infektion mit Streptococcus spp.
   - d Andere
2. Gingivopathien bei spezifischen Virusinfektionen
   - a Herpesvirus-Infektionen
     - 1) Primäre Gingivostomatitis herpetica
     - 2) Rezidivierender oraler Herpes
     - 3) Infektion mit dem Varicella-Zoster-Virus
   - b Infektionen mit anderen Viren
3. Gingivopathien bei spezifischen Pilzinfektionen
   - a Infektionen mit Candida spp.
     - 1) Generalisierte gingivale Candidose
     - 2) Lineares gingivales Erythem
4. Gingivopathien mit genetischem Ursprung
   - a Hereditäre Gingivafibromatose
   - b Andere
5. Gingivale Manifestationen systemischer Erkrankungen
   - a Mukokutane Erkrankungen
     - 1) Lichen planus
     - 2) Pemphigoid
     - 3) Pemphigus vulgaris
     - 4) Erythema multiforme
     - 5) Lupus erythematodes
     - 6) Medikamentös induzierte mukokutane Erkrankungen
     - 7) Andere
   - b Allergische Reaktionen
     - 1) Zahnärztliche Materialien
       - a) Quecksilber
       - b) Nickel
       - c) Kunststoffe
       - d) Andere
     - 2) Reaktionen auf
       - a) Zahnpasten/-gele
       - b) Mundspüllösungen
       - c) Zusätze in Kaugummi
       - d) Nahrungsmittel/-zusätze
     - 3) Andere
6. Traumatische Läsionen (unbeabsichtigt, iatrogen, unfallbedingt)
   - a Chemisch
   - b Mechanisch
   - c Thermisch
7. Fremdkörperreaktion
8. Anderweitig nicht spezifiziert
   - a Granuloma pyogenicum
   - b Fibroepitheliale Hyperplasie
   - c Peripheres Riesenzellgranulom

Fortsetzung ▶

Tabelle 4.1 Fortsetzung

II. Chronische Parodontitis
A Lokalisiert
B Generalisiert

III. Aggressive Parodontitis
A Lokalisiert
B Generalisiert

IV. Parodontitis als Manifestation von systemischen Erkrankungen
A Hämatologische Erkrankungen
1. Erworbene Neutropenie
2. Leukämien
3. Andere

B Genetische Erkrankungen
1. Hereditäre und zyklische Neutropenie
2. Down-Syndrom
3. Leukocyte Adhesion Deficiency Syndromes
4. Papillon-Lefévre-Syndrom
5. Chediak-Higashi-Syndrom
6. Histiozytosen
7. Glykogen-Speicherkrankheit
8. Infantile genetische Agranulozytose
9. Cohen-Syndrom
10. Ehlers-Danlos-Syndrom (Typen IV u. VIII)
11. Hypophosphatasie
12. Andere

C Anderweitig nicht spezifiziert

V. Nekrotisierende parodontale Erkrankungen
A Nekrotisierende ulzerative Gingivitis
B Nekrotisierende ulzerative Parodontitis

VI. Abszesse des Parodonts
A Gingivaler Abszess
B Parodontaler Abszess
C Perikoronaler Abszess

VII. Parodontitis in Zusammenhang mit endodontalen Läsionen
A Kombinierte parodontale-endodontale Läsion

VIII. Entwicklungsbedingte oder erworbene Deformitäten und Zustände
A Lokalisierte, zahnbezogene Faktoren, die Plaque-induzierte Gingivopathien/Parodontitis modifizieren oder fördern
1. Zahnanatomie
2. Zahnärztliche Restaurationen, Geräte
3. Wurzelfrakturen
4. Zervikale Wurzelresorption und zervikaler Zementabriss

B Mukogingivale Deformitäten und Zustände im Bereich von Zähnen
1. Weichgewebe-/gingivale Rezession
   a Fazial oder lingual
   b Interproximal (papillär)
2. Fehlen keratinisierter Gingiva
3. Verminderte Tiefe des Vestibulum oris
4. Fehlansetzende Lippen-/Wangenbändchen, Muskelzüge
5. Gingivaüberschuss
   a Pseudotaschen
   b Unregelmäßiger Gingivarand
   c Exzessiver gingivaler Effekt
   d Gingivavergrößerung (siehe I.A.3. u. I.B.4.)
6. Abnorme Farbe

C Mukogingivale Deformitäten und Zustände am zahnlosen Alveolarkamm
1. Vertikaler und/oder horizontaler Verlust des Alveolarknochens
2. Fehlen von Gingiva/keratinisiertem Gewebe
3. Gingiva-/Weichgewebevergrößerung
4. Fehlansetzende Lippen-/Wangenbändchen, Muskelzüge
5. Verminderte Tiefe des Vestibulum oris
6. Abnorme Farbe

D Okklusales Trauma
1. Primäres okklusales Trauma
2. Sekundäres okklusales Trauma

Allgemeines

➤ Plaqueinduzierte Gingivitis kann an Parodontien ohne Attachmentverlust (und ohne Knochenabbau) oder bei Parodontien mit Attachmentverlust (und Knochenabbau) auftreten, der jedoch nicht progredient ist. Kennzeichen sind:
  - dentale Plaque im Bereich des Gingivarandes
  - charakteristische histologische Veränderungen
  - die Entzündungszeichen und Symptome beschränken sich auf die Gingiva:
    - *Schwellung* aufgrund eines Ödems oder einer Fibrose
    - rote oder bläulich-rote *Änderung der Farbe*
    - *erhöhte Temperatur* im Sulkus
    - *Bluten* nach mechanischer Reizung
    - erhöhte Fließrate des *Gingivaexsudats*.
  - Entzündliche Veränderungen sind nach Beseitigung der ursächlichen Plaque reversibel.
  - Lokale Faktoren können das klinische Bild der Gingivitis beeinflussen: z. B. insuffiziente Restaurationen, Zahnengstand etc.

Systemisch verstärkte Gingivopathien

➤ Verstärkung entzündlicher Reaktionen auf dentale Plaque unter dem Einfluss von *Sexualhormonen:*
  - Während der Pubertät (Tanner-Stadium 2 oder höher):
    - bei Mädchen: Estradiolspiegel $\geq$ 26 pmol/l
    - bei Jungen: Testosteronspiegel $\geq$ 8,7 nmol/l.
  - Unmittelbar vor der Ovulation im Rahmen des Menstruationszyklus.
  - Während der Schwangerschaft:
    - meist im 2. und 3. Trimester
    - lokal kann es zur Ausbildung eines *Granuloma pyogenicum* kommen: exophytisch gestieltes Granulom der Gingiva, meist interdental („Schwangerschaftstumor").
  - Die Zunahme von Steroidhormonen im Gingivaexsudat während der Pubertät und wesentlich ausgeprägter während der Schwangerschaft resultiert in:
    - Änderung der ökologischen Verhältnisse in der dentogingivalen Region mit möglichem Vorteil für z. B. P. intermedia oder Vertreter der P.-melaninogenica-Gruppe
    - Verstärkung der entzündlichen und immunologischen Reaktionen auf die mikrobielle Plaque, da in der Gingiva Rezeptoren für Sexualhormone zu finden sind.

➤ Entzündungsreaktionen auf dentale Plaque werden bei schlecht eingestelltem *Diabetes mellitus* verstärkt; vor allem bei Kindern mit unkontrolliertem Diabetes mellitus Typ I.

➤ Bei *akuten Leukämien* kann es zu erheblichen Entzündungsreaktionen mit Ulzerationen oder Gingivavergrößerungen kommen.

Medikamentös verstärkte Gingivopathien

➤ Medikamentös bedingte *Gingivavergrößerungen* haben eine genetische Prädisposition. Läsionen eher im Bereich der Frontzähne, vor allem in Papillenbereichen; häufiger bei jüngeren Individuen. Folgende Medikamente können zu Gingivavergrößerungen führen:
  - *Antiepileptika*, z. B. Diphenylhydantoin:
    - Gingivavergrößerung bei etwa 50% der Patienten
    - sorgfältige Plaquekontrolle kann Gingivavergrößerungen nicht verhindern, aber Ausmaß und Schwere reduzieren.

- *Calciumkanalblocker*, z. B. Nifedipin, Diltiazem, seltener bei Verapamil:
  - ab der 6. Lebensdekade häufig verordnete Medikamente bei Hypertension, Herzrhythmusstörungen, Angina pectoris
  - bis zu 20% der Patienten entwickeln Gingivavergrößerungen
  - möglicherweise beeinflusst die Mundhygiene die Entwicklung der Läsionen.
- *Immunsuppressivum* Ciclosporin A:
  - Nach Organtransplantation, zur Behandlung von Autoimmunerkrankungen.
  - 25–30% erwachsene Patienten und über 70% der behandelten Kinder entwickeln Gingivavergrößerungen.
  - Rigorose Plaquekontrolle kann die Entwicklung nicht verhindern, aber Ausmaß und Schwere reduzieren.
  - Bei Kombinationstherapie mit Calciumantagonisten synergistischer Effekt in Bezug auf Gingivavergrößerungen.
- Entzündungsreaktionen auf dentale Plaque können durch orale Kontrazeptiva verstärkt werden („Pillengingivitis").

Durch Mangel- und/oder Fehlernährung beeinflusste Gingivopathien

➤ Infolge von Mangelernährung kann es zu einer eingeschränkten Immunabwehr und erhöhten Anfälligkeit für Infektionen kommen; hier im Wesentlichen in Fällen von:
  - Anorexia nervosa
  - chronischem Alkoholismus.

➤ Chronische Vitamin-C-Avitaminose (Skorbut) kann die entzündliche Reaktion auf dentale Plaque verstärken.

Gingivopathien bei spezifischen bakteriellen Infektionen

➤ Spezifische Infektionen mit Bakterien, die nicht der dentalen Plaque angehören:
  - Infektion mit N. gonorrhoea: meist symptomloses Enanthem
  - Infektion mit T. pallidum: alle 3 Stadien der Erkrankung können sich in der Mundhöhle manifestieren:
    • Primäraffekt: Ulcus durum mit regionärer Lymphadenopathie
    • sekundäre Lues: fleckförmiges orales Enanthem (Plaques muqueuses)
    • tertiäre Lues: Gummen, vor allem am harten und weichen Gaumen
  - spezifische Infektionen mit betahämolysierenden Streptokokken
  - spezifische Infektionen mit anderen Bakterien (z. B. mykobakterielle Infektionen).

Gingivopathien bei spezifischen viralen Infektionen

➤ Neben Masern und Röteln manifestieren sich eine Reihe anderer Viruserkrankungen im Mundraum, einige auch an der Gingiva:
  - Herpesviren:
    • Herpes-simplex-Virus (HSV-1: überwiegend oral; HSV-2: überwiegend anogenital)
    • Varicella-Zoster-Virus (HHV-3)
    • Epstein-Barr-Virus (HHV-4)
    • humanes Zytomegalievirus (HHV-5)
  - Papillomavirus (HPV).
➤ Infektionen mit Herpesviren gehen häufig mit akuter Symptomatik einher:
  - *Gingivostomatitis herpetica.* Erstinfektion mit HSV-1 oder HSV-2.
    • Erkrankungsmaximum im Alter von 2 – 4 Jahren („Mundfäule"), Auftreten bei jüngeren Erwachsenen möglich
    • herpetische Bläschen im gesamten Mundraum (Lippe, Wange, Zunge, Gingiva, Rachenraum)
    • keine Prädilektionsstellen, keine Abklatschgeschwüre
    • nach Platzen der Bläschen aphthenähnliche Läsionen mit diffusem Erythem
    • Fieber, starkes Unwohlsein, regionäre Lymphadenitis, subfebrile Zustände
    • Foetor ex ore.
  - *Rezidivierender oraler Herpes.* Persistenz von HSV-1 und HSV-2 in sensorischen Ganglien: lokale Exazerbation bei:
    • fiebriger Erkältung, UV-Bestrahlung, Menstruation, Mikrotraumen (zahnärztliche Behandlung), Stress, Ekel
    • Immunsuppression, Immundysfunktion, Radiotherapie
    • meist lokale, hoch kontagiöse Herpesbläschen, z. B. an der Lippe oder an der Gingiva.
  - *Infektionen mit dem Varicella-Zoster-Virus* (HHV-3):
    • Erstinfektion Windpocken; Virus persistiert in sensorischen Ganglien
    • bei Reaktivierung Herpes Zoster; Läsionen im Bereich des sensorischen Hauptastes
    • möglicherweise Hinweis auf schwer wiegende systemische Erkrankung.
  - *Infektionen mit dem Epstein-Barr-Virus* (HHV-4):
    • Erreger der infektiösen Mononukleose
    • Zusammenhang mit haariger Leukoplakie am lateralen Zungenrand bei HIV-seropositiven Patienten.
  - *Infektionen mit dem humanen Zytomegalie-Virus* (HHV-5): mögliche Beziehung zu nekrotisierenden ulzerativen Parodontalerkrankungen.

Gingivopathien bei spezifischen Pilzinfektionen

- Zum Beispiel Aspergillose, Blastomykose, Candidose, Histoplasmose etc. Häufigste orale Pilzinfektion durch Candida spp., meist C. albicans.
- Candida spp. sind im Allgemeinen wenig virulente Kommensalen der Mundhöhle. Opportunistische Infektion bei immunsupprimierten Patienten, unter Therapie mit Antibiotika, Glucocorticosteroiden, antineoplastischen Medikamenten, bei schlecht sitzenden Prothesen etc.:
  - *Primäre orale Candidosis*:
    - akute Candidosis – weiße, abwischbare Beläge (Pseudomembranen) oder diffuse erythematöse Areale
    - chronische Candidosis – hyperplastische, noduläre oder plaqueähnliche Läsionen
    - Candida-assoziierte Prothesenstomatitis, anguläre Cheilitis, Glossitis rhombica mediana
    - superinfizierte Läsionen (Leukoplakie, oraler Lichen planus, Lupus erythematodes).
  - *Sekundäre orale Candidosis* als Manifestation einer systemischen Erkrankung:
    - Diabetes mellitus.
    - Immunsuppression. Hartnäckige orale Candidosis kann 1. Symptom einer HIV-Infektion sein. **Merke:** Parodontale Gewebe können bei immunsupprimierten Patienten eine Eintrittspforte für systemische Candida-Infektionen darstellen.
    - Ein häufiger bei HIV-seropositiven Patienten auftretendes, therapieresistentes *lineares Erythem der Gingiva* ist möglicherweise ebenfalls eine Candida-Infektion.

Gingivale Manifestationen mukokutaner Erkrankungen

- Einige dermatologische Erkrankungen manifestieren sich im Mundraum und insbesondere auch an der Gingiva:
  - Lichen planus
  - Pemphigoid
  - Pemphigus vulgaris
  - Erythema exsudativum multiforme
  - Lupus erythematodes.
- Der *orale Lichen planus* ist die häufigste mukokutane Erkrankung an der Gingiva. Isolierte Läsionen in der Mundhöhle oder Kombination mit kutanem Lichen ruber:
  - Prävalenz zwischen 0,1 und 4%, etwa 65% Frauen
  - Im Gegensatz zu kutanem Lichen ruber ausgesprochen chronischer Verlauf
  - maligne Transformation in 0,5 – 2,5% der Fälle
  - meist bilateraler Befall der Wangenschleimhäute und/oder Zungenränder; polymorphes Erscheinungsbild:
    - charakteristische *retikuläre Streifenzeichnung* und/oder *Papeln*
    - *erosive* Formen entstehen vor allem nach Blasenbildung
    - unter Behandlung mit Glucocorticosteroiden entwickeln sich *atrophische* Läsionen
    - *plaque*artige Läsionen klinisch von Leukoplakien nicht zu unterscheiden.
  - Histopathologie:
    - subepitheliales bandartiges, mononukleäres Infiltrat aus T-Lymphozyten und Makrophagen, charakteristisch für eine Typ-IV-Reaktion
    - Degeneration der basalen Epithelzellen
    - sägezahnähnliche Epithelleisten
    - Hyperortho- oder Hyperparakeratinisation des Epithels.

- Die *Pathogenese* ist zurzeit unklar:
  - vermutlich T-Zell-vermittelte Immunreaktion auf bislang unbekanntes Antigen an der Grenze zwischen Epithel und Bindegewebe
  - oder antigenetisch veränderte, basale Epithelzellen.
- Heterogene Pathogenese möglich: sog. *lichenoide* Reaktionen auf:
  - zahnärztliche Materialen wie Amalgam, Gold, Kunststoffe
  - Medikamente wie Goldsalze, Allopurinol, Penicillamin, Betablocker, antimikrobielle und antiparasitäre Medikamente, Antihypertensiva, Sulfonylharnstoff etc.
  - auch in Zusammenhang mit Graft-versus-host-Disease (GVHD) und Hepatitis C.

➤ *Pemphigoid*. Gruppe von Autoimmunerkrankungen. Autoantikörper gegen Bestandteile der Basalmembran, die zu einer Ablösung des Epithels vom Bindegewebe führen:
- bullöses Pemphigoid: Hautläsionen; (Mund-)Schleimhautbeteilung kommt vor
- Schleimhautpemphigoid: exklusiver Schleimhautbefall, z. B. der Konjunktiven mit Narbenbildung und möglicher Erblindung (*vernarbendes Schleimhautpemphigoid*):
  - in der Mundhöhle subepitheliale Blasen
  - immunhistologisch finden sich IgG-Ablagerungen und C3 an der Basalmembran
  - serologisch nachgewiesene Autoantikörper gegen die Basalmembran von Keratinozyten können die Diagnose sichern.

➤ *Pemphigus vulgaris*:
- Autoimmunerkrankung. Bildung von Autoantikörpern gegen interepitheliale Adhäsionsmoleküle mit Zerstörung der Desmosomen
- Histopathologie:
  - intraepitheliale Blase mit Akantholyse
  - frei schwimmende Epithelzellen (sog. Tzank-Zellen) innerhalb der Blase
  - mononukleäres Infiltrat mit neutrophilen Granulozyten
  - immunhistochemisch finden sich interzellulär IgG-Autoantikörper
- ungünstige Prognose.

➤ *Erythema exsudativum multiforme*:
- akute vesikulobullöse Erkrankung, vor allem bei Personen in der 2. und 3. Lebensdekade. Männer sind häufiger betroffen
- leichte Verlaufsformen und Major-Form (Steven-Jobson-Syndrom), hier häufiger Mundschleimhautbeteiligung
- kokardenförmige kutane Läsionen; oral nach Blasenbildung größere Ulzerationen
- möglicherweise allergische Immunkomplex-Reaktion auf unterschiedliche Faktoren:
  - Herpesviren, Mycoplasma pneumoniae, Streptokokkeninfektionen des oberen Respirationstrakts
  - Arzneimittel (Sulfonamide, Diphenylhydantoin, Pyrazolonderivate, Barbiturate, Phenylbutazon, Penicillin, Carbamazepin)
- selbstlimitierende Erkrankung, gelegentlich Rezidive.

➤ *Lupus erythematodes*. Autoimmunerkrankung des Bindegewebes. Bildung von Autoantikörpern gegen verschiedenen Zellbestandteile (Zellkern, Zellmembran etc.):
- diskoider Lupus erythematodes: chronische Form
- systemischer Lupus erythematodes: schwere Verlaufsform mit Organbeteiligung
- bei beiden Formen ist eine Beteiligung der Mundschleimhaut möglich:
  - bei diskoidem Lupus ähneln die Läsionen einer Leukoplakie oder einem Lichen planus
  - Ulzerationen häufiger bei systemischem Lupus.

Allergische Reaktionen

- Allergische Reaktionen manifestieren sich nur selten an der Mundschleimhaut:
  - Typ-I-(Sofort-)Reaktionen (Freisetzung von IgE durch Mastzellen) auf:
    - Inhaltsstoffe von Zahnpasten, Mundwässer, Kaugummi
    - akute Entzündung der Gingiva, Ulzeration
  - Typ-IV-Reaktionen (verzögerte Immunreaktion der T-Zellen): Kontaktallergie auf:
    - zahnärztliche Materialien: Quecksilber, Nickel, Gold, Chrom, Palladium, Kunststoffe
    - lichenoide Läsionen. **Merke:** Entfernung des Materials lässt Läsionen abheilen.

Traumatische Läsionen

- Differenzialdiagnostisch von Bedeutung:
  - allgemein – unbeabsichtigt, iatrogen oder unfallbedingt
  - mechanische Traumatisierung der Gingiva durch Mundhygienehilfsmittel, zahnärztliche Geräte oder Restaurationen
  - chemische Traumatisierung – lokale Applikation von Aspirin, Kokain, Pyrophosphaten, Detergenzien, Kautabak, Bleichmittel
  - thermische Schädigung – z. B. durch zu heiße Nahrungsmittel (Pizza, Kaffee).

Fremdkörperreaktionen

- Akute oder chronische Entzündung der Gingiva durch eingebrachtes Fremdmaterial:
  - meist akute Entzündung, Gingivaabszess
  - chronische Fremdkörperreaktion, z. B. als Amalgamtätowierung.

Anderweitig nicht spezifiziert

- Nach einer Empfehlung der Deutschen Gesellschaft für Parodontologie können in dieser Kategorie der nicht durch dentale Plaque induzierten Gingivopathien die verschiedenen Formen der Epulis subsummiert werden:
  - Granuloma pyogenicum
  - fibroepitheliale Hyperplasie
  - peripheres Riesenzellgranulom.

Chronische Parodontitis

- Häufigste Form der Parodontitis. Infektiöse, entzündliche Erkrankung des Zahnhalteapparates mit progressivem Attachmentverlust und Verlust des Alveolarknochens. Kardinale Symptome sind Taschenbildung und/oder Rezession.
  - Häufiges Vorkommen bei Erwachsenen etwa ab der 4. Lebensdekade; kann aber auch bei Kindern und Jugendlichen auftreten.
  - Parodontale Destruktion entspricht der Menge lokaler ätiologischer Faktoren:
    - häufig subgingivaler Zahnstein
    - unterschiedliche Zusammensetzung der assoziierten Mikroflora.
  - Langsame oder mäßige Progression. Perioden rascher Progression sind möglich.
  - Weitere Klassifizierung auf der Basis von Ausmaß und Schwere der Erkrankung:
    - *Lokalisierte* chronische Parodontitis: ≤ 30% der Flächen sind betroffen.
    - *Generalisierte* chronische Parodontitis: > 30% der Flächen sind betroffen.
    - Die Schwere der Erkrankung kann für einzelne Flächen, einzelne Zähne oder für die gesamte Dentition angegeben werden: „leicht": 1–2 mm Attachmentverlust (AV); „mäßig": 3–4 mm AV; „schwer": ≥ 5 mm AV.
- Nicht alle Fälle sprechen auf Therapiemaßnahmen an: *therapierefraktäre Parodontitis*. Es handelt sich dabei allerdings nicht um eine spezielle Kategorie der chronischen Parodontitis.

Aggressive Parodontitis

- Infektiöse, entzündliche Erkrankung des Zahnhalteapparates mit raschem Attachmentverlust und Verlust des Alveolarknochens bei anderweitig gesunden Patienten. Familiäre Häufung.
- Sekundäre Merkmale, die nicht in jedem Fall vorhanden sind:
  - Diskrepanz zwischen parodontaler Destruktion und Menge ätiologischer Faktoren
  - erhöhter Anteil von A. actinomycetemcomitans und/oder in einigen Populationen P. gingivalis in der subgingivalen Flora
  - abnorme Phagozytenfunktionen
  - hyperreaktiver Makrophagenphänotyp, erhöhte Gewebespiegel von PGE_2 und IL-1β
  - in einigen Fällen selbstlimitierende Erkrankung.
- Diagnose basiert auf Anamnese sowie klinischen und radiologischen Befunden. Routinemäßige labormedizinische Diagnostik ist nicht erforderlich, aber manchmal hilfreich (siehe Kapitel 7).
- Aggressive Parodontitis tritt als lokalisierte und generalisierte Form auf:
  - *Lokalisierte aggressive Parodontitis:*
    - Beginn etwa während der Pubertät.
    - Erhöhte Serumantikörper-Titer auf die der Infektion zugrunde liegenden Pathogene.
    - Erkrankung der 1. Molaren und Inzisiven. Approximaler Attachmentverlust an mindestens 2 bleibenden Zähnen, einer davon ist ein 1. Molar. Höchstens 2 weitere Zähne (keine 1. Molaren/Inzisiven) können zusätzlich befallen sein.
  - *Generalisierte aggressive Parodontitis:*
    - Beginn meist vor dem 30. Lebensjahr; spätere Entwicklung ist möglich
    - Antikörpertiter auf die der Infektion zugrunde liegenden Pathogene sind in der Regel nicht erhöht
    - phasenweise Progression
    - generalisierter approximaler Attachmentverlust; mindestens 3 Zähne, die nicht 1. Molaren/Inzisiven sind, sind betroffen.

- Zusätzliche Angaben zu vorliegenden Risikofaktoren: Zigarettenrauchen, emotionaler Stress, Medikamente, Sexualhormone etc.
- Eine vor der Pubertät auftretende lokalisierte Parodontitis wird entweder der Kategorie lokalisierte chronische oder lokalisierte aggressive Parodontitis zugeordnet. Generalisierte Formen sind praktisch immer Manifestationen systemischer Erkrankungen.

Parodontitis als Manifestation systemischer Erkrankungen

- Hämatologische Erkrankungen:
  - *Erworbene Neutropenie, Agranulozytose.* Schleimhautnekrosen und schwere Parodontalerkrankungen bei stark verminderten Zahlen neutrophiler Granulozyten.
  - *Leukämie.* Parodontale Läsionen vor allem bei akuten Formen:
    - Gingivavergrößerung durch Infiltrate leukämischer Zellen vor allem bei akuter Monozytenleukämie, aber auch chronischer lymphozytärer Leukämie
    - Nekrosen.
- Genetische Erkrankungen:
  - *Hereditäre und zyklische Neutropenien.* Chronische Verläufe mit fortgeschrittener Parodontitis und generalisiertem Knochenabbau. Bei guter Mundhygiene und intensiver Betreuung lassen sich die parodontalen Destruktionen in Grenzen halten.
  - *Down-Syndrom* (Trisomie 21). Generalisierte, bereits in der 1. Dentition beginnende Parodontitis mit hoher Progressionsrate. Vollständiger Zahnverlust bereits in der 3. Lebensdekade möglich.
  - *LAD (Leukocyte Adhesion Deficiency Syndromes)* ist eine Gruppe autosomal rezessiver Erkrankungen mit schlechter allgemeiner Prognose. Generalisierte Parodontitis der 1. Dentition; Proliferation der Gingiva mit Ausbildung von gingivalen Spalten (clefts). LDA1 liegt die fehlende oder fehlerhafte Expression der Adhäsionsmoleküle CD11a/CD18, CD11b/CD18 oder CD11c/CD18 (Integrine) auf neutrophilen Granulozyten, Makrophagen und Lymphozyten zugrunde. Bei LDA2 Abwesenheit des Selectins Sialyl-Lewis X (CD15s) (vgl. Abb. 3.**4**). LAD2 war in einigen arabischen Familien beobachtet worden.
  - *Papillon-Lefèvre-Syndrom (PLS).* Autosomal rezessiv vererbte Erkrankung der Haut:
    - Zahlreiche Mutationen des Cathepsin-C-Gens im Chromosom 11 q14-q21 sind in den letzten Jahren beschrieben worden, die zum vollständigen Verlust der Enzymaktivität führen können
    - Entsprechende Mutationen waren auch bei PLS-unabhängiger präpubertärer Parodontitis entdeckt worden.
    - Hyperkeratose der Handinnenflächen und Fußsohlen (Palmar-Plantar-Keratose). Generalisierte Parodontitis und frühzeitiger Verlust der 1. Dentition. 2. Dentition wird ebenfalls befallen.
    - Prävalenz liegt bei etwa 1 : 1 – 4 Millionen.
  - *Chediak-Higashi-Syndrom.* Sehr seltene, autosomal rezessiv vererbte Erkrankung mit schlechter allgemeiner Prognose. Funktionsstörungen neutrophiler Granulozyten (Chemotaxis, intrazelluläre Abtötung).
  - *Glykogenspeicherkrankheit.* Autosomal rezessive Erkrankung des Kohlenhydratstoffwechsels mit Neutropenie, eingeschränkten Funktionen neutrophiler Granulozyen.
  - *Infantile genetische Agranulozytose.* Sehr seltene, autosomal rezessive Erkrankung. Schwere Neutropenie. Generalisierte Parodontitis der 1. Dentition.
  - *Cohen-Syndrom.* Autosomal rezessive Erkrankung. Geistige und motorische Behinderung, Fettleibigkeit, Fehlbildungen, Neutropenie.
  - *Ehlers-Danlos-Syndrom.* Autosomal dominant vererbte Gruppe von Erkrankungen mit defekter Kollagensynthese. Nach neuer Klassifizierung 6 Hauptererkrankungsformen.

Schwere, bereits in der 1. Dentition auftretende Parodontalerkrankungen beim vaskulären Typ (früher Typ IV) und insbesondere beim früheren Typ VIII.
- *Hypophosphatasie.* Autosomal rezessiv vererbter Mangel an alkalischer Phosphatase. Schwere Parodontalerkrankungen der 1. Dentition.

➤ Histiozytosen, insbesondere *Langerhans-Zell-Erkrankungen:*
- Abt-Letterer-Siwe-Syndrom: sepsisartige, disseminierende Histiozytose (neoplastisch) bei Säuglingen und Kleinkindern mit Haut- und Organbeteilung. Fatale Prognose.
- Hand-Schüller-Christian-Erkrankung: chronische disseminierende Histiozytose bei Kindern und Jugendlichen. Knochen-, Haut- und Organläsionen. Ungünstige Prognose.
- *Langerhans-Zell-Tumor* (eosinophiles Granulom): solitäre oder multiple Knochenläsionen ohne Beteiligung von Haut und Organen. Mildeste Verlaufsform:
  - Erkrankung imitiert lokalisierte Formen der aggressiven Parodontitis oder nekrotisierende Parodontalerkrankungen
  - Exzisionsbiopsie zur Sicherung der Verdachtsdiagnose; gründliche Allgemeinuntersuchung auf weitere Herde
  - Therapie: Extraktion der extrem mobilen Zähne und Kürettage der knöchernen Läsionen, eventuell niedrig dosierte Radiatio.

Allgemeines

- Je nach Ausmaß der Erkrankung und Topographie der Läsionen werden verschiedene Formen unterschieden:
  - *nekrotisierende ulzerative Gingivitis:*
    - vor allem im Bereich der Papillen; keine Attachmentverluste
    - Bezeichnung in der angelsächsischen Literatur als „trench mouth“; geht auf epidemieartiges Auftreten der im 1. Weltkrieg bei Soldaten in den Schützengräben zurück
  - *nekrotisierende ulzerative Parodontitis:*
    - rascher Attachmentverlust häufig ohne Ausbildung tiefer Taschen
    - Sequesterbildung möglich
    - enge Beziehung zur HIV-Infektion
  - *nekrotisierende Stomatitis:*
    - selbständig oder als sog. Abklatschgeschwüre bei nekrotisierender ulzerativer Gingivitis/Parodontitis
    - mögliche Makroform der Erkrankung bei stark unterernährten Kindern: Noma (Cancrum oris) mit Gefahr erheblicher Mutilationen im Gesichtsbereich; vor allem in Ländern mit stark eingeschränkter Versorgungslage.

Nekrotisierende ulzerative Gingivitis

- Akute, schmerzhafte Erkrankung, die auf die Gingiva beschränkt ist. Symptomatik:
  - schlagartiges Auftreten von Schmerzen
  - *Nekrose* im Bereich der Interdentalpapille
  - *Ulzera* mit weißlich-gelblichen oder grauen, schmierigen Pseudomembranen, Demarkierung durch lineares Erythem
  - *Foetor ex ore*
  - regionäre Lymphadenitis und subfebrile Zustände möglich
  - Häufigkeitsmaximum in der 3. Lebensdekade.
- Ursachen:
  - invasive gramnegative, obligat anaerobe Bakterien:
    - Spirochäten
    - Fusobakterien
    - P. intermedia
  - vermutete Assoziation mit Herpesviren (z. B. humanes Zytomegalievirus).
- Risikofaktoren:
  - schlechte Mundhygiene
  - Zigarettenrauchen
  - psychologischer Stress, Schlafmangel
  - HIV-Infektion.
- Histopathologie:
  - unspezifische, akut nekrotisierende Entzündung
  - ulzerierte Bereiche sind von Pseudomembranen bedeckt: Netzwerk aus Fibrin, untergegangenen Epithelzellen, Leukozyten, Erythrozyten und Bakterien
  - im darunter liegenden Bindegewebe erweiterte und proliferierende Gefäße, dichtes Infiltrat aus neutrophilen Granulozyten, Plasmazellen und Makrophagen
  - invasive Fusobakterien und Spirochäten.

Nekrotisierende ulzerative Parodontitis

➤ Akute parodontale Infektion, bei der sich die Nekrosen auf das parodontale Ligament und den Alveolarknochen ausweiten. In der Regel Manifestation einer schweren systemischen Abwehrschwäche (Immunsuppression, Mangelernährung):
  - rascher Attachmentverlust, häufig ohne Ausbildung tiefer Taschen
  - Sequesterbildung möglich
  - enge Beziehung zu HIV-Infektion:
    - **Merke:** nekrotisierende ulzerative Parodontitis bei HIV-seropositiven Patienten weist auf einen Wert von < 200 CD4+-Zellen/mm^3 hin
    - prognostischer Hinweis für die Entwicklung von AIDS.

Gingivaabszess

- Definition: Akuter entzündlicher Prozess an der Gingiva mit Bildung purulenten Exsudats ohne Vorliegen von Attachmentverlust:
  - nach traumatischen Insulten, z. B. Verletzungen mit Fischgräten, Interdentalbürste etc.
    - Verschleppung virulenter Bakterien in das Gingivabindegewebe
    - exzessive entzündliche Reaktion
  - im Rahmen hormonell verstärkter Gingivitis:
    - Schwangerschaftgingivitis, „Pillengingivitis"
    - Gingivitis bei Diabetes mellitus
  - bei medikamentös beeinflusster Gingivavergrößerung.

Parodontalabszess

- Akute Exazerbation einer bestehenden Parodontitis:
  - Zunahme virulenter Bakterien wie P. gingivalis, P. intermedia, F. nucleatum, T. forsythia im subgingivalen Bereich, Penetration der Taschenwand
  - lokale oder allgemeine Abwehrschwäche
  - Verlegung des Tascheneingangs bei komplizierter Morphologie (z. B. Furkation)
  - häufig im Finalstadium der Erkrankung.
- Gelegentlich auch *multiple Parodontalabszesse*:
  - Exazerbation einer generalisierten Parodontitis, z. B. im Gefolge der Medikation von Oralpenicillinen, die nicht β-Lactamase-beständig sind
  - bei Diabetes mellitus
  - bei Beeinträchtigung des Immunsystems: Differenzialblutbild veranlassen.

Perikoronaler Abszess

- Dentitio difficilis vor allem bei Durchbruchstörung der Weisheitszähne im Unterkiefer. Häufigkeitsmaximum im Alter von 18 – 24 Jahren.
- Symptomatik:
  - gerötete und geschwollene Gingiva, purulentes Exsudat
  - Schmerzen bei der Mundöffnung, diese ist häufig eingeschränkt
  - Lymphadenitis
  - Entzündung kann sich in die nähere Umgebung und benachbarte Regionen ausbreiten:
    - submuköser, sublingualer, peritonsillärer Abszess
    - perimandibulärer Abszess.
  - **Merke:** Kommensale Parodontalpathogene können sich im Bereich durchbrechender Weisheitszähne auch ohne Symptomatik überproportional vermehren.

Kombinierte parodontale-endodontale Läsion

- Enge parodontal-endodontale Wechselbeziehungen bestehen:
  - über den apikalen Bereich
  - über laterale und furkale Pulpakanäle
  - nach instrumenteller Entfernung des Wurzelzements über Dentintubuli.
- Infektionen können sich in den jeweils anderen Bereich ausbreiten:
  - retrograde Pulpitis, nachdem die Plaquefront innerhalb der parodontalen Tasche den Apex oder akzessorische Pulpakanäle erreicht hat
  - Ausbreitung einer periapikalen Infektion über den Desmodontalraum.

Lokalisierte, zahnbezogene Faktoren, die plaqueinduzierte Gingivopathien/Parodontitis modifizieren oder fördern

- Stellungsanomalien der Zähne und zahnanatomische Faktoren, zahnärztliche Restaurationen, zahnärztliche Apparaturen, Wurzelfrakturen, zervikale Wurzelresorptionen und Zementabrisse können lokal zu einer Erkrankung des Parodonts führen. Insbesondere in letzteren Fällen ist gelegentlich eine explorative chirurgische Diagnostik erforderlich.

Mukogingivale Deformitäten und Zustände im Bereich von Zähnen und am zahnlosen Alveolarfortsatz

- Mukogingivale Deformitäten können im Bereich der Zähne und im Bereich des zahnlosen Alveolarfortsatzes auftreten. Neben der in Tabelle 4.**1** aufgeführten Klassifikation können der Schweregrad und ätiologische Charakteristika zur Beschreibung der Läsionen/Zustände herangezogen werden. Insbesondere Rezessionen können lokalisiert und generalisiert auftreten.

Okklusales Trauma

- Exzessive okklusale Kräfte führen nicht zu plaqueassoziierten Parodontalerkrankungen und Attachmentverlusten, aber möglicherweise zu einer Erhöhung der Progressionsrate einer bestehenden Parodontitis.
  - *primäres okklusales Trauma:* parodontale Schädigung als Folge exzessiver okklusaler Kräfte bei normalem Zahnhalteapparat (normales Knochenniveau, normaler Attachmentlevel)
  - *sekundäres okklusales Trauma:* parodontale Schädigung als Folge normaler oder exzessiver Kräfte bei reduziertem Parodont (Knochenverlust, Attachmentverlust).
- Eine erhöhte Zahnbeweglichkeit (ist nicht synonym mit okklusalem Trauma) kann sich negativ auf die parodontalen Verhältnisse und insbesondere auf das therapeutische Ergebnis auswirken.

Es werden frühzeitige und späte Implantatverluste unterschieden:

- Frühzeitiger Implantatverlust ist häufig Folge von:
  - Operationsfehlern
  - postoperativen Komplikationen
  - fehlender primärer Stabilität
  - vorzeitiger Belastung.
- Spät auftretende Misserfolge sind Folge exzessiver Belastung und/oder periimplantärer Infektionen.
- Die im Bereich von oralen Implantaten auftretenden entzündlichen Veränderungen sind plaqueinduzierte Infektionen:
  - periimplantäre Mukositis – entzündliche Reaktionen in der das Implantat umgebenden Mukosa.
  - Periimplantitis – Enzündungsreaktion, die die Gewebe des osseointegrierten Teils des Implantats betrifft und den Verlust des Stützknochens zur Folge hat.

Allgemeines

- Definitionen:
  - *Inzidenz*: Anzahl der neu Erkrankten während eines definierten Zeitraumes im Verhältnis zur Anzahl der Personen in der untersuchten Population.
    In der Kariologie spricht man in diesem Zusammenhang häufig vom Kariesinkrement, d. h. der Zunahme kariöser Läsionen in einem definierten Zeitraum.
  - *Prävalenz*: Anzahl der Erkrankten zum Untersuchungszeitpunkt in Relation zur Anzahl der untersuchten Personen.
  - *Letalität*: Anzahl der an der Krankheit Gestorbenen im Verhältnis zur Anzahl der Erkrankten in einem bestimmten Untersuchungszeitraum.
  - *Mortalität*: Anzahl der Gestorbenen im Verhältnis zur untersuchten Population in einem bestimmten Untersuchungszeitraum; Mortalität = Inzidenz × Letalität.
- Die *deskriptive* Epidemiologie beschäftigt sich mit:
  - der *Verteilung* von Erkrankungen in der Bevölkerung
  - möglichen *ätiologischen Faktoren*, die in unterschiedlichen Populationen mit Gesundheit, Krankheit, Defekten, Behinderungen und Todesfällen assoziiert sind.
- Regelmäßige Erhebungen ermöglichen:
  - die Aufdeckung von Trends und Entwicklungen
  - die Formulierung von Hypothesen, z. B. zu Risikofaktoren.
- Die *analytische Epidemiologie* versucht, Hypothesen zu verifizieren:
  - Deskriptive *Querschnittsuntersuchungen* sind in der Regel nicht geeignet, Risikofaktoren zu identifizieren. Allerdings lässt sich die Assoziation zwischen der Erkrankung und einem bestimmten (potenziellen Risiko-)Faktor bestimmen
  - Ähnliches gilt für retrospektive *Fallkontrollstudien*, bei denen Erkrankungsfällen gesunde Kontrollen gegenüber gestellt werden
  - Von besonderer Bedeutung sind prospektive *Kohortenstudien*, die eine Identifizierung von a priori vorhandenen, potenziellen Risikofaktoren ermöglichen.
- *Risikofaktoren* stehen mit der Entwicklung und Progression der Erkrankung in Verbindung, ohne zwangsläufig kausalen Charakter zu haben.
- Zur definitiven Bestätigung eines Risikofaktors als Teil der Kausalkette werden die sog. Hill-Kriterien (vgl. Kapitel 2) herangezogen:
  - *Stärke der Assoziation* zwischen dem Faktor und der Erkrankung:
    - Das relative Risiko gibt an, um welchen Faktor sich die Wahrscheinlichkeit einer Erkrankung bei Exposition mit dem Agens erhöht.
    - **Merke:** Eine ernst zu nehmende Assoziation besteht erst bei einem relativen Risiko > 2.
  - *Konsistenz der Assoziation* in unterschiedlichen Populationen:
    - Assoziationen sollten in dieselbe Richtung weisen.
    - Es sollten keine gravierenden Unterschiede in der Stärke der Assoziation bestehen.
  - *Zeitliche Abfolge:* Der auslösende Faktor muss vor Ausbruch der Erkrankung vorhanden sein (Prinzip von Ursache und Wirkung).
  - *Spezifität der Assoziation:* Ursächliche Faktoren sollten im Wesentlichen nur eine bestimmte Erkrankung auslösen.
  - *Dosisabhängigkeit.*
  - *Biologische Plausibilität.*
  - *Experimentelle Evidenz:*
    - definitive Verifizierung in präventiven, randomisierten, kontrollierten Interventionsstudien
    - Die Elimination des Risikofaktors führt allerdings nicht immer zur Ausheilung.
- Die Ergebnisse epidemiologischer Untersuchungen haben große Bedeutung für Planung und Durchführung von Maßnahmen zur Gesundheitsvorsoge auf Populationsniveau.

Parodontale Epidemiologie

- In der Parodontologie ist man mit besonderen Problemen befasst:
  - Entzündliche Parodontopathien haben eine fast ubiquitäre Prävalenz.
  - Die Läsionen entwickeln sich sehr langsam.
  - Die Progression der Erkrankung ist bis heute nicht vollständig geklärt.
  - Möglicherweise schreitet die Erkrankung diskontinuierlich voran.
  - Verluste des Zahnhalteapparates sind im Wesentlichen irreversibel.
  - Polymorphes Erscheinungsbild; es ist unklar, ob es sich bei den unterschiedlichen Ausprägungen um eigenständige Krankheitsbilder handelt.
  - Komplexe, multifaktorielle Ätiologie.
- In epidemiologischen Studien zur parodontalen Gesundheit der Bevölkerung sollten grundsätzlich die folgenden 3 Parameter untersucht werden:
  - die *Prävalenz* der Erkrankung, d. h. die Vorkommenshäufigkeit erkrankter *Personen*
  - das *Ausmaß* der Erkrankung, d. h. die Zahl oder der Anteil betroffener *Untereinheiten* (Zähne, Zahnflächen)
  - der *Schweregrad*: Attachmentverluste, Tiefe der Taschen.
- In Untersuchungen, die vor etwa 1975 erfolgten, waren diese Grundsätze nicht beachtet worden:
  - Daten aus älteren Studien sind daher kaum mit Ergebnissen neuer Erhebungen zu vergleichen.
  - In älteren Untersuchungen wurde insbesondere dem Zahnverlust als ultimatives Zeichen einer schweren Parodontalerkrankung eine zu große Bedeutung beigemessen.
- Neue Erkenntnisse aus den 1980er- und 1990er-Jahren haben zu einer stark modifizierten Sichtweise der natürlichen Entwicklung der marginalen Parodontitis geführt:
  - Nicht jede Gingivitis entwickelt sich zur Parodontitis.
  - Aggressive, zu Zahnverlust führende Formen der Parodontitis sind eher selten.
  - Milde Formen der Erkrankung sind weit verbreitet; bei fast jedem Erwachsenen finden sich vereinzelte Verluste an parodontalem Attachment, ohne dass funktionelle Probleme entstehen.
  - Parodontitis ist auch nach dem 35. Lebensjahr *nicht* der Hauptgrund für Zahnverlust.

Allgemeines

➤ Ausmaß und Schwere parodontaler Erkrankungen sowie ätiologische Faktoren wie Plaque und Zahnstein werden häufig mit Hilfe von Indexsystemen im Sinne von qualitativen (ordinalen) Variablen erfasst. Dabei auftretende Probleme sind:
- ein stark subjektives Moment bei der Datenerhebung
- nicht definierte Zwischenstufen
- häufig differierende Meinungen zur korrekten statistischen Auswertung.

Abschätzung der Entzündung

➤ Indizes zur Beurteilung der Schweregrade der Gingivitis:
- **PMA-Index** (Papille, marginale und angeheftete Gingiva, jeweils bis zu 5 Schweregrade, Massler 1967)
- *Gingivaindex* (**GI**, Löe & Silness 1963), in wissenschaftlichen Untersuchungen (Tabelle 5.**1**)
- *Sulkusblutungsindex* (**SBI**, Mühlemann & Son 1971)
- *Papillenblutungsindex* (**PBI**, Saxer & Mühlemann 1975) (Tabelle 5.**2**).

Tabelle 5.**1** Gingivaindex (Löe & Silness 1963)

Grad	Beschreibung
0	normale Gingiva
1	leichte Entzündung: • leichte Änderung der Farbe • leichtes Ödem • kein Bluten nach Sondieren des Sulkus
2	mäßige Entzündung: • Rötung • ödematöse Schwellung • glasiges Aussehen (Verlust der Stippelung) • Bluten nach Sondieren des Sulkus
3	schwere Entzündung: • deutliche Rötung • deutliche ödematöse Schwellung • Ulzeration • Tendenz zur Spontanblutung

Tabelle 5.**2** Papillenblutungsindex (Saxer & Mühlemann 1975)

Grad	Art der Blutung nach vorsichtiger Sulkussondierung
0	keine Blutung
1	Blutungspunkt
2	mehrere isolierte Blutungspunkte oder eine kleine blutende Fläche
3	interdentales Dreieck von Blut ausgefüllt
4	profuse Blutung

- In einigen Indexsystemen wird der Sulkus vorsichtig sondiert und der Anteil blutender Gingivaeinheiten errechnet:
  - *Gingival Bleeding Index* (**GBI**, Ainamo & Bay 1975)
  - *modifizierter Sulkusblutungsindex* (**modif. SBI**, Lange 1978).
- Ein besonders einfacher Befund ist die An- oder Abwesenheit von Bluten nach Sondieren.

Bakterielle Ablagerungen

- **Indexsysteme für Plaque und Zahnstein:**
  - *Oral Hygiene Index* (**OHI**, **OHI-S**, Greene & Vermillion 1960, 1964): **ODI:** Debris Index (weiche Ablagerungen); **OCI:** Zahnsteinindex
    - **OHI-S** (simplified): Beurteilung der Labialflächen der Zähne 16, 11, 26 und 31 sowie der Lingualflächen der Zähne 36 und 46
    - Grad 1: Ablagerungen bedecken etwa $^1/_3$ der Zahnfläche; Grad 2: Ablagerungen bedecken mehr als $^1/_3$ der Zahnfläche; Grad 3: Ablagerungen bedecken mehr als $^2/_3$ der Zahnfläche.
  - *Quigley-Hein-Index* (**QHI**) beurteilt den Plaquebefall labialer Flächen der Frontzähne mit Bewertungen von 0–5 (Quigley & Hein 1962).
  - *Turesky-Modifikation des QHI* beurteilt faziale und linguale Flächen aller Zähne (Turesky et al. 1970).
  - *Plaqueindex* (**PlI**, Silness & Löe 1964). Beurteilung der marginalen Plaque (Tabelle 5.**3**).
- Einfache Verfahren erfassen nur die An- oder Abwesenheit von sichtbarer Plaque:
  - *Plaque Control Record* (**PCR**, O'Leary et al. 1972), z. B. an 4 Stellen pro Zahn
  - *Approximalraumplaqueindex* (**API**, Lange 1978). Angabe der plaquebelasteten Interdentalräume (in %).

Kombinierte Indizes (Gingivitis, Parodontitis)

- Systeme zur gleichzeitigen Beurteilung von Gingivitis und Parodontitis in einem Index hatten vor allem in der Vergangenheit große Bedeutung:
  - *Periodontal Index* (**PI**, Russel 1967). Kein besonderes Instrumentarium erforderlich:
    - 1, 2: lokalisierte und zirkumferente Gingivitis
    - 6: beginnende Parodontitis ohne Einschränkung der Funktion
    - 8: fortgeschrittene Parodontitis mit funktioneller Beeinträchtigung.
  - *Periodontal Disease Index* (**PDI**, Ramfjord 1959):
    - 1–3: Schweregrade der Gingivitis
    - 4–6: Attachmentverluste von bis zu 3 mm, 4–6 mm und 7 mm oder mehr.
  - *Community Periodontal Index* (**CPI**, Ainamo et al. 1982, WHO 1997). Sextantenweise Erhebung (Tabelle 5.**4**); wird auch individuell im Sinne eines Periodontal Screening & Recording (**PSR**) eingesetzt.

Tabelle 5.3 Plaqueindex (Silness & Löe 1964)

Grad	Beschreibung
0	keine Plaque
1	dünner Plaquefilm, der nur durch Zusammenschieben mit der Sonde sichtbar wird
2	deutlich sichtbare Plaque
3	dicke Plaqueschicht

Tabelle 5.4 Community Periodontal Index (for Treatment Needs) (Ainamo et al. 1982, WHO 1997); kann im Sinne eines parodontalen Screenings (PSR) auch individuell eigesetzt werden

Grad	Beschreibung
0	keine Blutung nach Sondieren mit spezieller WHO-Sonde
1	Blutung nach Sondieren
2	supra- oder subgingivaler Zahnstein oder insuffiziente Restaurationsränder Sondierungstiefen < 4 mm
3	Sondierungstiefen 4 – 5,5 mm
4	Sondierungstiefen ≥ 6 mm

Attachmentverlust

- Verluste des Zahnhalteapparates können metrisch erfasst werden:
  - *Klinischer Attachmentverlust*:
    - Distanz zwischen dem klinisch sondierten Boden der Tasche oder des Sulkus und der Schmelz-Zement-Grenze.
    - Bei subgingivaler Schmelz-Zement-Grenze wird zunächst die parodontale Sondiertiefe bestimmt. Anschließend wird die Schmelz-Zement-Grenze ertastet und der Betrag bis zum Gingivarand von der Sondiertiefe subtrahiert.
    - Horizontale Attachmentverluste in Relation zum Furkationseingang (siehe unten).
  - Röntgenologisch erkennbarer Knochenabbau:
    - horizontaler, d. h. gleichmäßiger Knochenabbau
    - vertikaler Knochenabbau, d. h. Knochentaschen.
- Ein Index, der gleichzeitig Ausmaß und Schweregrad der parodontalen Destruktion berücksichtigt, ist der *Extent & Severity Index* (**ESI**, Carlos et al. 1986):
  - bivariate Maßzahl bei definiertem Schwellenwert, z. B. 3 mm
  - 1. Wert: Ausmaß (extent) der Erkrankung: prozentualer Anteil betroffener Zähne/Zahnflächen
  - 2. Wert: Schwere (severity) der Erkrankung: Mittelwert des Attachmentverlusts an Stellen, die über dem Schwellenwert liegen.
  - **Beispiel:** ein ESI (3)[60; 3,5] bedeutet, dass 60% der Zahnflächen/Zähne einen Attachmentverlust von 3 mm oder mehr aufweisen, der durchschnittlich 3,5 mm beträgt.
- Eine weitgehende Erhaltung der Information ist durch die bivariate Darstellung kumulativer Häufigkeiten von Sondierparametern als Perzentilplot gewährleistet (Abb. 5.**1**).

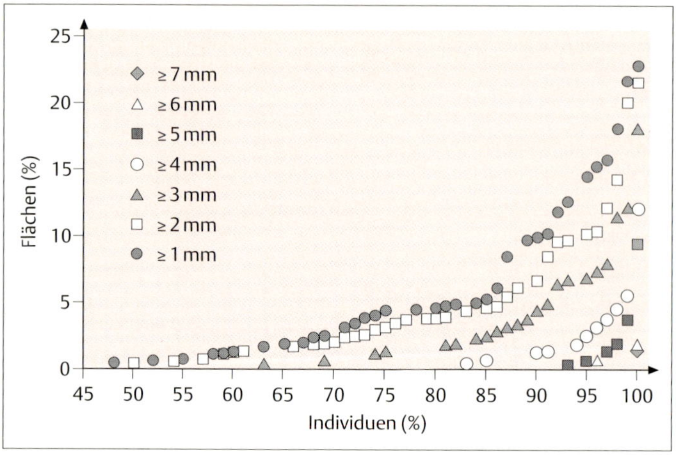

Abb. 5.**1** Perzentilplot der kumulativen Häufigkeiten von Attachmentverlusten (AV) in einer Gruppe junger Erwachsener bis 30 Jahre.
Der mittlere AV betrug 0,08 ± 0,14 mm. Die Information wird durch die multivariate Darstellung (Prävalenz, Ausmaß und Schwere der Erkrankung) praktisch vollständig erhalten. Beispiel: AV traten bei 53 % der untersuchten Personen auf. 38 % wiesen an mindestens einer Stelle einen AV ≥ 3 mm auf, 18 % einen AV ≥ 4 mm. Der Anteil der Personen mit einer beträchtlichen Zahl (z. B. > 5 %) von Stellen mit nennenswertem AV ≥ 3 mm lag bei etwa 9 %. Eine Person wies an einer Stelle einen AV ≥ 7 mm auf.

Allgemeines

- Entzündliche, mit dentaler Plaque assoziierte Parodontalerkrankungen gehören zu den häufigsten Erkrankungen des Menschen:
  - Bei der überwiegenden Zahl der Kinder werden entzündliche Veränderungen der Gingiva bereits im Milchgebiss angetroffen.
  - Prävalenz und Ausmaß der Gingivitis erreichen mit Beginn der Pubertät ein Maximum, bei Mädchen etwa mit dem 11. Lebensjahr, bei Jungen etwa 2 Jahre später (Abb. 5.**2**).
  - Der Schweregrad der Gingivitis nimmt dagegen in der Pubertät nicht zu.
- Seit den 1950er-Jahren war die Prävalenz der Parodontitis weltweit untersucht worden:
  - sehr unterschiedliche Untersuchungskriterien
  - meist wurde nur die Prävalenz der Erkrankung erfasst (Abb. 5.**3**):
    - kontinuierlicher Rückgang der Gingivitis nach dem 15. Lebensjahr
    - gleichzeitig starke Zunahme der Parodontitis; erreicht nach dem 35. Lebensjahr 100%
    - Zahnverlust betrifft allmählich zunehmende Anteile der Bevölkerung.

Natürliche Entwicklung

- In einer longitudinalen Studie bei zahnärztlich nicht versorgten Arbeitern einer Teeplantage in Sri Lanka konnte die natürliche Entwicklung der Parodontitis beobachtet werden (Abb. 5.**4**):
  - 8% der Population erkrankten an einer aggressiven Form der Parodontitis:
    - Praktisch vollständiger Zahnverlust ab dem 40. Lebensjahr.
    - Jährliche Attachmentverluste von durchschnittlich mehr als 1 mm.
  - 81% der Population entwickelten eine milde, chronische Form der Parodontitis:
    - Etwaiger Zahnverlust beeinträchtigte die Funktion nicht.
    - Jährliche Attachmentverluste stiegen von durchschnittlich 0,3 mm am Ende der 3. Lebensdekade auf 0,5 mm im Alter von etwa 45 Jahren an.
  - Bei 11% kein nennenswerter Attachmentverlust.
- **Merke:** Diese und andere Untersuchungen zeigen, dass etwa 7 – 15% einer Population an schweren, zu frühzeitigem Zahnverlust führenden Formen der Parodontitis leiden.
- Die Progressionsraten der Parodontitis sind im Wesentlichen normal verteilt.

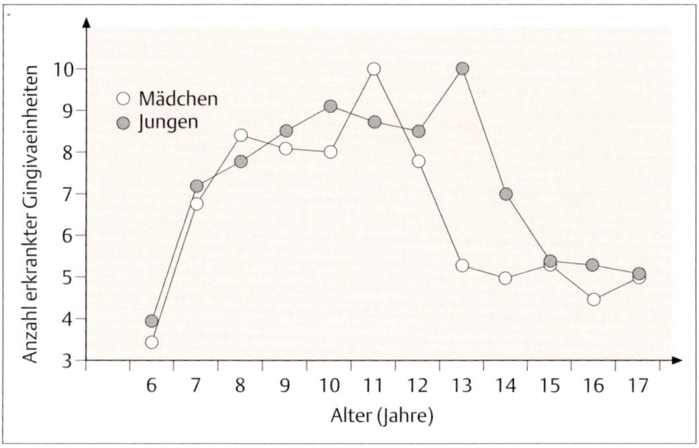

Abb. 5.**2** Ausmaß der Gingivitis (PMA-Index) bei Jungen und Mädchen (Massler et al. 1952). Ein Maximum wird bei Einsetzen der Pubertät beobachtet, bei Mädchen mit 11 Jahren, bei Jungen mit 13 Jahren.

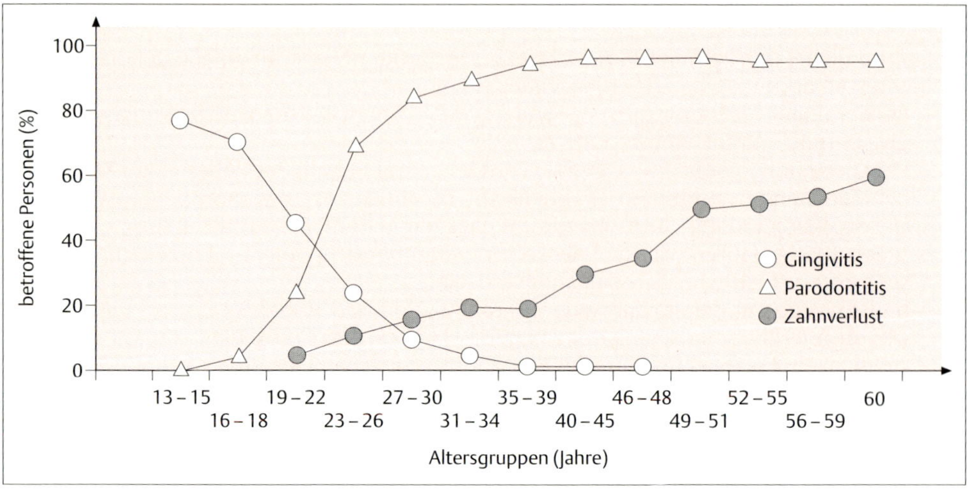

Abb. 5.**3** Prävalenz von Gingivitis, Parodontitis und Zahnverlust (Marshall-Day et al. 1955). Bei Jugendlichen wurde eine hohe Gingivitisprävalenz festgestellt, die in der Folge rasch abnahm. Gleichzeitig stieg der Anteil der Personen mit Parodontitis steil an und erreichte ab dem 35. Lebensjahr fast 100%. Zahnverluste wurden ab der 3. Lebensdekade festgestellt. Der Anteil betroffener Personen nahm linear zu.

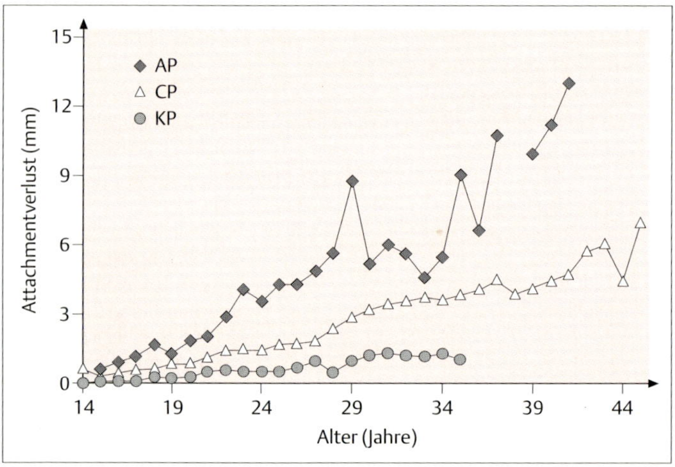

Abb. 5.**4** Durchschnittliche, altersabhängige Attachmentverluste bei Teearbeitern in Sri Lanka, die 15 Jahre lang beobachtet worden waren (Löe et al. 1986). 8% entwickelten eine aggressive Form der Parodontitis (AP), 81% eine chronische Form (CP). Bei 11% wurde keine Parodontitis (KP) festgestellt.

NHANES III

- Bislang größte bevölkerungsrepräsentative Untersuchung in den USA zwischen 1988 und 1994 (National Health And Nutritional Examination Survey, NHANES III) (Abb. 5.**5** – 5.**7**).
- Parodontale Untersuchungen in je einem Quadranten im Ober- und Unterkiefer, bei mesiobukkalen und bukkalen Flächen aller Zähne (mit Ausnahme der Weisheitszähne) ergaben:
  - Attachmentverluste von ≥ 3 mm wurden bei 53% der 30- und 90-Jährigen festgestellt.
  - Bei jedem Individuum waren durchschnittlich etwa 20% der Zähne betroffen.
  - Sondiertiefen von ≥ 3 mm wurden bei etwa 64% der Personen angetroffen.
  - Durchschnittlich waren etwa 30% der Zähne betroffen.
- Unterschiedliche Schweregrade der Parodontitis wurden folgendermaßen definiert:
  - Fortgeschrittene Parodontitis:
    - ≥ 2 Zähne (oder ≥ 30% untersuchte Zähne) mit einer Sondiertiefe von ≥ 5 mm oder
    - ≥ 4 Zähne (oder ≥ 60% untersuchte Zähne) mit einer Sondiertiefe von ≥ 4 mm oder
    - ≥ 1 Seitenzähne mit durchgängiger Furkation.
  - Mäßige Parodontitis:
    - ≥ 1 Zähne mit einer Sondiertiefe von ≥ 5 mm oder
    - ≥ 2 Zähne (oder ≥ 30% untersuchte Zähne) mit einer Sondiertiefe von ≥ 4 mm oder
    - ≥ 1 Seitenzähne mit Furkationsbefall (nicht durchgängig).
  - Milde Parodontitis:
    - ≥ 1 Zähne mit einer Sondiertiefe von ≥ 3 mm oder
    - ≥ 1 Seitenzähne mit Furkationsbefall (nicht durchgängig)
- Diese Klassifikation führte zu folgenden Ergebnissen:
  - Mindestens 35% der bezahnten Bevölkerung zwischen 30 und 90 Jahren leiden in den USA an Parodontitis, 22% an einer milden Form, 13% an einer mäßig weit fortgeschrittenen oder fortgeschrittenen Form.
  - Mit dem Alter nimmt die Prävalenz (Abb. 5.**5**) und das Ausmaß von Attachmentverlusten (Abb. 5.**6**) sowie die Prävalenz der Parodontitis zu. In der höchsten Altersgruppe kommt es jedoch zu einer Abnahme der Parodontitisprävalenz aufgrund von Zahnverlusten und Rezessionen.
  - Schwere Formen der Parodontitis sind bei Männern ausgeprägter als bei Frauen. Afroamerikaner und Hispanoamerikaner sind stärker betroffen als Weiße.
- Erstmals wurde in einer repräsentativen Studie der Furkationsbefall ermittelt (Abb. 5.**7**):
  - Etwa 14% der Personen ≥ 30 Jahren hatten mindestens einen Furkationsbefall.
  - Durchschnittlich waren bei jedem Individuum etwa 7% der Seitenzähne betroffen.
  - Ein einzelner Furkationsbefall wurde bei etwa 10% der untersuchten Personen angetroffenen. Etwa 4% hatten 2 oder mehr betroffene Furkationen.
- Aktuelle Trends der NHANES 1988 – 2000 Folgestudie deuten auf eine deutliche Reduzierung der Parodontitisprävalenz in allen ethnischen Gruppen der USA. Darüber hinaus waren Unterschiede in der Prävalenz zwischen ethnischen Gruppen nicht mehr signifikant.

Europa

Eine **Metaanalyse** (Sheiham & Netuveli 2002) von 47 Untersuchungen aus 24 Ländern der Jahre 1982 bis 1992 kam zu folgenden Ergebnissen:

- Der gewichtete Mittelwert für die Prävalenz flacher Taschen zwischen 4 und 5,5 mm (CPITN 3, vgl. Tabelle 5.**4**) liegt in der erwachsenen Bevölkerung Westeuropas bei 36% und in Osteuropa bei 45%.
- ≥ 6 mm tiefe Taschen (CPITN 4) werden bei 9% der Westeuropäer und 23% der Osteuropäer gefunden.
- Die durchschnittliche Anzahl der von Parodontitis betroffenen Sextanten (Ausmaß) war im Allgemeinen klein: 0,2 – 2,4 für CPITN 3, 0 – 0,8 für CPITN 4.

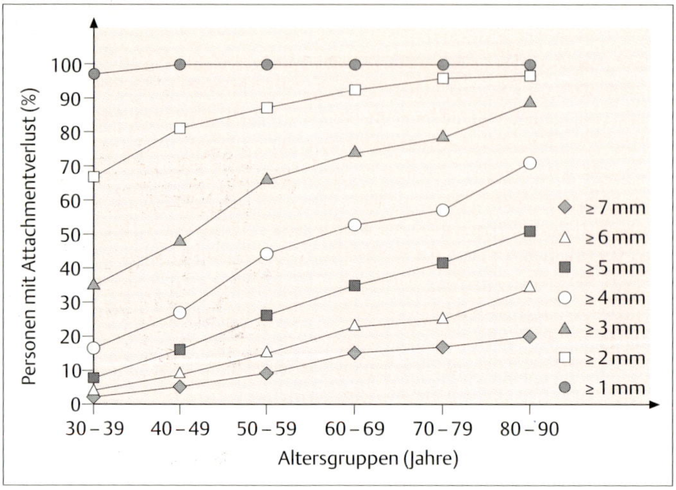

Abb. 5.**5** NHANES III. Prävalenz von Personen mit Attachmentverlusten (Albandar et al. 1999).

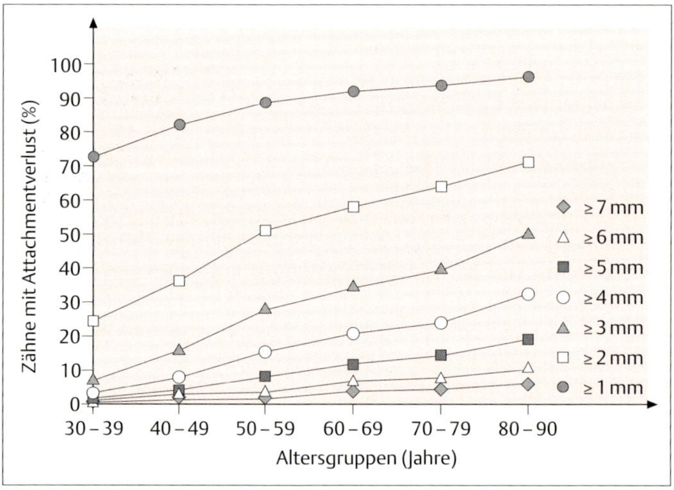

Abb. 5.**6** NHANES III. Ausmaß des Attachmentverlusts (% betroffene Zähne) (Albandar et al. 1999).

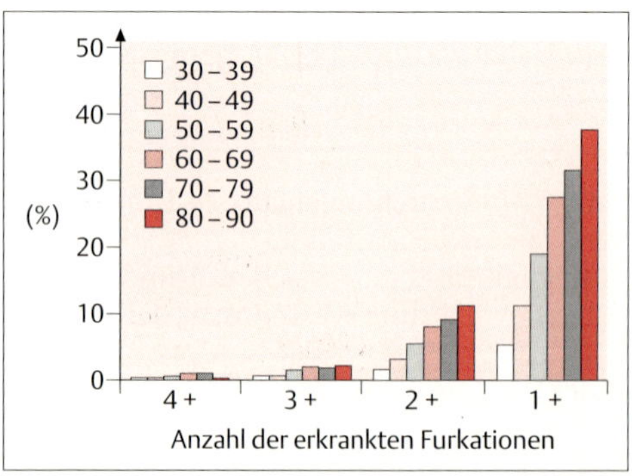

Abb. 5.**7** NHANES III. Prävalenz und Ausmaß des Furkationsbefalls (Albandar et al. 1999).

DMS III

- Aktuelle Daten aus Deutschland waren 1997 im Rahmen der III. Deutschen Mundgesundheits-Studie (DMS III) des Instituts der Deutschen Zahnärzte erhoben worden:
  - In der Altersgruppe der 35- bis 44-Jährigen hatten bei den Männern etwa 48% und bei den Frauen 42% der Zahnflächen einen Attachmentverlust ≥ 3 mm
  - 14% der 35- bis 44-Jährigen hatten einen CPI-Wert (Community Periodontal Index, vgl. Tabelle 5.**4**) von 4.
  - 72% der Zahnflächen bei männlichen Senioren (65 – 74 Jahre) und 67% der Zahnflächen bei den weiblichen Senioren hatten einen Attachmentverlust ≥ 3 mm.
  - 21% der weiblichen und 29% der männlichen Senioren hatten einen CPI von 4.

Frühbeginnende (aggressive) Parodontitis

- Die größte bevölkerungsrepräsentative Untersuchung der 14- bis 17-Jährigen wurde vom National Institute of Dental and Craniofacial Research (NIDCR) in den Jahren 1986 und 1987 in den USA durchgeführt:
  - Etwa 0,5% litten an lokalisierter aggressiver Parodontitis: 0,1% der Weißen, aber 2% der Afroamerikaner.
  - 0,1% litten an generalisierter aggressiver Parodontitis: 0,03% der Weißen, aber 0,6% der Afroamerikaner.
- In verschiedenen anderen Ländern war eine unterschiedlich hohe Prävalenz der aggressiven Parodontitis gefunden worden (Abb. 5.**8**):
  - 0,1 – 0,2% in Europa und in der weißen Bevölkerung Nordamerikas
  - 0,8% in Nigeria
  - etwa 6% in Uganda
  - 3,7% in Brasilien.
- **Merke:** Hauptursache für differierende Ergebnisse ist die Anwendung unterschiedlicher Unterschungsmethoden. Allerdings scheint die Krankheit in der schwarzen Bevölkerung weiter verbreitet zu sein.

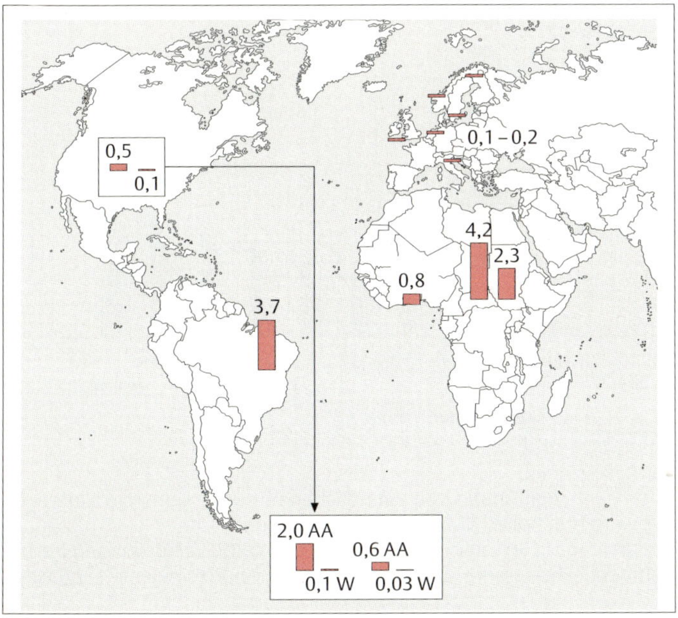

Abb. 5.**8** Weltweite Verbreitung aggressiver Parodontitis bei Kindern und Jugendlichen (in %). Daten aus den USA differenzieren lokalisierte aggressive Parodontitis (etwa 0,5%; 2% bei Afroamerikanern, *AA*, und 0,1% bei Weißen, *W*) und generalisierte aggressive Parodontitis (etwa 0,1%; 0,6% bei *AA*, 0,03% bei *W*) bei 14- bis 17-Jährigen. Kürzlich wurden respektive Formen bei 4,2 und 2,3 der untersuchten Jugendlichen in Uganda gefunden (nach Löe & Brown 1991, ergänzt durch neue Daten).

Prävalenz, Ausmaß und Schwere gingivaler Rezessionen

- Gingivale Rezessionen treten in Abhängigkeit zur Ursache in 2 unterschiedlichen Erscheinungsformen auf (Abb. 5.**9**):
  - *traumatisch bedingt*, vor allem nach unsachgemäßem Zähnebürsten; hierbei ist die Gingiva praktisch entzündungsfrei:
    - hauptsächlich bei bukkalen Zahnflächen im Eckzahn- oder Prämolarenbereich
    - seltener lingual oder palatinal; hier häufiger bei 1. Molaren im Oberkiefer.
  - *entzündungsbedingt* im Rahmen destruktiver Parodontalerkrankungen.
- Im Rahmen der NHANES-III-Studie wurden folgende Beobachtungen bei ≥ 30-Jährigen gemacht:
  - Rezessionen von mindestens 1 mm betrafen 58% der untersuchten Population.
  - Rezessionen von mindestens 3 mm wurden bei 22% beobachtet (Prävalenz, Schweregrad).
  - Durchschnittlich hatten etwa 22% der Zähne eine Rezession von mindestens 1 mm (Ausmaß).

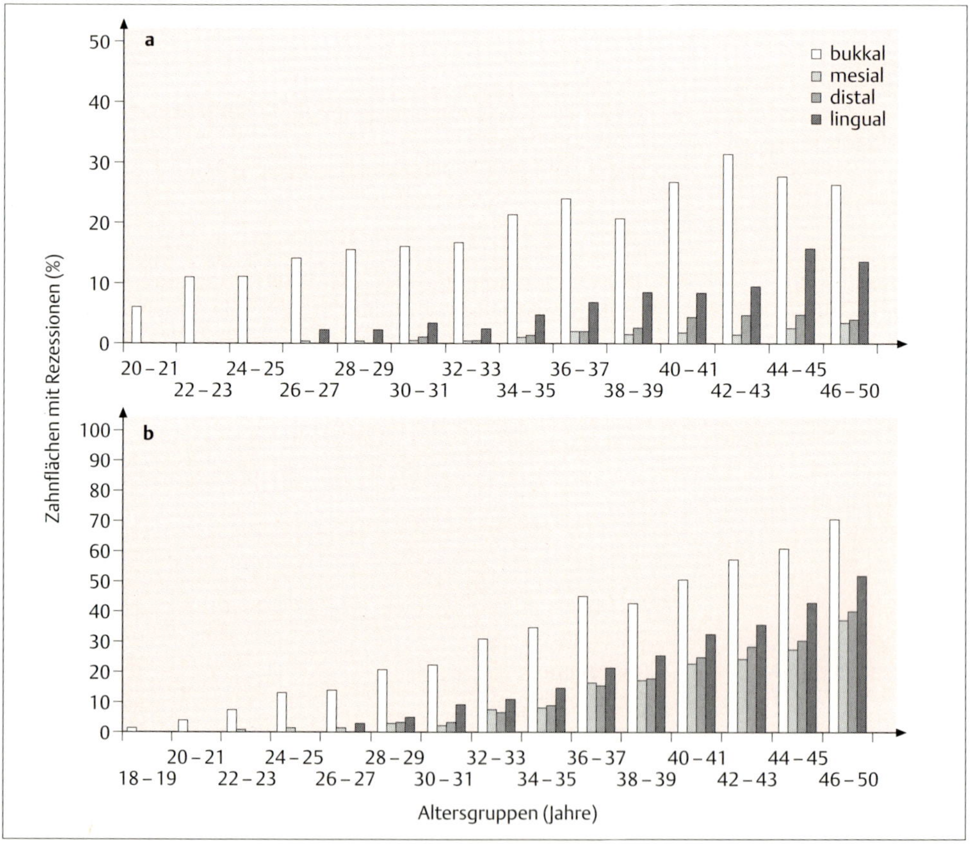

Abb. 5.**9** Zwei Formen gingivaler Rezessionen:
a Altersabhängige Zunahme des prozentualen Anteils von Zahnflächen mit Rezessionen in Norwegen (exzellente zahnmedizinische Versorgung, hohes Niveau der Mundhygiene).
b Zunahme bei Arbeitern einer Teeplantage in Sri Lanka (keine zahnmedizinische Versorgung, keine besonderen Mundhygienemaßnahmen). Hier starke Zunahme auch bei approximalen Zahnflächen (nach Löe et al. 1992).

Allgemeines

- Im Zentrum einer modernen zahnärztlichen Behandlungsphilosophie steht der *Sanierungspatient*. Die gewissenhafte Befundung ergibt in der Regel eine Vielzahl unterschiedlicher Erkrankungen/Zustände innerhalb der Mundhöhle, z. B.
  - Karies und endodontische Läsionen
  - Parodontitis und andere chronische Infektionen
  - Dysgnathien
  - funktionelle Störungen
  - Erkrankungen der Mundschleimhaut.
- Es ist grundsätzlich anzustreben, das erkrankte Kauorgan im Rahmen eines *synoptischen* Therapiekonzepts in funktioneller wie ästhetischer Hinsicht wiederherzustellen; Therapieziel ist eine unter gesunden Verhältnissen optimale Situation, die den *Bedürfnissen des Patienten* an Ästhetik und Kaukomfort gerecht wird und gleichzeitig bei konsequenter, unterstützender Nachsorge über die Jahre stabil bleibt.
- Ein wichtiger Aspekt zahnärztlicher Kunst ist die im Einzelfall *angemessene* Therapie zu planen und sowohl Überbehandlungen wie Unterversorgungen zu vermeiden.
- Schwerpunkte bei der Behandlung des parodontal erkrankten Patienten sind:
  - antiinfektiöse Therapie
  - regenerative Maßnahmen
  - Intervention bei vorliegenden Risikofaktoren.
- Vor der Therapie steht eine detaillierte *Diagnose*, zu der man nur nach gezielter *Anamnese* und ausführlicher klinischer und ggf. röntgenologischer *Befundung* gelangen kann. Relevante Befunde sollten dokumentiert werden. **Merke:** Während aller Phasen der Therapie sind gezielte diagnostische Maßnahmen erforderlich.

Allgemeine Anamnese

- Angaben zur allgemeinen Anamnese kann der Patient im Wartezimmer auf einem geeigneten Formblatt machen. Während des *ärztlichen Gesprächs* werden die Eintragungen noch einmal zur Sprache gebracht und präzisiert.
- Die Erhebung der Anamnese (Abb. 6.**1**) erfolgt systematisch. Sie sollte bereits während des 1. Kontakts mit dem Patienten etablierte und mögliche Risikofaktoren für destruktive Parodontalerkrankungen und Erkrankungen und Zustände berücksichtigen, die mit der Behandlung selbst, der Patientenführung und dem zu erwartenden Ergebnis interferieren können:
  - erhöhtes Endokarditisrisiko
  - Diabetes mellitus
  - kardiovaskuläre Erkrankungen, Bluthochdruck
  - infektiöse Erkrankungen
  - Schwangerschaft
  - Medikamente, Drogenmissbrauch
  - Allergien und Unverträglichkeiten
  - Rauchverhalten
  - Osteopenie oder Osteoporose
  - Stress und Stressbewältigung.
- Während des ärztlichen Gesprächs wird man meist unbewusst wichtige Informationen über den physischen und psychischen Zustand des Patienten gewinnen können.
- Ggf. fachärztliches Konsil. **Merke:** Parodontal erkrankte Patienten weisen häufiger Allgemeinerkrankungen auf, die mit der Therapieplanung interferieren können.

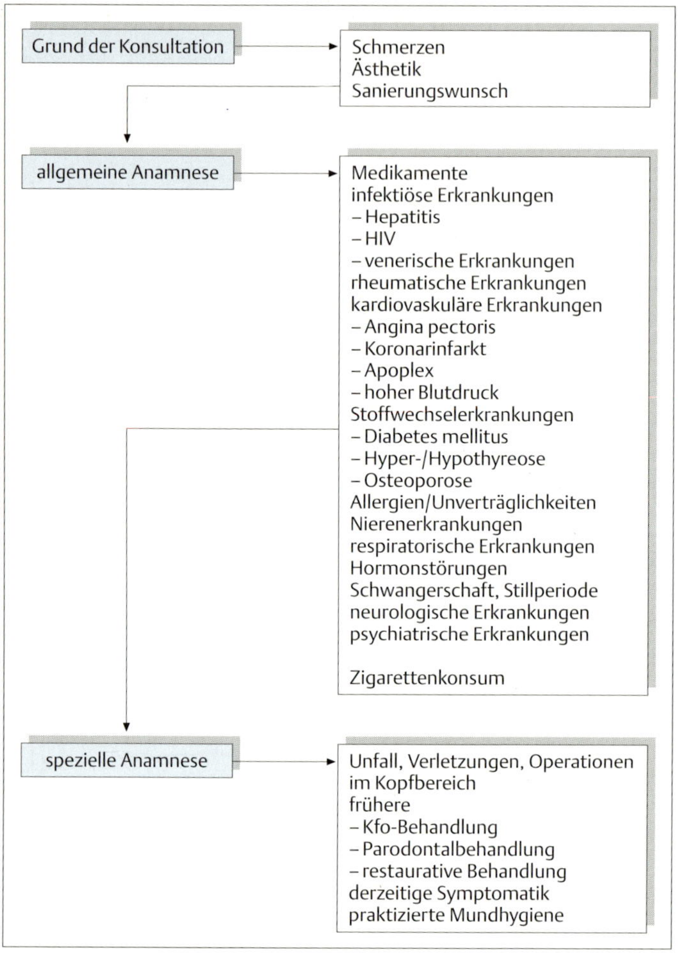

Abb. 6.**1** Systematische Erhebung der Anamnese.

Spezielle Anamnese

- Zunächst ist der Grund der Konsultation zu erfragen:
  - Schmerzen oder beunruhigende Symptome wie Zahnlockerung, Zahnwanderung, Mundgeruch, schlechter Geschmack
  - ästhetische Probleme
  - Wunsch nach umfassender Sanierung.
- Anschließend sollten folgende Aspekte angesprochen werden:
  - Unfall, Verletzungen, Operationen im Kopfbereich
  - frühere KFO-Behandlung
  - bereits erfolgte Parodontalbehandlungen
  - restaurative Behandlungen
  - praktizierte Mundhygiene.

Extraoraler Befund

➤ Die klinische Untersuchung beginnt grundsätzlich mit der extraoralen Befundung:
- Farbe und Durchblutung der Haut, Beurteilung des Lippenrots
- Asymmetrien im Kopfbereich
- Palpation der submandibulären und sublingualen Lymphknoten
- Palpation der Nervenaustrittspunkte des *N. trigeminus*
- Augen: Konjunktiven, Nystagmus, Exophthalmus
- Hände: Tremor, Trommelschlegelfinger, Schweiß.

Intraoraler Befund

➤ Beim intraoralen Befund werden zunächst die Schleimhäute inspiziert. Mit Hilfe des zahnärztlichen Spiegels werden, beim Isthmus faucium beginnend, die mastikatorische, auskleidende und spezialisierte Mukosa beurteilt. Der systematisch erhobene *stomatologische Befund* ist vor allem wegen eines erforderlichen Krebsscreenings von großer Bedeutung und wird ggf. in einem besonderen Formblatt festgehalten (Abb. 6.**2**):
- Lippen
- Tonsillen, Rachenring

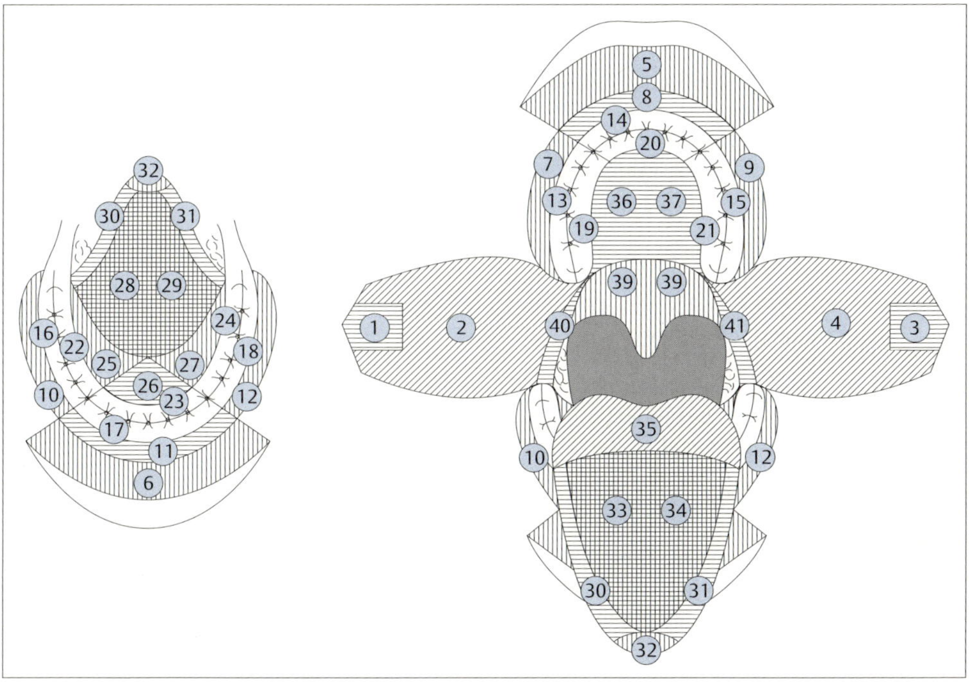

Abb. 6.**2** Befundbogen zur Dokumentation von Mundschleimhaut-Veränderungen nach Roed-Petersen & Renstrup (1969).
Vorhandene Zähne werden durch Kreise kenntlich gemacht (Unterkieferzähne im linken, Oberkieferzähne im rechten Schema). Entsprechend Markierung der Schleimhautläsionen:
Weißliche Veränderungen werden schwarz markiert – Streifenzeichnung: 1; Plaques: 2; Papeln: 3.
Rötliche Veränderungen werden rot markiert – leichtes Erythem: 1; deutliches Erythem: 2; Blasen: 3; Desquamation/Ulzeration: 4.

- Schleimhäute des weichen und harten Gaumens
- Wangenschleimhäute
- Zungenrücken, Zungenseiten, Mundboden
- Vestibulum oris
- Gingiva: Form, Farbe, Konsistenz
- Konsistenz und Fließrate des Speichels.

➤ Erhebung des *Zahnbefundes*:
- fehlende Zähne
- restaurierte Zahnflächen (blau markieren)
- kariöse Zahnflächen:
  - invasive Behandlung notwendig (rot markieren)
  - Läsionen, bei denen ggf. ein Kariesmonitoring nach Einleitung präventiver Maßnahmen erfolgen soll (z. B. grün markieren);
- andere Defekte der Zahnhartsubstanz: Erosionen, Attrition, Abrasion
- Sensibilitätstests, z. B. mit Kohlensäureschnee
- Dentinhypersensibilität
- Perkussionsempfindlichkeit.

➤ Fotodokumentation:
- aus forensischen Gründen
- zur Dokumentation des Zustandes vor, während und nach der Behandlung
- Vorgehen:
  - Brennweiten des Objektivs zwischen 90 und 120 mm
  - Ringblitz
  - frontal bei geschlossenen Zahnreihen: $\times {}^{2}/_{3}$
  - links- und rechtslateral bei geschlossenen Zahnreihen: $\times {}^{2}/_{3}$
  - okklusale Ansichten des Oberkiefers und Unterkiefers im Spiegel: $\times {}^{1}/_{2}$
  - eventuell Detailaufnahmen mit stärkerer Vergrößerung
- Polaroidabzüge von intraoralen Aufnahmen auch zur Motivation des Patienten.

Funktioneller Befund

➤ *Klinische Funktionsanalyse* im Rahmen der Basisuntersuchung:
- Palpation der Kiefergelenke
- Kiefergelenkgeräusche
- Palpation der Kiefer- und Gesichtsmuskulatur
- Schneidekantendifferenz bei maximaler Mundöffnung
- Deviation des Unterkiefers bei der Mundöffnung
- okklusale Interferenzen:
  - bei der Retrusionbewegung
  - bei der Protrusion
  - bei der Laterotrusion: Arbeitskontakte, Balancekontakte
- Schlifffacetten, Anzeichen von Bruxismus.

➤ Herstellung von Planungsmodellen:
- Alginatabformungen mit Rimlock-Löffeln
  - Abformung des Vestibulums mit Ansätzen von Lippen und Wangenbändchen
  - vollständige Darstellung der okklusalen Verhältnisse
- Bestimmung der Bisslage in habitueller Okklusion ggf. mit Wachsregistrat
- Modelle aus Hartgips
- eventuell Montage im halbadjustierbaren Artikulator.

Parodontaler Befund

- Bei jedem Patienten soll ein sextantenweises parodontales Screening erfolgen (PSR, Periodontal Screening & Recording; vgl. Tabelle 5.**4**):
  - PSR soll verhindern, dass parodontale Läsionen übersehen werden
  - ersetzt nicht die bei parodontal erkrankten Patienten notwendige detaillierte parodontale Befundung.
- Kardinalsymptome der Entzündung:
  - *Rubor* – die Rötung des Gingivasaumes
  - *Tumor* – die ödematöse Schwellung der marginalen Gingiva
  - *Calor* – eine im Vergleich zum sublingualen Bereich erhöhte Temperatur, die z. B. mit entsprechenden Sonden (PerioTemp) erfasst werden kann
  - *Dolor* – Schmerzen, vor allem bei ulzerativen Prozessen und Abszessen
  - *Functio laesa* – Funktionseinschränkungen in Form von zunehmender Zahnbeweglichkeit und Zahnwanderung.
- Wichtige zusätzliche Befunde:
  - *Blutungsneigung* der Gewebe beim Sondieren
  - entzündliches, gelegentlich purulentes *Gingivaexsudat.*
- Parodontale Befunde werden an 4 – 6 oder mehr Flächen aller Zähne erhoben, z. B.:
  - mesiobukkal
  - bukkal
  - distobukkal
  - distolingual/-palatinal
  - lingual/palatinal
  - mesiolingual/-palatinal.
- Mit *Parodontalsonden* können folgende Befunde erfasst werden:
  - ökologische Nischen für Parodontalpathogene
  - lokale Destruktion des Zahnhalteapparates
  - Blutungsneigung der Gingiva.
- Zum Einsatz kommen:
  - starre, farbkodierte, nicht druckkalibrierte Parodontalsonden:
    - ∅ 0,4 – 0,45 mm, z. B. PCP 11, PCPUNC 15 (Hu-Friedy, Leimen)
    - empfohlene Sondierkraft 0,25 N; daraus ergibt sich ein Druck P von etwa 2 MPa, berechnet nach der Formel $P = F/r^2\pi = 0{,}25/0{,}2^2\pi\ N/mm^2$.
  - einfache druckkalibrierte Sonden, z. B. ClickProbe (KerrHawe, Bioggio, Schweiz) – vor allem zur objektiveren Bestimmung der Blutungsneigung der Gingiva
  - computergestützte, automatische Sonden, z. B. FloridaProbe, PeriProbe (Vivacare, Schaan, Liechtenstein) – nur für wissenschaftliche Untersuchungen.
- Bei unbehandelten Patienten sollten keine druckkalibrierten Sonden zur Bestimmung der Sondiertiefen verwenden werden:
  - Hier eher forciertes Sondieren, da Konkremente den Tascheneingang verlegen können.
  - **Merke:** Die parodontale Sondierung ist vor allem bei entzündeter Gingiva unangenehm oder sogar schmerzhaft. Der Patient sollte darauf vorbereitet werden.
- **Definitionen:**
  - *Parodontale Sondiertiefe*: Distanz zwischen dem Gingivarand und dem klinisch sondierbaren Boden des Sulkus bzw. der gingivalen/parodontalen Tasche.
  - *Klinischer Attachmentlevel*: Distanz zwischen der Schmelz-Zement-Grenze und dem klinisch sondierbaren Boden der Tasche (Abb. 6.**3**). **Merke:** Der tatsächliche Boden der Läsion oder der Sulkusboden sind mit Sonden nicht zu erfassen:
    - Bei entzündeter Gingiva wird das Saumepithel mit der Sonde immer durchfahren; die Sonde liegt bei 2 MPa bereits im Bindegewebe.

Tabelle 6.1 Standardinstrumentensatz in parodontologischem Untersuchungstray

Instrument	Beschreibung	Artikelnummer
Mundspiegel	plan, oben aufliegende Rhodium-Beschichtung; ∅ 22 mm Spiegelhalter	M4 C, Hu-Friedy MHE6, Hu-Friedy
Pinzette	zahnärztliche Pinzette	DP18 oder DP17, Hu-Friedy
Häkchensonde	• doppelendig • zur Kariesuntersuchung • zum subgingivalen Ertasten von Konkrementen	EXD5, Hu-Friedy
WHO-Sonde	kugelförmiges Ende	PCP11.5 B, Hu-Friedy
Parodontometer	Kalibrierung in 1-mm- oder 3 – 3-2 – 3-mm-Schritten	PCPUNC15 oder PCP11, Hu-Friedy
Furkationssonde	Nabers-Sonde, Kalibrierung in 3 – 3-3 – 3-mm-Schritten	PQ2 N, Hu-Friedy

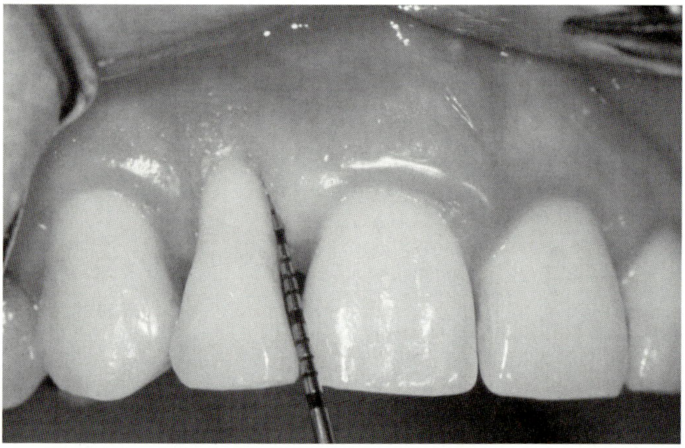

Abb. 6.**3** Parodontale Sondierung.
Die verwendete Sonde (PCPUNC15) ist in Millimeterschritten kalibriert. Die parodontale Sondierungstiefe beträgt mesiobukkal an Zahn 12 etwa 3,5 mm. Der klinische Attachmentlevel liegt bei 7,5 mm. Daraus ergibt sich eine gingivale Rezession von 4 mm.

- Nach Therapie kann die Sonde ein verlängertes Saumepithel (vgl. S. 174) nicht durchfahren.

– *Histologischer Attachmentlevel*: Distanz zwischen der Schmelz-Zement-Grenze und den ersten Fasern des supraalveolären Faserapparates.
– *Parodontale Rezessionen*:
  - Differenz zwischen klinischem Attachmentlevel und parodontaler Sondiertiefe
  - ergibt sich als Differenz ein negativer Wert, ist die Rezession 0.

➤ **Furkationsdiagnostik.** Parodontale Läsionen, die den Furkationsbereich erreichen, haben eine ausgeprägte horizontale Komponente. Der Schweregrad des Furkationsbefalls hat prognostische Bedeutung:
– Sondierung mit gebogenen Sonden, z. B. Nabers-Sonde PQ2 N (HuFriedy, Leimen), Kalibrierung in 3-mm-Schritten.

- Die Messung erfolgt von einer gedachten Tangente aus, die die Prominenz der Wurzeloberflächen beider Wurzeln verbindet (Abb. 6.**4**):
  - Grad I: horizonter Attachmentverlust bis 3 mm
  - Grad II: horizontaler Attachmentverlust von mehr als 3 mm, nicht durchgängig
  - Grad III: durchgängige Furkation.
- Es sind detaillierte Kenntnisse über die Lage der Furkationseingänge erforderlich. **Merke:** Die Eingänge müssen aktiv aufgesucht werden, daher eher forciertes Sondieren:
  - bei oberen Molaren von bukkal, mesiopalatinal und distopalatinal
  - bei oberen 1. Prämolaren von mesial und distal (jeweils von bukkal und palatinal)
  - bei Molaren im Unterkiefer jeweils von bukkal und lingual.
- Der Furkationseingang liegt meist subgingival. Der Befall wird daher klinisch nur grob abgeschätzt. Die genauere Diagnostik erfolgt intraoperativ.

➤ **Bestimmung der Zahnbeweglichkeit:**
- manuell mit Hilfe von 2 Instrumentengriffen:
  - Grad I: Krone ist bis etwa 1 mm auslenkbar
  - Grad II: Krone ist mehr als 1 mm auslenkbar
  - Grad III: Zahn bewegt sich auf Lippen- und Wangendruck, auch in axialer Richtung; starke Einschränkung der Funktion
- elektronische Messung der Zahnbeweglichkeit mit dem PerioTest-Gerät, das die Dämpfungseigenschaften des gesamten Parodonts ermittelt
- **Merke:** Zahnbeweglichkeit allein ist kein prognostischer Faktor.

➤ **Bluten nach Sondieren** (Abb. 6.**5**).
- Die größere Gefäßdichte und der Verlust an Kollagen im infiltrierten Bindegewebe hat eine Blutung bei geringfügiger mechanischer Traumatisierung zur Folge.
- Unterschiedliche Befunde:
  - Bluten nach Sondieren der marginalen Gingiva (*Sulkusblutung*): Hinweis auf den Einfluss supragingivaler Plaque. Im Rahmen von Indexsystemen (z. B. SBI, PBI, GBI, vgl. Kapitel 5) zur Dokumentation der Entwicklung im Verlauf der Therapie (Abb. 6.**5 a**).
  - *Bluten nach Sondieren* bis auf den (sondierbaren) Boden der Tasche deutet auf das Vorhandensein von subgingivaler Plaque. Dieser Befund sollte immer in Kombination mit der Sondiertiefe dokumentiert werden (Abb. 6.**5 b**).

➤ *Purulentes Exsudat.* Das früher namengebende (Pyorrhoea alveolaris) gravierende Symptom wird heute nicht mehr allzu häufig beobachtet.

➤ Dokumentation der parodontalen Befunde in einem Parodontalstatus (Abb. 6.**6**).

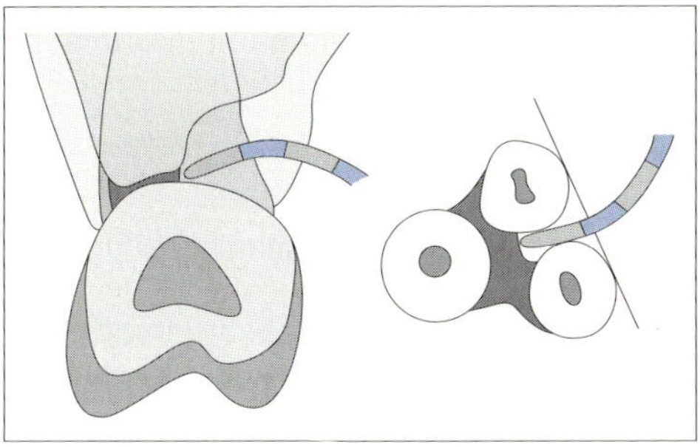

Abb. 6.**4** Sondierung des Furkationsbereichs. Gemessen wird mit gekrümmter Sonde (Nabers-Sonde, PQ2 N) bis zu einer gedachten Tangente, die an die beiden Wurzelkonvexitäten angelegt wird. Da der Furkationseingang in der Regel subgingival liegt, kann der Furkationsbefall nur abgeschätzt werden. Grundsatzlich ist eine intraoperative Neubestimmung erforderlich.

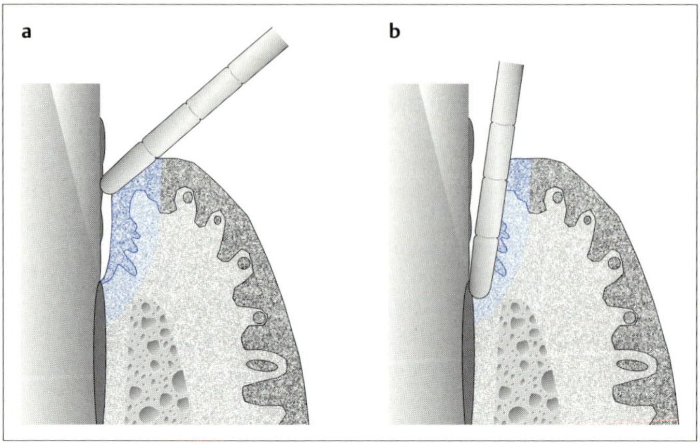

Abb. 6.**5** Bluten nach Sondieren.
a Bestimmung der Blutungsneigung beim Sondieren der marginalen Gingiva (z. B. PBI, SBI, GBI). Die Sonde wird im Winkel von etwa 45° in den Sulkus eingeführt und vorsichtig um den Zahn herumgeführt.
b Bluten nach Sondieren bis auf den Boden des Sulkus oder der Tasche.

Klinische periimplantäre Diagnostik

- Um periimplantäre Mukositis oder Periimplantitis auszuschließen, sind dieselben klinischen Untersuchungsmethoden anzuwenden wie bei natürlichen Zahnen:
  - *Bluten nach Sondieren*: Negative Befunde weisen auf gesunde und stabile Verhaltnisse hin.
  - *Purulentes Exsudat:* Bei Periimplantitis enthält das Infiltrat große Zahlen von polymorphkernigen Granulozyten. Pus ist ein wichtiger Hinweis auf Episoden aktueller Gewebezerstörung.
  - *Sondiertiefe*
    - Bei einer Sondierkraft von etwa 0,25 N sind Werte von 3 – 4 mm normal, insbesondere bei Abwesenheit von Bluten nach Sondieren; die Sonde erreicht lediglich die Epithelbarriere.
    - Höhere Werte deuten, insbesondere bei Bluten nach Sondieren, auf ein entzündliches Infiltrat.
    - **Merke:** Variable Sondierdrucke beeinflussen die Messung der periimplantärer Sondiertiefe stärker als die parodontaler Sondiertiefen.
- Stabilität von Implantaten:
  - Der Grad der Osseointegration kann mit *Resonanzfrequenzanalyse* (Osstell, Integration Diagnostik AB, Göteborg, Schweden) beurteilt werden. Die von einer Impulsanregung ausgehenden und im Körper interferierenden Wellen werden bezüglich ihres Frequenzspektrums analysiert:
    - Monitoring der Osseointegration
    - Bestimmung des Zeitpunkts der Implantatbelastung
    - Entscheidung über Möglichkeit der Sofortbelastung: ISQ-Wert (implant stability quotient) > 60
  - Messungen mit dem PerioTest-Gerät eignen sich dagegen nicht zur Beurteilung einer erfolgreichen Osseointegration des Implantats. **Merke:** Klinisch bewegliche Implantate sind stets zu explantieren.

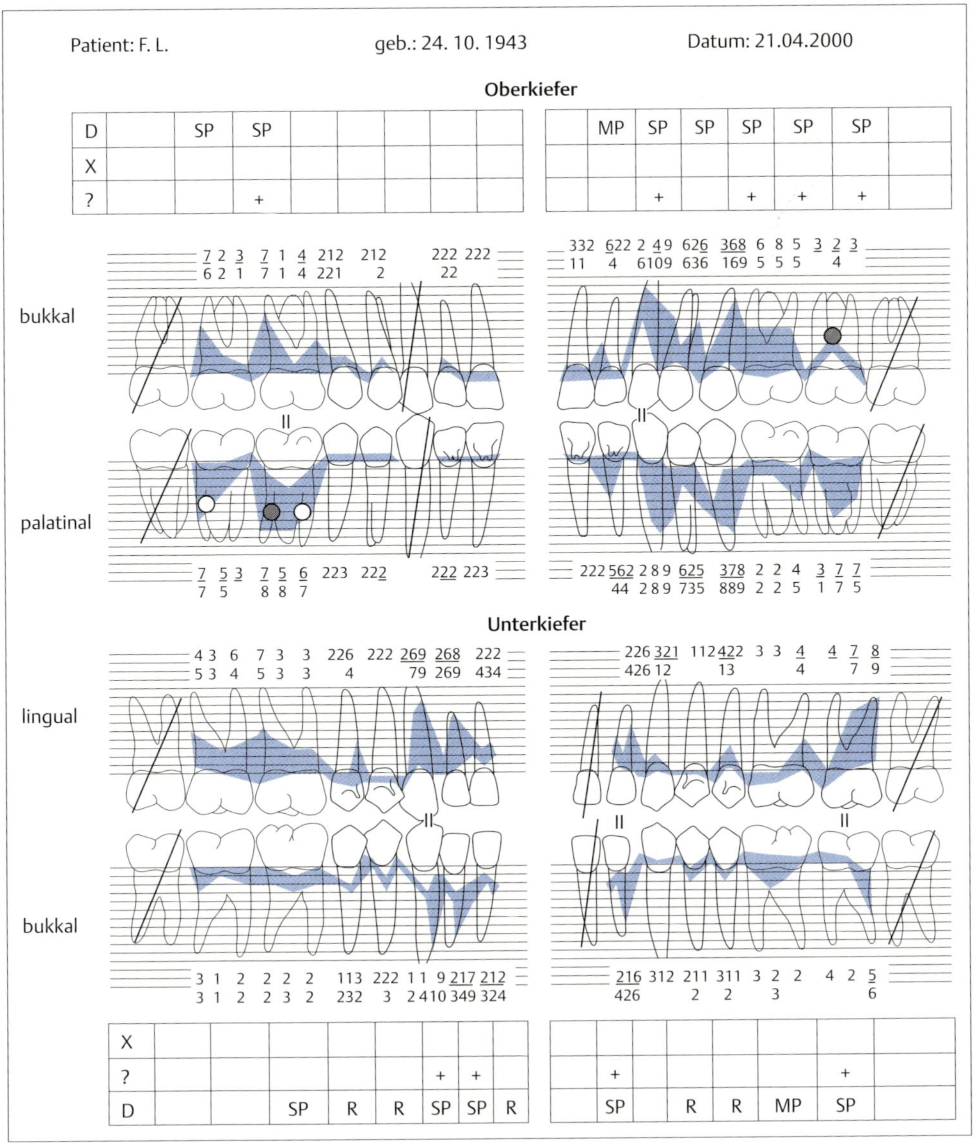

Abb. 6.**6** Ausgefüllter Parodontalstatus.
Fehlende Zähne; parodontale Sondiertiefen (jeweils obere Reihe); klinischer Attachmentlevel (untere Reihe, nur Attachmentverluste werden eingetragen); Bluten nach Sondieren (unterstrichene Sondiertiefe); Verlauf von Gingivarand und Boden der parodontalen Tasche (blau); Zahnbeweglichkeit (römische Ziffern); beginnender Furkationsbefall: O (Grad I); fortgeschrittener Furkationsbefall (Grad II oder durchgängig) ●; Diagnose (D): R: Rezession, MP: mäßige Parodontitis, SP: schwere Parodontitis; vorläufige Prognose (X extraktionsreifer Zahn, ? zweifelhafte Prognose).

Mukogingivaler Befund

➤ Bei Patienten mit ästhetischen Defiziten und gingivalen Rezessionen ist eine detaillierte Befundung der mukogingivalen Situation erforderlich:
- Tiefe des Vestibulums
- Ansatz und Ausprägung von Lippen- und Wangenbändchen
- *Position* der Gingiva in Relation zur Schmelz-Zement-Grenze
- *Breite* der Gingiva:
  - Verstärkung des Kontrasts durch Anfärbung der glykogenhaltigen Alveolarmukosa mit Schiller'scher Iodlösung (1%ige Iodlösung mit 2% Kaliumiodid)
  - Messung der Distanz zwischen Gingivarand und mukogingivaler Grenze (Parodontalsonde oder Schieblehre)
  - Nach Abzug der Sondiertiefe ergibt sich die Breite der *befestigten Gingiva*.
- Die *Dicke* der Gingiva kann mit Ultraschallgerät (Krupp SDM, Austenal, Köln) ermittelt werden.
- Gingivaler Effekt, Höhe der Lachlinie
- Beurteilung des *parodontalen Phänotyps* (Abb. 6.**7**):
  - dicke (ca. 1,5 mm) und breite Gingiva (3 – 5 mm), breite Interdentalsepten; deutliche Keratinisation des Epithels (blassere Farbe); neigt nicht zu Rezessionen; häufig in Kombination mit eher quadratischen Oberkiefer-Frontzähnen
  - schmale und dünne Gingiva (< 1 mm), girlandenförmiger Verlauf des Alveolarknochens; vergleichsweise schwache Keratinisation des Epithels; verletzliche Gingiva, Neigung zu Rezessionen; häufig mit schlanken Frontzähnen assoziiert.

➤ Gingivale Rezessionen:
- Tiefe und Breite der Rezession (Parodontalsonde oder Schieblehre)
- Papillenverlust
- Klassifizierung nach Miller (1985) (Abb. 6.**8**):
  - Klasse I: die Rezession tangiert nicht die mukogingivale Grenze
  - Klasse II: die Rezession durchbricht die mukogingivale Grenze
  - Klasse III: Rezession durchbricht mukogingivale Grenze. Approximale Papillenverluste bis apikal der Schmelz-Zement-Grenze, aber koronal der bukkalen Rezession (einfacher Papillenverlust)

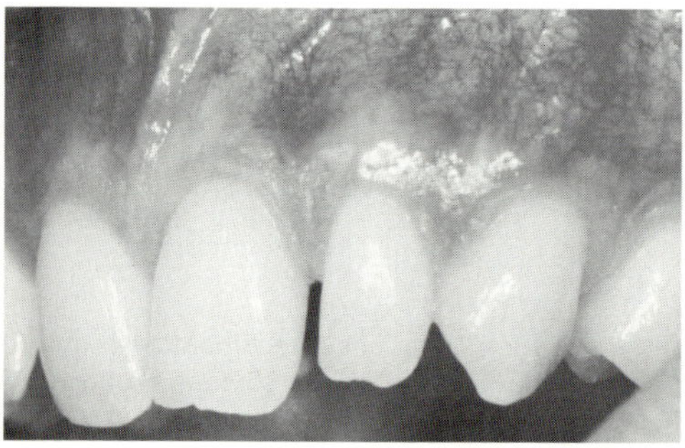

a

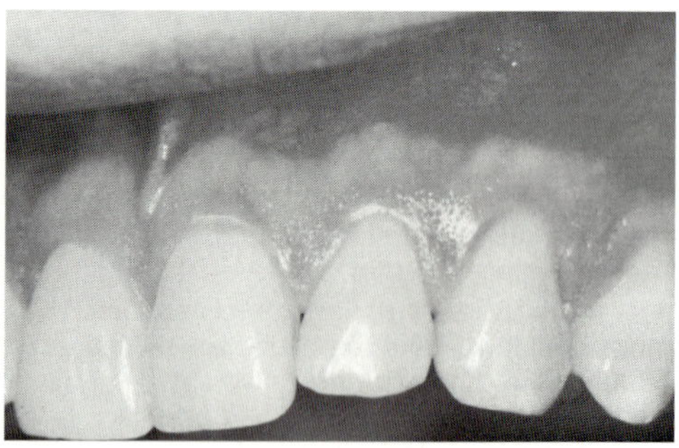

b

Abb. 6.**7 a, b** Parodontale Phänotypen.
a „Dünner" Phänotyp: schlanke Frontzähne bei schmaler und offenbar dünner, schwach keratinisierter, verletzlicher Gingiva.
b „Dicker" Phänotyp: eher breite, quadratische Frontzähne bei wesentlich breiterer und offenbar dickerer und stärker keratinisierter Gingiva.

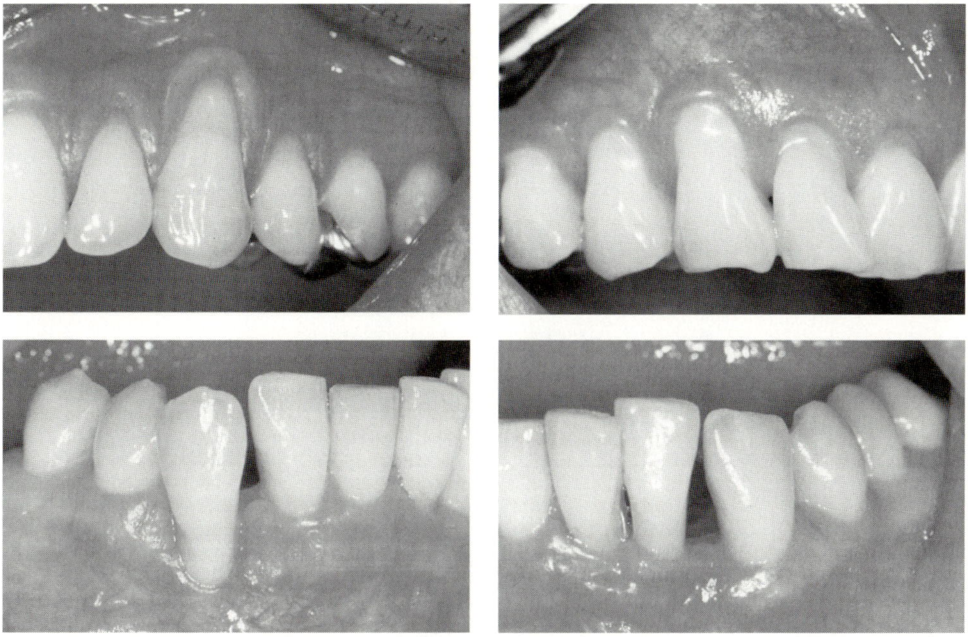

Abb. 6.**8 a–d** Klassifizierung der Gingivarezessionen nach Miller (1985).
Klasse I (**a**) und Klasse II (**b**) lassen sich zu 100 % chirurgisch decken. Bei Rezessionen der Klassen III (**c**) und IV (**d**) ist eine vollständige Deckung nicht möglich.

  - Klasse IV: Rezession durchbricht mukogingivale Grenze. Approximale Weichgewebe-/Knochenverluste reichen bis apikal der bukkalen Rezession (komplizierter Papillenverlust).
  - **Merke:** Rezessionen der Klassen I und II lassen sich chirurgisch praktisch vollständig decken. Bei Rezessionen der Klassen III und IV ist nur eine partielle Deckung möglich.
- *Stillman'sche Spalten* (Abb. 6.**9 a**):
  - kommaförmige Läsionen im Bereich der marginalen Gingiva
  - verletzungsbedingt vor allem bei Neigung zu horizontalem Zähnebürsten.
- *McCall'sche Girlanden* (Abb. 6.**9 b**) im Bereich von Rezessionen: fibröse Verdickung der Gingiva bei habitueller Verletzung mit der Zahnbürste.

➤ Die Befunde sollten in einem speziellen Rezessionsstatus dokumentiert werden (Abb. 6.**10**).

➤ Zahnlose Kieferabschnitte können Defekte am Alveolarfortsatz aufweisen:
- Klasse I: *bukkolingualer* Knochenverlust, normale Höhe des Alveolarfortsatzes
- Klasse II: Höhenverlust des Alveolarfortsatzes bei normaler bukkolingualer Breite
- Klasse III: *kombinierter Verlust* an Höhe und Breite.

Mundhygiene

➤ Zahnstein sowie die topographische Verteilung der supragingivalen Plaque und entzündeter Gingivaeinheiten sollten in speziellen Formblättern festgehalten werden:
- zur Information und dauerhaften Motivation des Patienten
- zur Dokumentation der Verhaltensänderung.

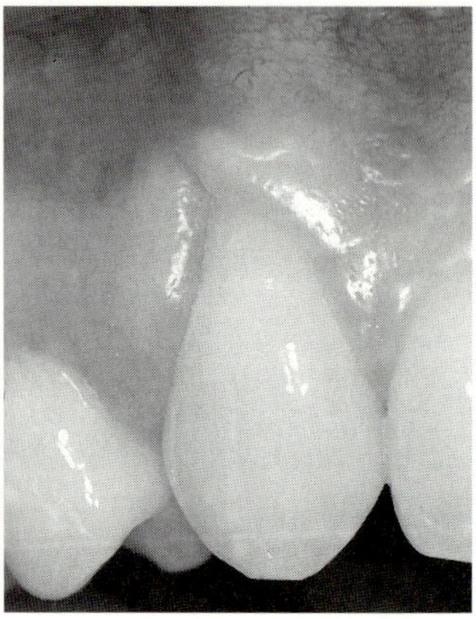

a

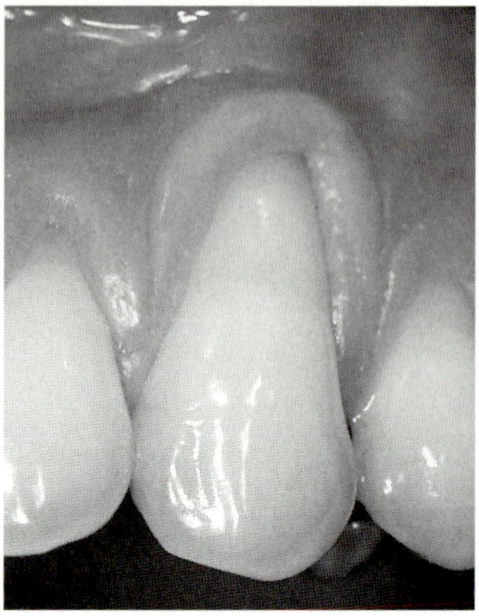

b

Abb. 6.**9 a, b** Parodontale Rezessionen.
a Klasse-II-Rezession bei Zahn 13 mit Stillman'scher Spalte.
b Klasse-I-Rezession bei Zahn 23 mit McCall'scher Girlande.

Patient: B. G. geb.: 14. 2. 1975 Datum: 17. 6. 2000

16	15	14	13	12	11		21	22	23	24	25	26
			4,5	2	0	Rezessionstiefe	2,5	0	3,5			
			4	2	0	Rezessionsbreite	3,5	0	4,5			
			1	1	2	Sondiertiefe	2	1	2			
			0	2	3,5	Gingivabreite	2	3	0			
			0	1	1,5	befestigte Gingiva	0	2	0			
			1,2	0,9	1,3	Gingivadicke	1,2	1,0	1,2			
		II	II	I	0	Miller-Klasse	III	0	IV			
		II				Miller-Klasse						
		0,8				Gingivadicke						
		0				befestigte Gingiva						
		0,5				Gingivabreite						
		1				Sondiertiefe						
		3				Rezessionsbreite						
		2,0				Rezessionstiefe						
46	**45**	**44**	**43**	**42**	**41**		**31**	**32**	**33**	**34**	**35**	**36**

Abb. 6.**10** Rezessionsstatus.

- Die Anwesenheit von Plaque wird nach Anfärbung z. B. mit 3%iger Erythrosinlösung an 4 Flächen aller Zähne (mesial, bukkal, distal und lingual) festgehalten: Plaque Control Record (PCR, O'Leary et al. 1972).
- Entsprechend wird das Auftreten von Bluten nach vorsichtiger Sondierung des Sulkus dokumentiert (Abb. 6.**5 a**), z. B. Gingival Bleeding Index (GBI, Ainamo & Bay 1975):
  - Die Sonde wird distobukkal im Winkel von etwa 60° im Sulkus angesetzt und über bukkal nach mesiobukkal geführt. Dies wird an jedem Zahn wiederholt.
  - Auf der palatinalen/lingualen Seite wird entsprechend verfahren.
  - Evtl. Blutungspunkte werden vermerkt.
- Der prozentuale Anteil plaquebedeckter Zahnflächen und blutender Gingivaeinheiten nach marginalem Sondieren werden errechnet, dem Patienten mitgeteilt und in der Patientenakte vermerkt (Abb. 6.**11**).

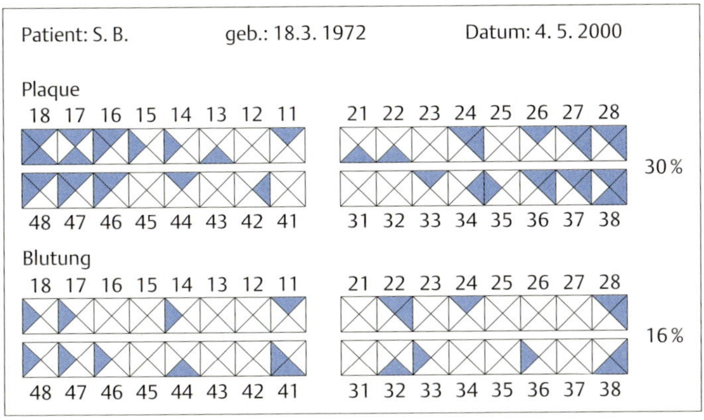

Abb. 6.**11** Topographische Verteilung plaquebedeckter Zahnflächen (PCR = 30 %) und nach Sulkussondierung blutender Gingivaeinheiten (GBI = 16 %).

Allgemeines

- Aus Gründen des Strahlenschutzes erfolgt eine röntgenologische Untersuchung nur bei Vorliegen entsprechender Indikationen, z. B. zur Abklärung unsicherer klinischer Befunde und vor geplanten aufwändigeren Maßnahmen (z. B. Implantation).
- **Merke:** Bei fortgeschrittenen Parodontalerkrankungen und geplanter implantatprothetischer Versorgung ist eine eingehende Röntgendiagnostik unverzichtbar. Beurteilt werden dabei folgende Parameter:
  - *absoluter Knochenabbau* – Distanz zwischen der Schmelz-Zement-Grenze und dem Limbus alveolaris (mm).
  - **Merke:** Auf intraoralen Aufnahmen wird der Knochenabbau um etwa 1 – 2 mm unterschätzt.
  - *relativer Knochenabbau* – in Relation zur Wurzellänge (prozentualer Knochenabbau).
  - Klassifikation des Resorptionsgrades des Alveolarfortsatzes
  - Klassifikation der Knochenqualität
  - vorläufige Diagnostik von Knochentaschen
  - Beurteilung der Lamina dura
  - Beurteilung des Desmodontalspaltes
  - Beurteilung der endodontischen Situation und der periapikalen Gewebe
  - Form und Anzahl der Wurzeln, Topographie des Wurzelkomplexes
  - weitere Diagnostik des Furkationsbefalls
  - Beurteilung der angrenzenden Bereiche:
    - Kieferhöhlen
    - Verlauf des N. alveolaris inferior
    - Foramen mentale
  - Sonstige Befunde, z. B.:
    - verlagerte Zähne
    - Wurzelreste
    - Zysten
    - Wurzelresorptionen
    - Hyperzementosen.
- Regelmäßig erstellte Röntgenaufnahmen ermöglichen den Vergleich mit früher oder später hergestellten Filmen und dokumentieren somit die Progression der Parodontitis bzw. den Knochenanbau nach Therapie.

Panoramaschichtaufnahme

- Orthopantomogramm (OPT) – Übersichtsaufnahme; ist bei superfiziellen Fällen zur parodontalen Diagnostik in der Regel ausreichend:
  - Vorteile:
    - geringe Strahlenbelastung
    - Beurteilung angrenzender Strukturen möglich (Kiefergelenke, Nasennebenhöhlen, verlagerte Zähne)
  - Nachteile gegenüber intraoralen Zahnfilmen:
    - Unschärfe, Verzeichnung
    - unregelmäßige Vergrößerung
    - Überlagerung der Halswirbelsäule im Frontzahnbereich.
  - **Merke:** Auf OPTs lassen sich periapikale Aufhellungen und Aufhellungen im Furkationsbereich gelegentlich besser erkennen als auf Zahnfilmen:
    - Es handelt sich um eine Schichtaufnahme.
    - Die zentrale Schicht des Alveolarfortsatzes wird deutlicher abgebildet.

Zahnfilmstatus

- Fortgeschrittene Fälle der Parodontitis bei Sanierungspatienten erfordern einen Zahnfilmstatus:
  - Rechtwinkel-Parallel-Technik: Filmhalter, Visiergestänge und Langtubus (Abb. 6.**12a**)
  - Ultraspeed-Filme für detailreichere Zeichnung aufgrund kleinerer Partikelgröße
  - Ektaspeed-Filme benötigen nur halb so lange Belichtungszeit, sind allerdings grobkörniger
  - 65- bis 70-kV-Röntgenröhre für kontrastreichere Filme
  - Mit 90 kV werden kontrastärmere Bilder hergestellt: größerer Informationsgehalt bezüglich der Knochendichte und der Höhe des Limbus alveolaris.
- **Zahnfilmstatus**:
  - *14 periapikale Aufnahmen* (Abb. 6.**13**):
    - jeweils 2 Molaren- und 2 Prämolarenaufnahmen in Oberkiefer und Unterkiefer (Zahnfilme $3 \times 4\,cm^2$)
    - 2 Oberkiefereckzahn-Aufnahmen (Zahnfilme $2 \times 3\,cm^2$); distale Fläche des lateralen Schneidezahnes wird miterfasst
    - 1 Aufnahme der mittleren Schneidezähne im Oberkiefer (Zahnfilme $2 \times 3\,cm^2$); mesiale Fläche des lateralen Schneidezahnes wird mit erfasst
    - 2 Unterkiefereckzahn-Aufnahmen (Zahnfilme $2 \times 3\,cm^2$)
    - 1 Aufnahme der Schneidezähne im Unterkiefer (Zahnfilme $2 \times 3\,cm^2$).
  - *Vorgehen*:
    - Patient sitzt aufrecht im Stuhl.
    - Positionierung des Films in Filmhalter unter Sichtkontrolle bei geöffnetem Mund.

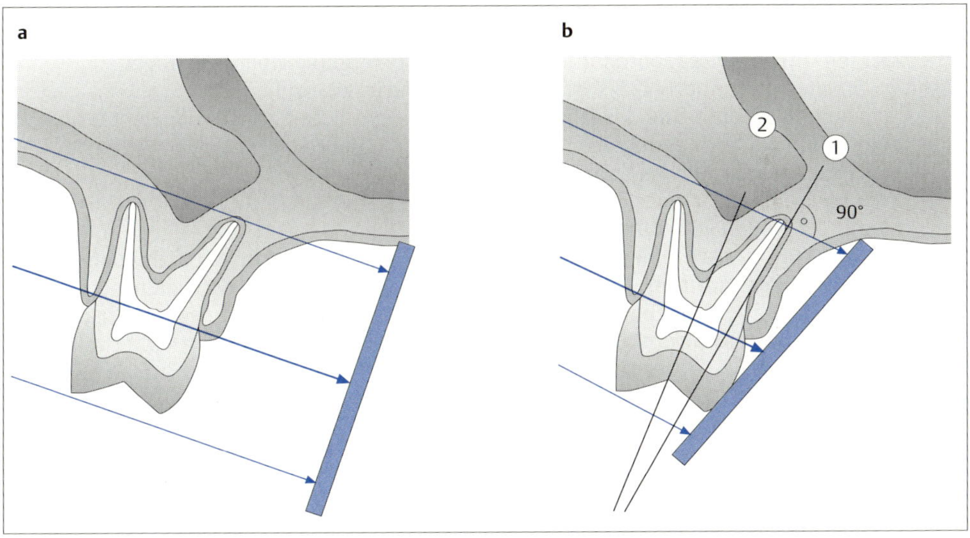

Abb. 6.**12a, b** Zahnfilmstatus.
a Rechtwinkel-Paralleltechnik. Der Film wird mit einem geeigneten Halter parallel zur Zahnachse relativ zahnfern positioniert. Der Langtubus wird mit einem Visiergestänge senkrecht auf den Zahnfilm eingestellt. Das Bild des Zahnes auf dem Film entspricht der tatsächlichen Größe des Zahnes.
b Die Halbwinkeltechnik ist nicht zu empfehlen. Der Zahnfilm wird an Gaumen und Zahnkrone angelegt und von dem Patienten mit dem Zeigefinger fixiert. Der Tubus wird senkrecht (90°) auf die Winkelhalbierende (1) zwischen Zahnfilm und Zahnachse (2) eingestellt.

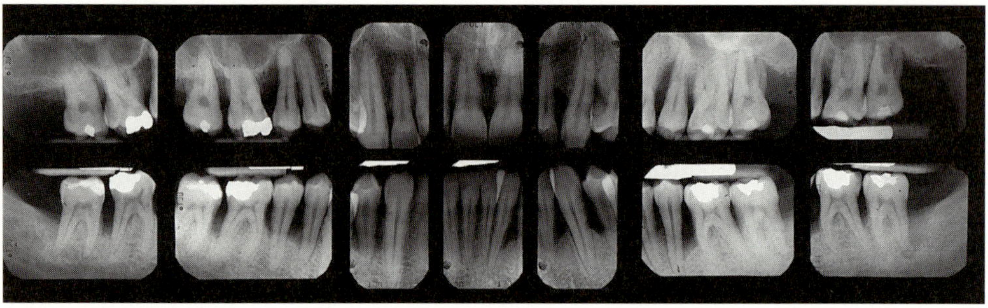

Abb. 6.**13** Zahnfilmstatus bestehend aus 14 periapikalen Aufnahmen bei fortgeschrittener Parodontitis.

- Watterolle auf den Zahnreihen des Gegenkiefers sichert die Fixierung des Halters beim Schließen des Mundes.
- Langtubus wird parallel zum Visiergestänge ausgerichtet.
- Exposition je nach Zahngruppe.

➤ Alternativ sind im Seitenzahnbereich vielfach **vertikale Bissflügelaufnahmen** möglich (spezieller Filmhalter erforderlich: z. B. VIP-2, UpRad, FL, USA):
- Zur bimaxillären Beurteilung von Knochenabbau bis etwa zur Hälfte der Zahnwurzel.
- Vorteile:
  - keine Verbiegung des Zahnfilms am Gaumen oder Mundboden
  - weniger Expositionen.
- Bei okklusalen Einbissen aus selbsthärtendem Acrylat sind weitgehend standardisierte Aufnahmen möglich; in wissenschaftlichen Untersuchungen zur Verlaufskontrolle.
- Nachteil: bei Frontzahnaufnahmen meist nicht akzeptable Überlagerungen.

➤ *Halbwinkeltechnik* (Abb. 6.**12 b**): ist in aller Regel nicht zu empfehlen
- unsichere Positionierung des Filmes und Fixierung mit Zeigefinger des Patienten
- unkontrollierte Verbiegung des Films
- unsichere Einstellung des Tubus
- Auch bei Nadelaufnahmen in der Endodontie ist heute die Rechtwinkel-Parallel-Technik mit speziellen Filmhaltern möglich.

➤ Zur Beurteilung approximaler kariöser Läsionen wird der Zahnfilmstatus durch **horizontale Bissflügelaufnahmen** ergänzt. Bei Kindern und Jugendlichen reichen horizontale Bissflügelaufnahmen zur Diagnostik von beginnendem Knochenabbau vielfach aus.

➤ Direkte **digitale Radiographie** mit Speicherfolie (Luminiszenz-Radiographie mit Scanner) oder Sensor-(CCD-)Chip.
- Vorteile:
  - Reduktion der Strahlenbelastung
  - Möglichkeit der digitalen Bildmanipulation (Helligkeit, Kontrast)
  - Möglichkeit der qualitativen und quantitativen Subtraktionsradiographie, computergestützte Bildanalyseverfahren (computer-assisted digital image analysis, CADIA)
- Nachteile:
  - bildgebendes Sensorfeld nur etwa $2 \times 3\ cm^2$, daher meist mehr Aufnahmen pro Status notwendig
  - Möglichkeit der nicht statthaften digitalen Manipulation.
- Subtraktionsradiographie (Abb. 6.**14**) setzt hohes Maß an Standardisierung in Bezug auf Strahlengeometrie, Helligkeit und Kontrast voraus (letztere können mit geeigneter Software adjustiert werden).

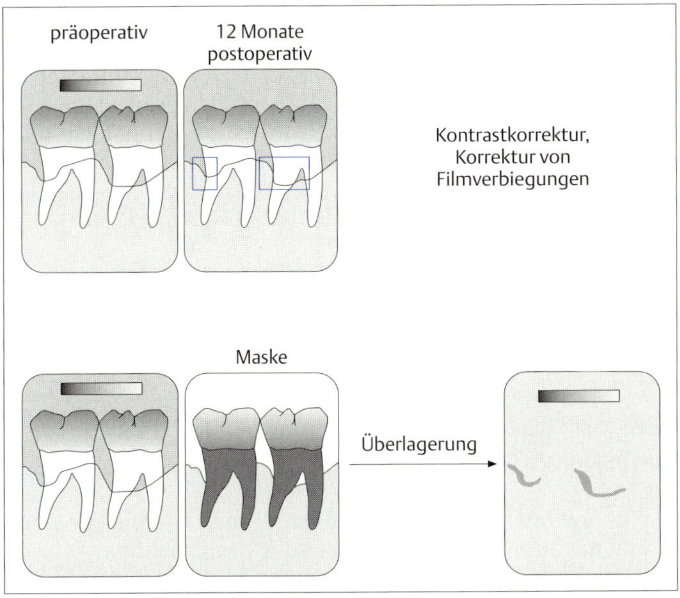

Abb. 6.**14** Prinzip der Subtraktionsradiographie.
Von den interessierenden Regionen liegen 2 bezüglich der Strahlengeometrie akzeptable, digitale oder digitalisierte Röntgenbilder im Abstand von z. B. 12 Monaten vor. Unterschiede in Kontrast und Helligkeit können angeglichen werden. Mit geeigneter Software ist es möglich, Unterschiede bei kleineren Verbiegungen der Filme auszugleichen. Von dem postoperativen Bild wird ein Negativ (Maske) hergestellt. Die beiden Bilder werden überlagert. Abgesehen vom Hintergrundrauschen werden jetzt die Knochenänderungen distal von den Zähnen 47 und 46 sowie in der Furkation von Zahn 46 sichtbar.

Computertomographie

- Hoch auflösende Computertomographie:
  - Vorteile: Schichtweise Darstellung des Parodonts in 2 Ebenen möglich, z. B.
    - Furkationsbereiche
    - Knochentaschenmorphologie
    - Knochendehiszenzen
  - Nachteile:
    - sehr aufwendige Methode
    - hohe Strahlenbelastung
    - Artefakte bei metallischen Restaurationen
  - zurzeit vor allem in der präimplantologischen Diagnostik zur Bestimmung von Höhe und Breite des verfügbaren Alveolarknochens unter Berücksichtung anatomischer Strukturen:
    - Knochenniveau mit ausreichender Dicke
    - Mandibularkanal
    - Boden des Sinus maxillaris
    - Boden der Nasenhöhle.

Intraoperative Diagnostik der Defektmorphologie

Allgemeines

➤ Bei geplanten aufwändigen regenerativen Maßnahmen sollte eine gewissenhafte Befundung der knöchernen Defekte und eine entsprechende Dokumentation erfolgen:
  - Die Anzahl der knöchernen Wände der Knochentasche sowie die Morphologie knöcherner Läsionen im Furkationsbereich haben prognostische Bedeutung:
    - Je mehr knöcherne Wände, umso bessere Aussichten auf Regeneration.
    - **Merke:** Bei Defekten mit 4 Wänden (Extraktionswunden) ist in aller Regel vollständige knöcherne Regeneration zu erwarten.
    - Bei wenig aussichtsreichen Verhältnissen sollte ggf. umdisponiert werden.
    - **Merke:** Die Defektmorphologie lässt sich endgültig erst intraoperativ beurteilen.
  - Dokumentationspflicht des Zahnarztes gegenüber Patienten und Kostenträger.

Knochentaschen

➤ Knochentaschen (Abb. 6.**15**) und Furkationsbefall werden vorläufig bereits auf Röntgenaufnahmen (OPT, Zahnfilme) diagnostiziert. Eine definitive Einteilung knöcherner Defekte erfolgt erst intraoperativ:
  - 3-Wand-Knochentaschen: approximale Knochentaschen mit Erhalt der bukkalen und lingualen Knochenwand und des approximalen Knochens des Nachbarzahns
  - 2-Wand-Knochentaschen: approximale Knochentaschen mit Verlust entweder der lingualen oder bukkalen Knochenwand
  - 1-Wand-Knochentaschen: approximale Knochentaschen mit Verlust sowohl der lingualen und bukkalen Knochenwand
  - interdentale Krater: Erhalt der lingualen und bukkalen Knochenwand, Verlust des approximalen Knochens auch am Nachbarzahn
  - sehr häufig Kombinationen:
    - 3-wandiger Anteil am Boden der Läsion
    - 2-wandiger Anteil in der Mitte
    - 1-wandiger Anteil koronal
  - Abschätzung der Zirkumferenz der knöchernen Läsion, z. B. in Schritten von etwa 30°.

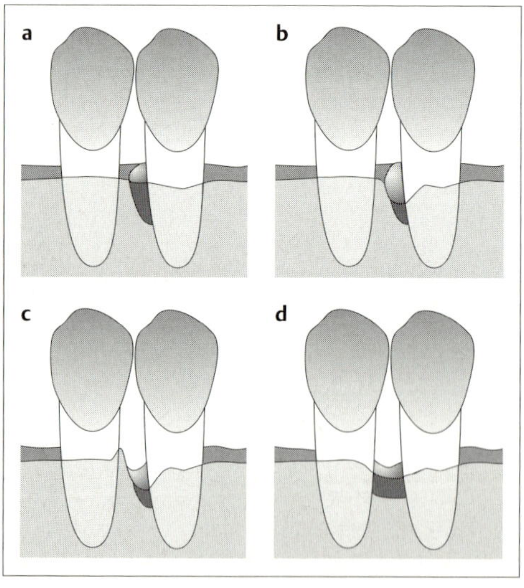

Abb. 6.**15 a – d** Knochentaschen.
a 3-wandige Knochentasche.
b 2-wandige Knochentasche. Der Defekt wird von einer bukkalen oder lingualen und einer approximalen Knochenwand begrenzt.
c Überwiegend 1-wandige Knochentasche, im apikalen Bereich allerdings mehrere Wände.
d Interdentaler Krater mit knöchernen Wänden bukkal und lingual.

➤ Prinzipiell kann die Wandigkeit der Knochentasche auch bei Läsionen angegeben werden, die nicht approximal liegen.

Furkationen

➤ Intraoperative Neubeurteilung des Furkationsbefalls (Abb. 6.**16** u. 6.**17**):
- Furkationstiefe
- Breite des Furkationseingangs
- Höhe des Furkationseingangs, z. B. Klassifikation nach Tarnow & Fletcher (1984):
  - Klasse A: < 3 mm
  - Klasse B: 4 – 6 mm
  - Klasse C: > 6 mm
- Höhe des Wurzelstamms
- Höhe des interdentalen Knochens
- spezielle zirkumferente Knochentaschen mit indirekter Furkationsbeteiligung.

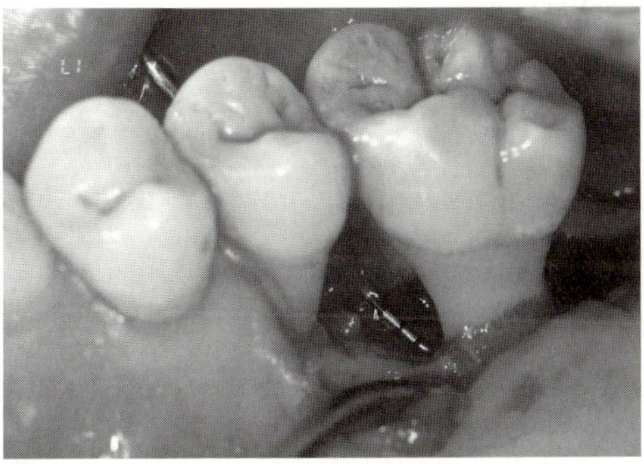

Abb. 6.**16** Intraoperative Diagnostik der knöchernen Läsionen im Furkationsbereich. Beurteilung der Breite des Furkationseingangs auf Höhe des Limbus alveolaris, der Höhe und Tiefe der Furkation, der Höhe des Wurzelstammes sowie der Distanz zwischen Schmelz-Zement-Grenze und Defektboden.

Name: N. L.	*: 18. 5. 1936	Datum: 20. 5. 2000	Zahn: 26

Prognostische Bedeutung:	hoch
Sensibilität:	+
Endodontische Versorgung:	./.
Beweglichkeit:	I
Restaurative Versorgung:	ausreichend

	MB		B		DB	DL		L		ML
Klinisch										
PST	5	1	6	2	4	4		2		6
VKAL	3	3	7	2	2	2		0		4
HKAL			Ø			2				Ø
Furkationsgrad			FIII			FI				FIII
Röntgenologisch										
Abbau in % der Wurzellänge	40	0		0	30	15				40
Intraoperativ										
Knochenhöhe										
SZG-DB	3,5	3,5	5,5	2,5	2,5	2		1,5		5
SZG-LA	3,5	3,5	7,5	2,5	2,5	2		1,5		5,5
3-Wand-Anteil			2							0,5
2-Wand-Anteil			0							
1-Wand-Anteil			0							
Furkation										
Tiefe			Ø			2,5				Ø
Furkationsgrad korrigiert			FIII			FI				FIII
Breite			2			2				2,5
Höhe			2			1,5				2,5
Wurzelstamm			2			2,5				2

Abb. 6.**17** Befundbogen zur intraoperativen Diagnostik knöcherner parodontaler Läsionen. Beachte, dass an bis zu 10 Stellen des Zahnes Messungen durchgeführt werden können.

MB	mesiobukkal	PST	parodontale Sondiertiefe
B	bukkal	VKAL	vertikaler klinischer Attachmentlevel
DB	distobukkal	HKAL	horizontaler klinischer Attachmentlevel
DL	distolingual	FI – FIII	Furkationsgrade I – III
L	lingual	SZG-DB	Abstand zwischen Schmelz-Zement-Grenze und Defektboden
ML	mesiolingual	SZG-LA	Abstand zwischen SZG und Limbus alveolaris.

Allgemeines

- In problematischen Fällen sind gelegentlich *spezielle Untersuchungen* erforderlich:
  - bei aggressiven Formen der Parodontitis
  - in hartnäckigen Fällen ohne erkennbaren Therapieerfolg (refraktäre Parodontitis).
- **Merke:** Der Informationsgewinn muss in vernünftiger Relation zum zeitlichen und finanziellen Aufwand stehen.

Diagnostische Testsysteme

- Diagnostische Tests sollen dem Arzt ergänzend zum klinischen und röntgenologischen Befund zusätzliche Informationen liefern bezüglich:
  - Art der Infektion
  - Prognose
  - Therapieerfolg.
- Mit Hilfe von diagnostischen Tests sollen z. B. folgende Fragen beantwortet werden:
  - Muss man mit der Entwicklung einer Parodontitis rechnen?
  - Ist die vorliegende parodontale Läsion aktiv (progredient) oder inaktiv?
  - Handelt es sich um eine aggressive Form der Parodontitis oder um eine chronische, langsam verlaufende?
- Konventionelle diagnostische Maßnahmen führen häufig zu Unter- und Überbehandlungen. Diagnostische Tests sollen im Idealfall eine angemessene Therapie ermöglichen.
- Die Entwicklung eines diagnostischen Tests setzt das Vorhandensein eines sog. *Goldstandards* voraus, der die Anwesenheit von Krankheit definitiv signalisiert:
  - Der Goldstandard ist in der Regel sehr invasiv – z. B. der histologische Nachweis von tatsächlichem Attachmentverlust nachdem der betreffende Zahn extrahiert wurde.
  - Im klinischen Alltag soll er durch nichtinvasive Parameter, d. h. validierte „Testverfahren“ (Surrogatverfahren), ersetzt werden: ein innerhalb kurzer Zeit auftretender klinischer Attachmentverlust oder Knochenabbau signalisiert z. B. die aktive Zerstörung des Zahnhalteapparates.
  - Hierbei sind allerdings folgende Probleme zu beachten:
    - Mittels klinischer Sondierung wird der tatsächliche Attachmentlevel nicht erfasst.
    - Parodontale Sondierung unterliegt einer Messungenauigkeit von etwa 0,5 – 1 mm.
    - Qualitative und quantitative Subtraktionsradiographie setzt weitgehend standardisierte Zahnfilme voraus.
- Mittels dieser *Surrogatverfahren* sind diagnostische Tests zur Aufdeckung parodontaler Aktivität entwickelt worden, die auf ganz unterschiedlichen Testsystemen basieren:
  - potenzielle Parodontalpathogene
  - lokale Mediatoren der entzündlichen und immunologischen Wirtsantwort
  - metabolische Produkte
  - Defekte und Besonderheiten im Immunsystem
  - Genpolymorphismen.
- Gemessen am Goldstandard können die Testparameter eines diagnostischen Tests im Rahmen eines Screenings abgeschätzt werden (Abb. 6.**18**):
  - *Sensitivität (Sen)* = die bedingte Wahrscheinlichkeit, dass ein Erkrankter mit dem Test richtig erkannt wird (richtig positive Testausgänge)
  - *Spezifität (Spez)* = die bedingte Wahrscheinlichkeit, dass ein Gesunder ein negatives Testergebnis aufweist (richtig negative Testausgänge).
- Die Brauchbarkeit des diagnostischen Tests hängt nicht nur von diesen beiden Testparametern ab, sondern ganz wesentlich von 3 weiteren Faktoren:
  - *Prävalenz (Präv)* der Erkrankung in einer bestimmten Population
  - *Bedeutung* der Erkrankung für das einzelne Individuum und die Allgemeinheit
  - anfallende *Kosten* für den Test.

	Test positiv	Test negativ
Erkrankung vorhanden	a	b
Erkrankung fehlt	c	d

Sensitivität (Anteil der richtig positiven Testausgänge) = a/(a+b)

Spezifität (Anteil der richtig negativen Testausgänge) = d/(c+d)

Abb. 6.**18** Die Testparameter eines neuen diagnostischen Tests werden im Rahmen von wissenschaftlichen Screeninguntersuchungen ermittelt. Die Sensitivität des Tests gibt den Anteil der richtig positiven Testausgänge (verglichen mit dem Goldstandard) an, die Spezifität den Anteil der richtig negativen Testausgänge. Beachte, dass der sog. positive bzw. negative prädiktive Wert eines Tests nur angegeben werden kann, wenn die Prävalenz der Erkrankung in der Gesamtpopulation mit der in der Untersuchungspopulation übereinstimmt (was aufgrund des Studiendesigns in aller Regel nicht der Fall ist).

- Um ein Testergebnis im Einzelfall richtig einschätzen zu können, sind Informationen zur falsch positiven und falsch negativen Rate notwendig:
  - *falsch positive Rate* $P_{F+} = (1 - Spez)\,(1 - Präv)\,/\,[(1 - Spez) + Präv\,(Sens - (1 - Spez)]$
  - *falsch negative Rate* $P_{F-} = (1 - Sen)\,Präv\,/\,[1 - (1 - Spez\,) + Präv\,(Sen - (1 - Spez)]$.
- Bei lebensbedrohenden Erkrankungen mit hohem Übertragungsrisiko wird eine sehr hohe Sensitivität (z. B. 99%) und eine noch höhere Spezifität (z. B. 99,9%) verlangt. Hypothetisches Beispiel unter Annahme dieser Testparameter:
  - Bei einer angenommenen Prävalenz der mit einem bestimmten Virus Infizierten von 0,1% sind nur 2×10^{-6}% der negativ getesteten Personen tatsächlich mit dem Virus infiziert. Die *falsch negative Rate* ist zu vernachlässigen.
  - Allerdings: immerhin 50% der positiv getesteten Personen sind nicht infiziert: relativ hohe *falsch positive Rate*.
  - Der Test ist trotzdem brauchbar, weil praktisch alle Infizierten identifiziert werden:
    - sofortige Einleitung von Präventions- und Therapiemaßnahmen möglich
    - Schutz der Allgemeinbevölkerung.
  - Positiv getestete Personen müssen allerdings erneut mit einem besseren, aber vermutlich teureren Test getestet werden, um die Rate der falsch positiven Testausgänge zu senken.
- Bei einer nicht lebensbedrohenden und häufigen Erkrankung wie der aktiven Parodontitis, die durch unaufwändige Therapiemaßnahmen behandelt werden kann (z. B. subgingivales Scaling), werden an einen Test nicht so hohe Anforderungen gestellt. Eine mäßige Sensitivität von etwa 70% und eine relativ hohe Spezifität von etwa 90% können einen brauchbaren Test ergeben, falls die Kosten nicht exorbitant hoch sind. Hypothetisches Beispiel unter Annahme dieser Testparameter:
  - Bei einer angenommenen Prävalenz aktiver parodontaler Läsionen von 5% würden 73% der positiven Testausgänge parodontal stabile Patienten/Zahnflächen betreffen: hohe falsch positive Rate.
  - 1,7% der negativen Testausgänge würde bei parodontal aktiven Patienten/Zahnflächen auftreten: relativ niedrige falsch negative Rate.
  - Der Test führt zu einer häufigen Überbehandlung bei an sich stabilen Verhältnissen.
  - Andererseits werden fast alle aktiven Läsionen einer Therapie zugeführt.
  - Die Konsequenzen einer Überbehandlung (unnötige Kosten) wiegen die einer möglichen Unterbehandlung (irreversibler Verlust des Zahnhalteapparates) auf.
- Die traditionellen klinischen Parameter (Rötung der Gingiva, Bluten nach Sondieren, purulentes Exsudat, Taschentiefe) sind nur mäßig spezifisch ($\geq$ 70%) und schwach sensitiv ($\leq$ 30%). Daher besteht ein beträchliches Interesse, Testsysteme mit größerem Informationsgewinn zu entwickeln.

Mikrobiologische Tests

- Eine mikrobiologische Parodontaldiagnostik liegt nahe, weil eine überschaubare Zahl von Mikroorganismen bisher mit Parodontitis assoziiert wurde (Tabelle 6.**2**).
- Verschiedene Morphotypen von Bakterien der dentalen Plaque und ihre Beweglichkeit waren bereits 1683 von A. van Leeuwenhoek beschrieben worden. W. D. Miller kultivierte erstmals dentale Mikroorganismen Ende des 19. Jahrhunderts. Im Laufe der letzten 20 Jahre waren sensitivere und spezifischere Untersuchungsmethoden entwickelt worden.
- **Mikroskopische Techniken** (Dunkelfeld-, Phasenkontrastmikroskopie, Grampräparat):
  - Gramnegative Bakterien nehmen in pathologisch vertieften Taschen stark zu.
  - Erhebliche Anteile beweglicher Bakterien (Spirochäten, bewegliche Stäbchen):
    - Bei gesundem Parodont beträgt das Verhältnis zwischen beweglichen und unbeweglichen Bakterien etwa 1 : 40.
    - Bei Parodontitis liegt es bei 1 : 3 bis etwa 1 : 1.
  - Allerdings: Unterschiedliche Spezies können nicht unterschieden werden.
  - **Merke:** Mikroskopische Techniken eignen sich lediglich zur Motivation bestimmter Patienten, die nicht unter einer Bakterienphobie leiden sollten.
- **Bakterienkultur:** Wird Praktikern heute von zahlreichen gewerblichen Laboratorien angeboten:
  - Zur Identifizierung bereits etablierter Parodontalpathogene.
  - Die Identifizierung ungewöhnlicher Mikroorganismen ist möglich: Pseudomonaden, Enterobakterien, Staphylokokken, Candida spp. etc.
  - Es besteht die Möglichkeit eines Antibiogramms.
  - Allerdings: kulturelle Methoden sind zeitaufwendig und teuer.
- *Vorgehen*:
  - Entfernung aller supragingivalen Ablagerungen
  - Subgingivale Probenentnahme mit endodontischen Papierspitzen (ISO 30 oder 35), die für etwa 10 s in die Tasche eingeführt werden (Abb. 6.**19**)
  - Transfer der Proben in ein vorreduziertes Transportmedium (z. B. VGMA, Port-A-Cul) und unverzüglicher Transport in das mikrobiologische Labor
  - Dispersion der Probe im Transportmedium mit Ultraschall
  - Anlegen einer Verdünnungsreihe und Ausstreichen der Probe auf Agarplatten:
    - nichtselektiv, angereicherte Medien
    - selektive Medien, die antimikrobielle Farbstoffe und/oder Antibiotika enthalten und bestimmte Spezies selektiv begünstigen; wurden z. B. für A. actinomycetemcomitans, E. corrodens, Capnocytophaga spp., Fusobacterium spp., Actinomyces spp., Mutans-Streptokokken entwickelt

Tabelle 6.2 Bedeutung potenzieller Parodontalpathogene nach der bisher vorliegenden Evidenz (modifiziert nach Haffajee & Socransky 1994; T. forsythia wurde zwischenzeitlich in die 1. Gruppe befördert); NUG/P = nekrotisierende ulzerative Gingivitis/Parodontitis

Sehr stark	Stark	Mäßig	Unzureichend
Actinobacillus actinomycetemcomitans Porphyromonas gingivalis Tannerella forsythia Invasive Spirochäten bei NUG/P	Prevotella intermedia Campylobacter rectus Eubacterium nodatum Treponema denticola	Streptococcus intermedius Prevotella nigrescens Micromonas micros Fusobacterium nucleatum Eubacterium spp. Eikenella corrodens	Selenomonas spp. gramnegative Enterobakterien Staphylococcus spp. Campylobacter gracilis

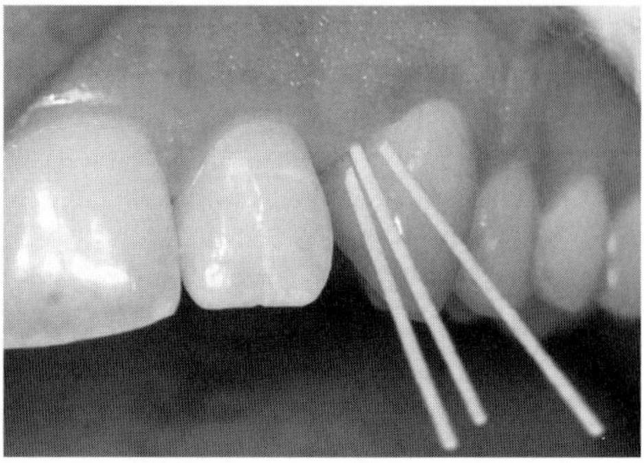

Abb. 6.**19** Probenentnahme aus der parodontalen Tasche.
Sie erfolgt meist mittels 3 bis auf den Taschenboden eingeführten endodontischen Papierspitzen (z. B. ISO 30), die für etwa 10 s in der Tasche belassen werden. Die vollgesogenen Papierspitzen werden anschließend in ein geeignetes vorreduziertes Transportmedium transferiert.

- Kultivierung der Platten unter strikt anaeroben und/oder aeroben Bedingungen (Abb. 6.**20**).
- Inspektion nach 7 – 10 Tagen. Bestimmung der Gesamtzahl der Kolonien und der Anteile bestimmter koloniebildender Einheiten (colony forming units, CFU) an der kultivierbaren Flora. Unter Berücksichtigung des Verdünnungsfaktors kann die Zahl der CFU in der Probe berechnet werden.
- Subkultivierung:
  - Abimpfen individueller Kolonien
  - Inkubation für weitere 7 Tage.
- Identifikation der Reinkulturen mittels diverser Tests:
  - Koloniemorphologie
  - Grampräparat
  - biochemische Tests (bunte Reihe)
  - Gaschromatographie metabolischer Endprodukte etc.
- Mögliche *Resistenzbestimmung* gegenüber diversen Antibiotika:
  - Agar-Diffusionstest, E-Test
  - Agar-Dilutionstest
  - **Merke:** Minimale Hemmkonzentrationen können für die in einem Biofilm organisierten Bakterien etwa 100- bis 1000-fach höher liegen als die normalerweise für planktonische Kulturen ermittelten Konzentrationen.

➤ **Immunologische Methoden** basieren auf monoklonalen Antikörpern oder speziesspezifischen polyklonalen Antiseren.
- *Indirekte Immunfluoreszenz:*
  - Die Plaqueprobe wird verdünnt und auf einem Objektträger hitzefixiert.
  - Zugabe von monoklonalen Mausantikörpern oder speziesspezifischen polyklonalen Kaninchenantiseren, die an die entsprechenden Oberflächenantigenen binden.
  - Nach Zugabe von Anti-Maus- bzw. Anti-Kaninchen-IgG-Antikörpern, an die der Fluoreszenzfarbstoff *Fluorescein-Isothiocyanat* gebunden ist, werden die fluoreszierenden Zellen im Dunkelfeldmikroskop identifiziert und gezählt. Nur für wissenschaftlichen Untersuchungen.
- *Latexagglutination*:
  - Speziesspezifische Antikörper sind an Latexperlen fixiert.
  - Nach Zugabe der Plaqueprobe binden entsprechende Antigene an den Latexperlen
  - Anschließende Agglutination der Latexpartikel erlaubt visuelle Beurteilung. Test derzeit nicht mehr erhältlich.

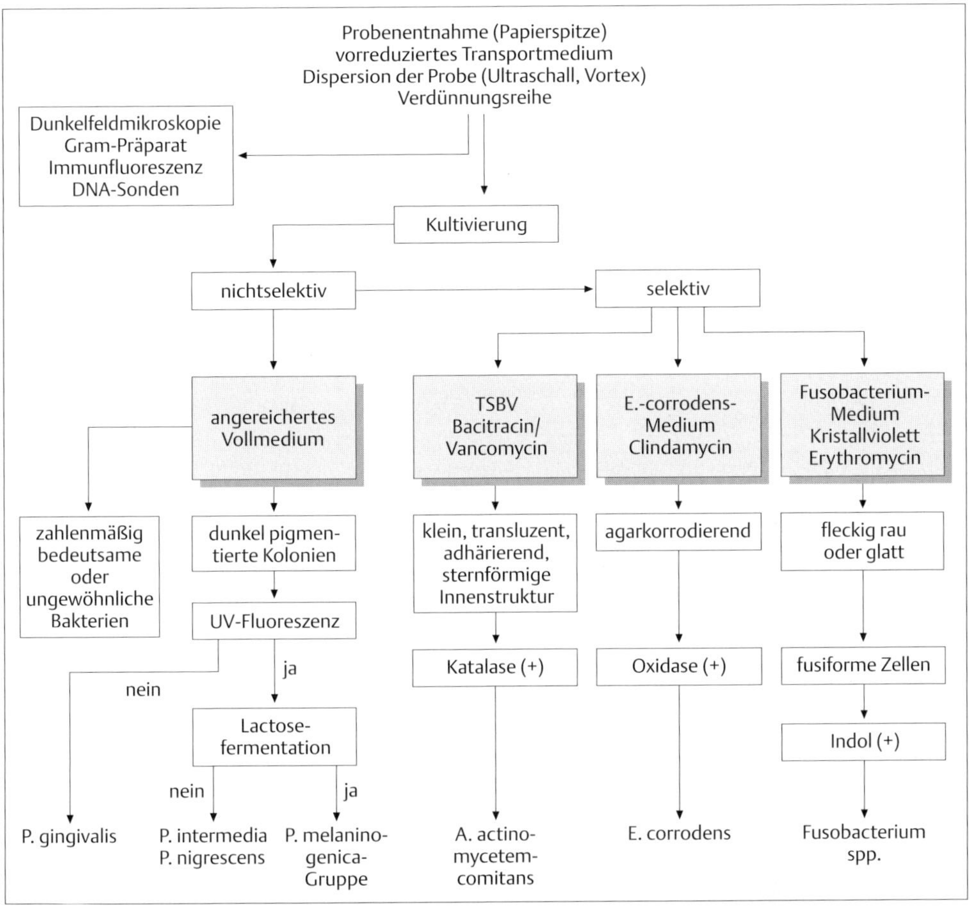

Abb. 6.**20** Kultivierung einer Probe subgingivaler Plaque und vorläufige Identifizierung potenzieller, gramnegativer Parodontalpathogene.
Auf dem nichtselektiven Vollmedium wird unter Berücksichtigung des Verdünnungsfaktors die Zahl der koloniebildenden Einheiten bestimmt. Dunkel pigmentierte Kolonien können z. T. anhand ihrer Fluoreszenz mit langwelligem UV-Licht differenziert werden (P. gingivalis oder P. intermedia/P. nigrescens, P.-melaninogenica-Gruppe). Eine weitere Differenzierung erfolgt bezüglich der Fermentation von Lactose. Pinkfarbene oder opaleszierende, runde, konvexe Kolonien aus fusiformen Bakterien sind möglicherweise T. forsythia (weitere Kultivierung auf *N*-Acetylmuraminsäure-haltigem Blutagar), transparente, flache, sich ausbreitende Kolonien möglicherweise Campylobacter spp. (weitere Kultivierung auf Format-Fumarat-Agar). Selektivmedien für A. actinomycetemcomitans, E. corrodens und F. nucleatum erlauben eine vorläufige Identifikation, Bestimmung der CFU, Subkultivierung und endgültige Identifikation (adaptiert nach Slots 1986). TSBV = Trypticas-Soja-Bacitracin-Vancomyin.

- *Enzymimmunassay* (EIA; Abb. 6.**21**):
  - Speziesspezifische Antikörper sind an einer Membran in einem miniaturisierten Reaktionsgefäß fixiert.
  - Spezifische Antigene der Plaque binden an diese Antikörpern.
  - Nach Zugabe eines weiteren Antikörpers, der an ein Enzym gekoppelt ist, wird das System mit einem geeigneten Substrat „entwickelt“.

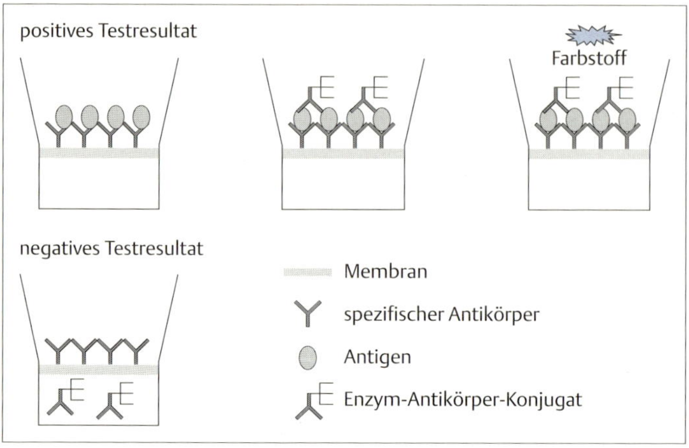

Abb. 6.**21** Miniaturisierter Immunassay zum Nachweis von A. actinomycetemcomitans, P. gingivalis und P. intermedia in Plaqueproben (Evalusite).
Die spezifischen Antikörper sind an der Membran gebunden. Die Plaqueprobe wird zugegeben, spezifische Antigene binden an den Antikörpern. Nach Zugabe eines weiteren spezifischen Antikörpers, der mit einem Enzym konjugiert wurde, kann das System mit einem Substrat „entwickelt" werden, der nach enzymatischer Spaltung einen charakteristischen Farbstoff freisetzt.

    • Der entstehende charakteristische Farbstoff wird kolorimetrisch beurteilt.
    • A. actinomycetemcomitans, P. gingivalis und P. intermedia können mit diesem Test in der Praxis in Plaqueproben nachgewiesen werden. Test derzeit nicht mehr erhältlich.
  – *Enzymtest*:
    • P. gingivalis, T. forsythia und T. denticola besitzen eine trypsinartige Peptidase.
    • Diese hydrolysiert das synthetische Peptid *N*-α-Benzoyl-DL-arginin-2-naphthylamid (BANA).
    • Das Spaltungsprodukt β-Naphthylamid ist ein Chromophor und kann mittels Farbreaktion sichtbar gemacht werden.
    • Allerdings: Eher harmlose Bakterien wie Capnocytophaga spp. und einige Aktinomyzeten sind ebenfalls BANA-positiv. Test derzeit nicht mehr erhältlich.

➤ **Molekularbiologische Methoden**:
  – Speziesspezifische, radioaktiv oder enzymatisch markierte Oligonucleotidsequenzen (DNA-Sonden) binden an komplementäre Sequenzen der Bakterien-DNA:
    • Hypervariable Sequenzen der 16 S-rRNA, die für sehr viele Spezies bekannt sind, eignen sich besonders gut zur Konstruktion speziesspezifischer DNA-Sonden.
    • Oligonucleotide aus 24 – 30 Basen werden entweder radioaktiv oder enzymmarkiert und fluoreszieren oder chemiluminiszieren (Digoxigenin-markiert).
    • Im Gegensatz zu den spezifischen Oligonucleotidsonden kommt es bei vollständig genomischen oder geklonten DNA-Sonden häufiger zu Kreuzreaktionen.
  – Prinzipielles Vorgehen:
    • Dispersion der Plaqueproben in dem Transportmedium
    • Zelllyse durch Zugabe von Enzymen und Detergenzien
    • Denaturierung der Bakterien-DNA durch Zugabe von NaOH
    • Die zugegebene DNA-Sonde bindet nur an komplementäre Fragmente (Abb. 6.**22**).
  – Dem parodontologisch tätigen Zahnarzt werden zurzeit mikrobiologische Analysen mittels DNA-Sonden für P. gingivalis, P. intermedia, A. actinomycetemcomitans, E. corrodens, F. nucleatum, C. rectus, T. forsythia und T. denticola kommerziell angeboten.

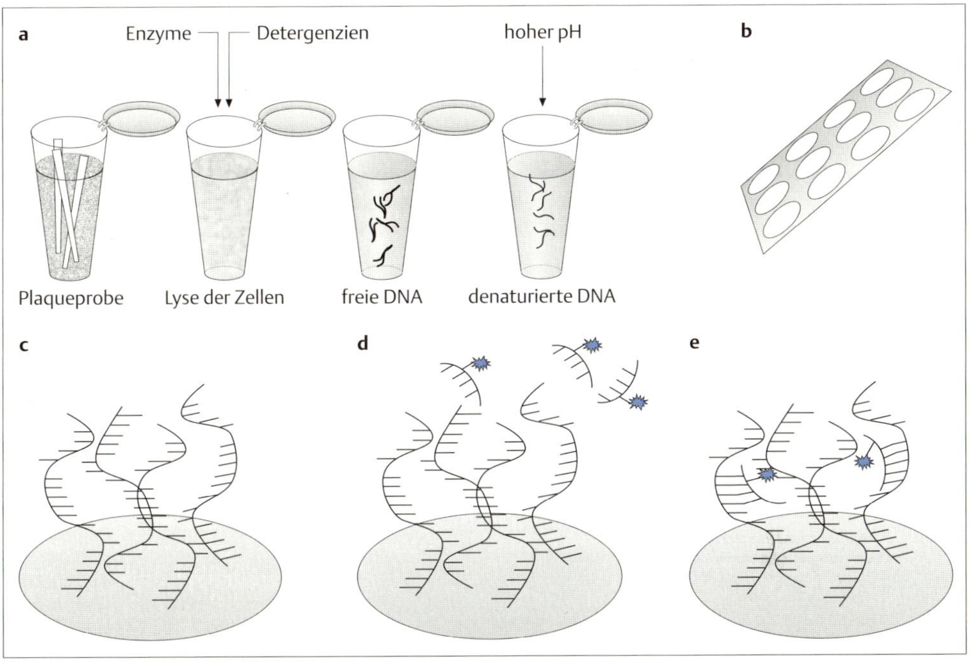

Abb. 6.**22** **a–e** Vorgehen bei molekularbiologischen Tests (nach Murray & French 1989).
a Gewinnung und Denaturierung der Bakterien-DNA.
b Spezielles Filterpapier mit den bearbeiteten Proben.
c Starke Vergrößerung eines Spots aus **b** mit flottierenden Einzelsträngen der Bakterien-DNA.
d Zugabe speziesspezifischer, markierter DNA-Sonden.
e Sonden binden nur an entsprechenden Zielorten der homologen Bakterienspezies. Die Markierung erlaubt eine semiquantitative Auswertung.

- *Polymerasekettenreaktion* (polymerase chain reaction, PCR). Mit Hilfe eines Paares von Oligonucleotidprimern werden kleine Abschnitte genomischer DNA millionenfach amplifiziert und dadurch nachweisbar (Abb. 6.**23**). Die Primer sind meist zwischen 18 und 28 Basen lang.
  - Unterschiedliche Abschnitte genomischer DNA werden amplifiziert, z. B. speziesspezifische 16 S-rRNA, Sequenzen im Leukotoxin-Gen von A. actinomycetemcomitans (Abb. 6.**24**) etc.
  - Sehr hohe Sensitivität.

➤ In 2 **systematischen Übersichtsartikeln** von Mombelli et al. (2002) und Listgarten & Loomer (2003) ist die mikrobiologische Parodontaldiagnostik kritisch beurteilt worden:
- Die Ab- oder Anwesenheit der Parodontalpathogene A. actinomycetemcomitans, P. gingivalis, P. intermedia, T. forsythia oder C.rectus erlaubt *keine* Unterscheidung zwischen den klinischen Diagnosen „chronische" oder „aggressive" Parodontitis.
- Eine klinische Diagnose „aggressive Parodontitis" ist bei Patienten mit Nachweis von A. actinomycetemcomitans allerdings wahrscheinlicher als bei Patienten ohne entsprechenden Nachweis.
- Die leukotoxische Variante von A. actinomycetemcomitans wird generell nur bei aggressiver Parodontitis gefunden; andererseits kann diese Variante bei vielen Patienten mit aggressiver Parodontitis nicht nachgewiesen werden.
- Mikrobiologisches Monitoring kann die Behandlung einzelner Patienten unterstützen, die nicht oder schlecht auf konventionelle Therapiemaßnahmen reagieren.

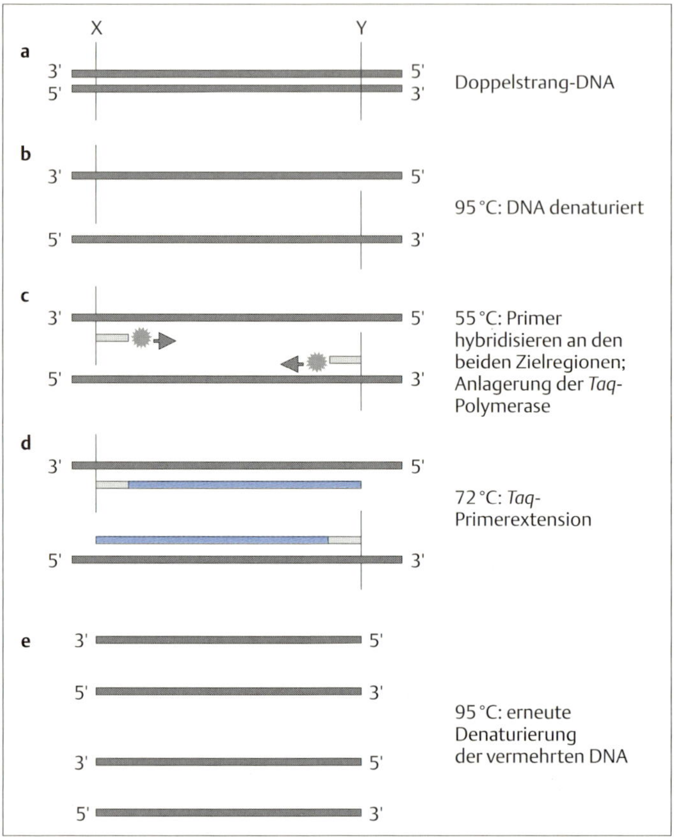

Abb. 6.**23 a – e** Prinzip der Polymerasekettenreaktion (PCR).
a Die genomische Sequenz zwischen X und Y soll durch millionenfache Amplifikation nachgewiesen werden.
b Bei 95 °C denaturiert die DNA. Sie liegt jetzt in Form von 2 Einzelsträngen vor.
c Durch Abkühlen auf 55 °C können die zugegebenen Oligonucleotidprimer an den entsprechenden DNA-Sequenzen binden (hybridisieren), die *Taq*-Polymerase lagert sich an.
d Die thermostabile *Taq*-Polymerase von Thermophilus aquatus, eines in heißen Quellen lebenden Bakteriums, leitet bei 72 °C die Primerextension ein, wobei Nucleotide im Überschuss vorliegen müssen.
e Wird die Temperatur wieder auf 95 °C erhöht, denaturiert die jetzt verdoppelte DNA-Sequenz erneut. Wiederholte Zyklen resultieren rasch in einer millionenfachen Vermehrung der Abschnitte, die sich dann gelelektrophoretisch (Abb. 6.**24**) nachweisen lassen.

Marker der spezifischen und unspezifischen Wirtsantwort

➤ Ergebnisse **serologischer Untersuchungen** sind nicht eindeutig interpretierbar:
  - Hohe Antikörpertiter gegen Parodontalpathogene wie A. actinomycetemcomitans bei aggressiver Parodontitis deuten immer auf die Anwesenheit dieser Mikroorganismen hin.
  - Werden Antikörper nicht in ausreichendem Maße gebildet, obwohl das Bakterium in hohen Anteilen in der subgingivalen Plaque vorkommt, entwickelt sich häufig eine generalisierte Form der Erkrankung.

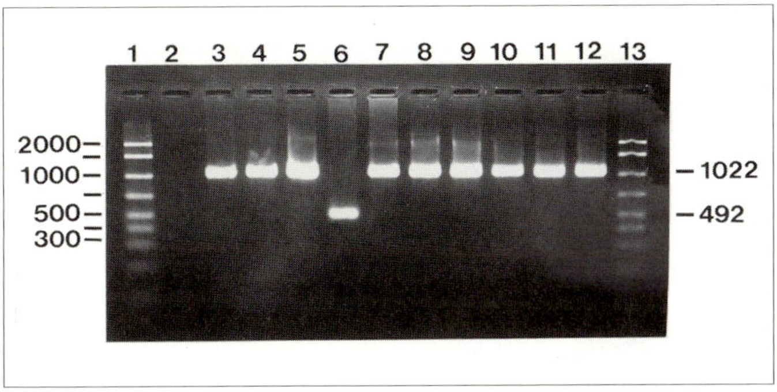

Abb. 6.**24** Gelelektrophorese der amplifizierten Produkte nach Polymerasekettenreaktion (Macheleidt et al. 1999).
Eine Sequenz aus der Promoterregion von A. actinomycetemcomitans (vgl. Abb. 2.**4**) wurde mittels PCR amplifiziert. Die unterschiedlich großen „Amplifikate" wurden mit Ethidiumbromid sichtbar gemacht. Spuren 1 und 13 sind DNA-Größenmarker, Spur 2 ist eine negative Kontrolle (Wasser). Bei den meisten Stämmen wurde eine 1022 bp lange Sequenz amplifiziert (Spuren 3–5, 7–12). Ein Isolat hatte eine Deletion von 530 bp in der Promoterregion (Spur 6).

Tabelle 6.3 Vergleich mikrobiologischer Testverfahren in der parodontalen Diagnostik

Testverfahren	Nachweisgrenze	Dauer	Bemerkungen
Kultur • Vollmedien • Selektivmedien	10^4–10^5 10^2–10^3	mehrere Wochen	• Gesamtbild der *lebenden, kultivierbaren* Flora • Nachweis ungewöhnlicher Bakterien • Resistenzbestimmung möglich
Immunologisch	10^2–10^4	chairside bis 1 Tag	Nachweis toter Bakterien möglich
Enzymtests (BANA, andere Oligopeptide)	10^4	chairside	• unspezifisch auf P. gingivalis, T. forsythia, T. denticola • Capnocytophaga spp. und einige Aktinomyzeten sind ebenfalls BANA-positiv
Molekularbiologisch • DNA-Sonden • PCR	10^2 (1–)10	Tage Stunden	• sehr spezifische Oligonucleotidsonden für 16 S-rRNA • kommerziell angebotene Tests für begrenzte Zahl von Bakterien • tote Bakterien nachweisbar

- ➤ Gingivaexsudat kann mit speziellen Filterpapierstreifen gesammelt werden (Abb. 6.**25**), die in den Sulkus- bzw. Tascheneingang platziert werden. Das Flüssigkeitsvolumen wird mit einem vorher kalibriertem Messgerät (Periotron 8000, Oraflow, Plainview, NY, USA) bestimmt.
- ➤ Im entzündlichen **Gingivaexsudat** können unterschiedliche Marker mit z. T. prognostischer Bedeutung nachgewiesen werden:
  - Entzündungsmarker
  - Wirtsenzyme
  - Gewebemetabolite.

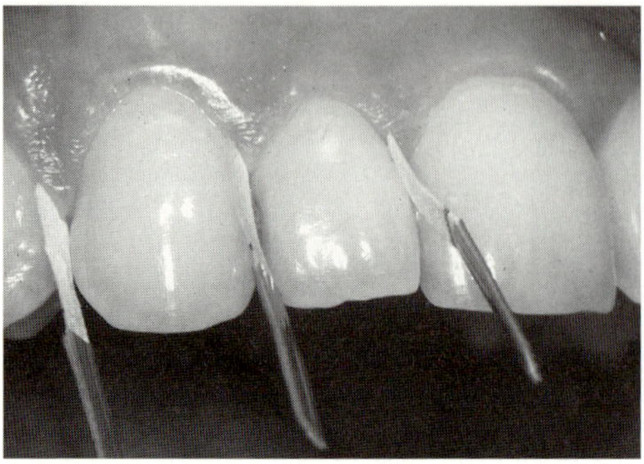

Abb. 6.**25** Gewinnung von entzündlichem Gingivaexsudat jeweils mesial an den Zähnen 12, 13 und 14 mit Hilfe von Filterpapierstreifen, die in den Sulkus bzw. Tascheneingang platziert wurden.

- Entzündungsmarker:
  - Monozyten parodontal anfälliger Patienten reagieren auf LPS gramnegativer Bakterien mit einer 2- bis 3-mal erhöhten Ausschüttung von *PGE_2*.
    - PGE_2 kann im Gingivaexsudat und gingivalem Bindegewebe nachgewiesen werden und ist stark mit der lokalen Progression der Parodontitis assoziiert.
    - Ähnliche Beobachtungen werden in Bezug auf die proinflammatorische Zytokine IL-1α und IL-1β, IL-6 und TNF-α gemacht, die sich insbesondere in therapierefraktären Fällen in erhöhten Konzentrationen mithilfe von EIA im Gingivaexsudat nachweisen lassen.
    - **Merke:** Ein postulierter *hyperreaktiver Makrophagenphänotyp* steht wahrscheinlich im Wesentlichen unter genetischer und verhaltensbedingter Kontrolle.
  - Akutphaseproteine wie C-reaktives Protein, α2-Makroglobulin, α1-Proteinase-Inhibitor sowie Transferrin und Lactoferrin eignen sich nicht zur Identifikation aktiver Läsionen.
- Wirtsenzyme:
  - Matrixmetallproteinasen wie *Kollagenase* und *Gelatinase* spielen eine wesentliche Rolle während des Ab- und Umbaus parodontaler Gewebe:
    - Neutrale Proteasen können unspezifisch mit einem kolorimetrischen Assay im Gingivaexsudat nachgewiesen werden.
    - Ein lösliches, farbmarkiertes Kollagenfragment wird von einem unlöslichen Konjugat aus Farbstoff und Kollagen durch enzymatische Aktivität abgespalten.
  - Für andere *lysosomale Enzyme* polymorphkerniger Granulozyten im Gingivaexsudat sind ähnliche Nachweisverfahren beschrieben worden:
    - Elastase
    - Cathepsine
    - β-Glucuronidase.
  - *Alkalische Phosphatase* wird von Osteoblasten, Fibroblasten und neutrophilen Granulozyten freigesetzt. Das Enzym kann mittels Chemilumineszenz im Gingivaexsudat nachgewiesen werden.
  - Das Enzym *Aspartataminotransferase* (AST) wird erst bei Zellnekrose freigesetzt. Erhöhte Konzentrationen von AST im Gingivaexsudat ($>$ 800 mIU) sind mit aktiver parodontaler Destruktion assoziiert.
- Produkte des Gewebemetabolismus:
  - Glykosaminoglykane sind Polysaccharidkomponenten, die an Proteoglykane des Bindegewebes gebunden sind. Das Auftreten von vor allem *Chondroitin-4-* und *Chondroitin-6-Sulfat* im Gingivaexsudat ist mit parodontaler Entzündung korreliert.

- Die Aminosäure *Hydroxyprolin* ist ein Hauptbestandteil von Kollagen. Da sie auch bei Gingivitis im Gingivaexsudat nachgewiesen wird, scheidet sie als Marker für parodontale Destruktion aus.
- Ähnliches gilt für *Fibronectine*, eine heterogene Gruppe von Glykoproteinen im Blut und Bindegewebe, die sowohl während der Entzündung als auch der Wundheilung eine wichtige Rolle spielen.
- Weitere Bindegewebeproteine, wie Osteonectin, Osteocalcin oder Typ-I-Kollagen-Peptide, carboxyterminales Typ-I-Propeptid, aminoterminales Typ-III-Propeptid, sind im Gingivaexsudat nachweisbar. Ihre Assoziation mit parodontaler Destruktion wird zurzeit näher untersucht.

➤ Kritische Beurteilung:
- Einige biochemische Marker im Gingivaexsudat scheinen mit parodontaler Aktivität assoziiert zu sein.
- Bei anderen besteht eher eine enge Korrelation mit der klinischen Entzündung.
- **Merke:** Weiterführende Diagnostik ist nur dann indiziert, wenn das Ergebnis eine andere Therapie zur Folge hat. Biochemische Marker eignen sich zurzeit nicht zur Parodontitisdiagnostik:
  - Möglicher Test erbringt keinen Informationsgewinn.
  - Hohe Kosten bei der Auswahl zahlreicher Teststellen.
  - Die meisten der bereits entwickelten Testsysteme konnten sich in der Praxis nicht durchsetzen.

Humangenetische Tests

➤ **Genetische Marker**:
- An sich seltene aggressive Formen der Parodontitis häufen sich in bestimmten Familien:
  - Möglicherweise ist ein *singulärer Hauptgenort* mit autosomal dominantem Erbgang für die Anfälligkeit von früh beginnender Parodontitis verantwortlich.
  - Alternativ kontrollieren mehrere *modifizierende Gene* die individuelle Immunantwort (z. B. die Produktion von IgG2 bei Infektion mit gramnegativen Bakterien der Plaque).
  - Eine Kombination beider Möglichkeiten ist ebenfalls möglich.

➤ In vielen Fällen von aggressiver Parodontitis sind Funktionen neutrophiler Granulozyten beeinträchtigt und gleichzeitig die monozytäre Reaktionen auf LPS gesteigert:
- Entsprechende Genorte (Tabelle 6.**4**) eignen sich möglicherweise für die Entwicklung humangenetischer Tests zur Bestimmung des individuellen Parodontitisrisikos.

➤ Polymorphismen des FcγRIIa-Rezeptors (Chromosom 1q21-q23):
- FcγRIIa auf Monozyten/Makrophagen und neutrophilen Granulozyten ist der einzige Rezeptor der FcγR-Familie, der effektiv an IgG2 bindet.
- Varianten des Rezeptors differieren an Stelle 131 bezüglich der Aminosäuren Histidin (H) oder Arginin (R):
  - Homozygote H131 weisen kein erhöhtes Risiko für aggressive Parodontitis auf.
  - Homozygote R131 haben wegen der schwachen Bindung des Rezeptors an IgG2 eine erhöhte Anfälligkeit für Infektionen mit Neisseria meningitidis und Haemophilus influenzae und möglicherweise auch ein erhöhtes Risiko für aggressive Parodontitis.

➤ Polymorphismen im *Interleukin-1-Gen-Komplex* sind mit chronischer Parodontitis assoziiert:
- Allel 2 des IL-1A-Polymorphismus (– 889 oder + 4845) sowie Allel 2 des IL-1B-Polymorphismus (+ 3954) (IL-1-Genotyp-positive Individuen) haben wahrscheinlich eine stark erhöhte monozytäre Freisetzung von IL-1 bei Kontakt mit LPS gramnegativer Bakterien zur Folge.

Tabelle 6.4 Genetische Besonderheiten, die mit einer erhöhten Anfälligkeit für Parodontalerkrankungen in Verbindung stehen können (nach Page et al. 1997)

Genetische Besonderheit	Genort, Chromosom
Funktionsanomalien von Phagozyten	
Variable Monozyten-/Makrophagenfunktionen	
Eingeschränkte Produktion von IgG2	6
FcγRIIa-Rezeptor	1q21-q23
TNF-α-Polymorphismus	6
IL-1-Cluster	2q13-q21
Cyclooxygenase-1-Gen	9q32,33
Cathepsin-C-Gen	11q4

- IL-1-Genotyp-positive Raucher haben in einigen Populationen ein erhöhtes Parodontitisrisiko im Vergleich zu IL-1-Genotyp-negativen Rauchern.
- IL-1-Genotyp-positive, parodontal erkrankte Individuen verlieren trotz intensiver unterstützender Nachsorgetherapie mehr Zähne als IL-1-Genotyp-negative.
- **Merke:** Humangenetische Tests sollten nur bei vorliegender Erkrankung durchgeführt werden.

Mundgeruch

- Hauptanliegen vieler Patienten ist die Beseitigung eines tatsächlich bestehenden oder angenommenen Mundgeruchs (Foetor ex ore, Halitosis).
- In den meisten Fällen wird Mundgeruch durch orale Bakterien verursacht, die flüchtige Schwefelverbindungen freisetzen, z. B. Schwefelwasserstoff, Dimethylsulfid, Methylmercaptan.
- Folgende ökologische Nischen sollten besonders beachtet werden:
  - parodontale Taschen
  - offene kariöse Läsionen, imperfekte Restaurationsränder
  - Zungenrücken
  - Tonsillen.
- Organoleptische Untersuchungsmethoden (olfaktorische Beurteilung der Ausatemluft durch den Untersucher) sind psychologisch problematisch und nicht sehr objektiv.
- *Gaschromatographische Untersuchungen* der ausgeatmeten Luft sind reproduzierbar und sensitiv (z. B. Halimeter). Unspezifische Bestimmung flüchtiger Schwefelverbindungen.

Allgemeine Diagnose

➤ Allgemeine Diagnosen betreffen:
- die *Verlaufsform* der Parodontitis (chronisch, aggressiv)
- das *Ausmaß* der Erkrankung (lokalisiert, generalisiert)
- die *Schwere* der Erkrankung (mäßig, fortgeschritten)
- ggf. verstärkende *systemische Erkrankungen* (z. B. generalisierte chronische Parodontitis bei vorliegendem Diabetes mellitus Typ II, Nichtraucher)
- ggf. mukokutane (Mundschleimhaut-)Erkrankungen.

Zahnbezogene Diagnose

➤ Ergänzend werden *für jeden Zahn* die entsprechende Diagnosen gestellt (vgl. Abb. 6.**6**), z. B.:
- *plaqueinduzierte Gingivitis* (chronisch oder akut):
  - parodontale Sondiertiefen bis 3 mm, Attachmentverluste können vorhanden sein, keine Anzeichen für derzeitige Progression
  - Bluten nach Sondieren
  - Knochenabbau kann vorhanden sein.

➤ Der Schweregrad der Parodontitis kann nach dem Attachmentverlust eingeteilt werden in *leicht* (1 – 2 mm), *mäßig* (3 – 4 mm) und *schwer* (≥ 5 mm). Gebräuchlich sind:
- *leichte oder mäßige* (früher: superfizielle) *Parodontitis:*
  - parodontale Sondiertiefen ≥ 3 mm und Attachmentverlust
  - Bluten nach Sondieren
  - Knochenabbau bis etwa 1/3 der Wurzellänge
- *schwere* (früher: profunde) *Parodontitis:*
  - parodontale Sondiertiefen ≥ 3 mm (in der Regel wesentlich tiefer) und Attachmentverlust
  - Bluten nach Sondieren
  - Knochenabbau von mehr als 1/3 der Wurzellänge und/oder
  - fortgeschrittener Furkationsbefall (Grad II oder III).
- *gingivale Rezession* liegt vor, wenn der Attachmentverlust größer als die parodontale Sondiertiefe ist
- Parodontalabszess
- kombinierte parodontale-endodontale Läsion etc.

Prognose

➤ Die Einzelzahndiagnosen sollten im Parodontalstatus zusammen mit den entsprechenden vorläufigen Prognosen festgehalten werden (vgl. Abb. 6.**6**):
- Welche Zähne können sicher erhalten werden?
- Welche Zähne haben eine fragliche Prognose, aber eine hohe strategische Bedeutung?
- Welche Zähne sind hoffnungslos erkrankt und sollten extrahiert werden?

Therapieplanung

Allgemeines

- Die Behandlung des parodontal erkrankten Sanierungspatienten gliedert sich in unterschiedliche Abschnitte (Abb. 6.**26**):
  - Erfassung und Berücksichtigung systemischer Erkrankungen
  - Schmerzbehandlung
  - Phase I: kausale Therapie (antiinfektiöse Maßnahmen)
  - Phase II: korrektive Maßnahmen mit dem Ziel der Regeneration, restaurative Maßnahmen etc.
  - Phase III: unterstützende Nachsorgetherapie – Risikoerfassung und Risikomanagement.

Fallbesprechung

- Nach Erhebung der Anamnese, eingehender Befundaufnahme und Diagnosestellung wird der Behandlungsplan mit dem Patienten besprochen:
  - Aufklärung über die dokumentierten Befunde
  - Eruierung des Hauptanliegens des Patienten
  - Erfassung des individuellen Bedarfs des Patienten an Kaukomfort und Ästhetik
  - indviduell optimaler Behandlungsvorschlag
  - Ziel: Erreichen eines weitgehend stabilen Behandlungsergebnisses.

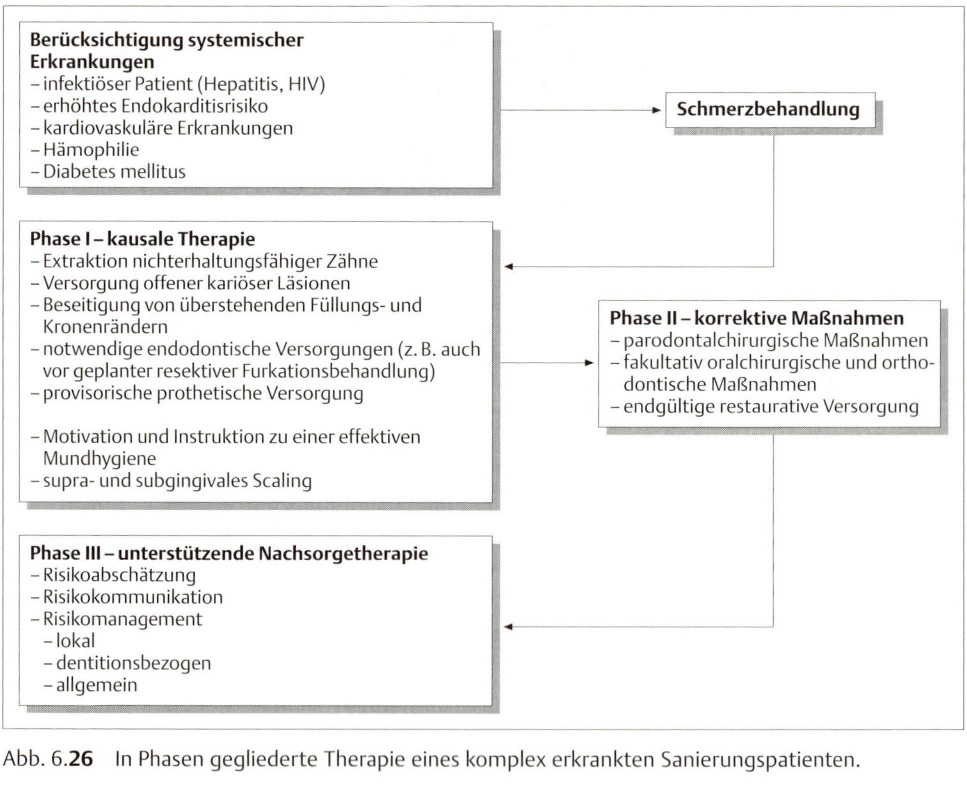

Abb. 6.**26** In Phasen gegliederte Therapie eines komplex erkrankten Sanierungspatienten.

- Es sollte alternativ mindestens eine ärztlich vertretbare Minimallösung vorgeschlagen werden:
  - Der Patient entscheidet nach Aufklärung selbst über Vor- und Nachteile im Rahmen seiner zeitlichen und finanziellen Möglichkeiten zwischen beiden oder mehreren Lösungen.
  - **Merke:** Fortgesetztes Monitoring parodontaler Läsionen oder fortgeschrittener kariöser Defekte ist während der Sanierungsphase grundsätzlich zu vermeiden.
- Vereinbarung des Zeit- und Kostenplans.

Allgemeines

- Primäres Ziel bei allen chronischen Erkrankungen ist ihre *Verhütung*. Die Prävention erscheint bei Karies und plaqueassoziierten Parodontalerkrankungen aus folgenden Gründen möglich:
  - Es handelt sich um *infektiöse Prozesse*; die weitgehende Unterdrückung und Kontrolle der auslösenden Oralpathogene ist denkbar.
  - Das *Gesundheitsbewusstsein* nimmt in der Bevölkerung zu.
  - *Mundhygienemaßnahmen* sind weitgehend etabliert.
  - Es besteht ein breites Angebot von *Fluoridierungsmaßnahmen*.
- Präventive Maßnahmen werden traditionell differenziert in primäre, sekundäre und tertiäre Prävention (Abb. 7.**1**). Zur Verhütung von Karies und Parodontalerkrankungen werden folgende Maßnahmen unterschieden:
  - *Primärprävention*:
    - Verbesserung der persönlichen Mundhygiene
    - zahngesunde Ernährung
    - lokale Fluoridierung
    - regelmäßige Kontrollen
  - *sekundäre Prävention*:
    - Früherfassung und -behandlung von Erkrankungen in der Mundhöhle
    - professionelle Zahnreinigung
  - *tertiäre Prävention*:
    - systematische Behandlung
    - Komplikationsvorbeugung.

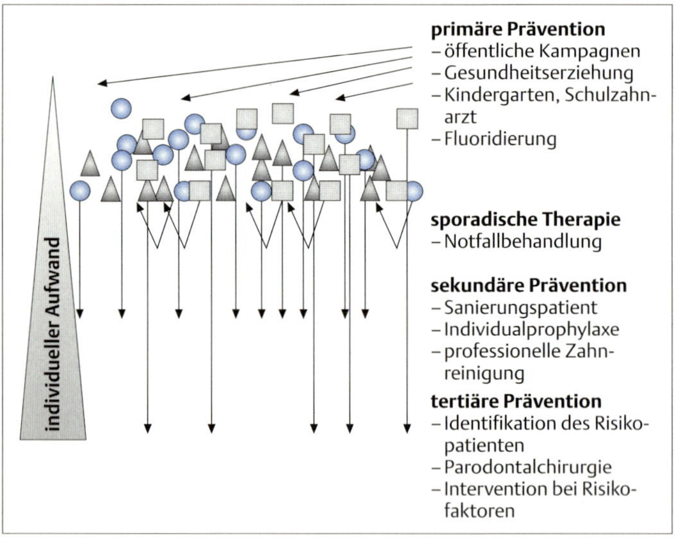

Abb. 7.**1** Parodontal präventive Maßnahmen in Abhängigkeit zur Zugehörigkeit zur Risikogruppe.

Karlstad-Studie

- Die Bedeutung eines stringent durchgeführten *Präventionsprogramms* für die Mundgesundheit wurde im Rahmen der Karlstad-Studie nachgewiesen (Axelsson et al. 1991, 2004):
  - *Testgruppe*: 375 erwachsenen Patienten wurden die folgenden Leistungen angeboten:
    - Mundhygiene-Demonstrationen
    - professionelle Zahnreinigungen
    - konventionelle Kariestherapie
    - *Recall*: alle 2 Monate, nach 2 Jahren alle 3 Monate.
  - *Kontrollgruppe*: 180 Patienten mit zahnärztlicher Standardtherapie:
    - Mundhygiene-Demonstrationen
    - professionelle Zahnreinigungen
    - konventionelle Kariestherapie
    - Rücküberweisung an Hauszahnarzt mit jährlichen Kontrollen.
  - Nach 6 Jahren Abbruch der kontrollierten Studie:
    - In der Kontrollgruppe waren durchschnittlich weitere 12 – 15 Zahnflächen *kariös* erkrankt, in der Testgruppe nur 0 – 1 Zahnfläche.
    - In der Kontrollgruppe betrug der *Attachmentverlust* durchschnittlich 0,7 – 1,5 mm; dagegen gab es in der Testgruppe Attachmentgewinne (Abb. 7.**2**).
  - Den Patienten der Kontrollgruppe wurde daraufhin eine ähnliche Betreuung angeboten wie den Patienten der Testgruppe.
  - Individuelles Recall in der Testgruppe nach 6 Jahren: Bei 95% der Studienteilnehmer waren nur noch 1 – 2 Prophylaxesitzungen pro Jahr erforderlich.
- Nach 30 Jahren waren bei den 257 Patienten der Testgruppe, die noch nachuntersucht werden konnten, lediglich 173 Zähne verloren gegangen, meist aufgrund von Wurzelfrakturen (62%). Nur 5% der verlorenen Zähne waren wegen parodontaler Probleme extrahiert worden, 7% wegen Karies.
- Hauptgrund für die weitgehend stabilen Verhältnisse war ein dauerhaft niedriger Anteil von 20% oder weniger Zahnflächen mit dentaler Plaque.
- Die wesentliche Botschaft der Karlstad-Studie lautet:
  - Es besteht die Möglichkeit einer praktisch vollständigen Verhütung der beiden wichtigsten Erkrankungen der Mundhöhle, Karies und Parodontitis.
  - Auf Bevölkerungsniveau ist dieses Ziel allerdings nur mit einem sehr großen, wahrscheinlich unverhältnismäßigen Aufwand zu erreichen.

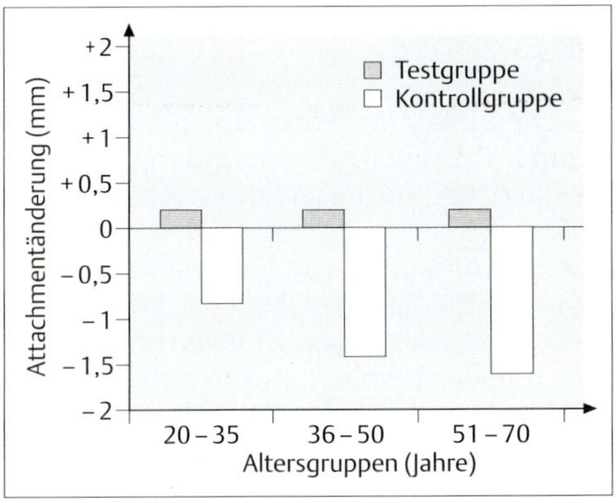

Abb. 7.**2** Attachmentverluste traten in den ersten 6 Jahren der Karlstadt-Studie nur in der Kontrollgruppe (jährliche Kontrollen durch den Hauszahnarzt) auf (nach Axelsson et al. 1991).

Möglichkeiten und Grenzen der Prävention

- In den letzten 10–15 Jahren ist eine bedeutsame Neueinschätzung der parodontalen Situation in der Bevölkerung zu beobachten:
  - Die Anfälligkeit für destruktive Parodontalerkrankungen unterscheidet sich individuell. Nicht jede Form der Gingivitis entwickelt sich zur destruktiven Parodontitis.
  - Vor allem die Prävalenz aggressiver Parodontalerkrankungen ist geringer als lange Zeit angenommen. Möglicherweise sinkt sie weiter ab. Viele Menschen behalten schon heute ihr vollständiges Gebiss trotz Gingivitis und leichter Formen der Parodontitis.
  - Ob die Risikogruppe der parodontal anfälligen Individuen von einer weiteren Verbesserung der allgemeinen Mundgesundheit profitiert, ist nicht sehr wahrscheinlich.
- Die Neubeurteilung hat für das öffentliche Gesundheitswesen wichtige Konsequenzen:
  - Die Prävention der frühen Stadien der Gingivitis auf Populationsniveau ist ein unrealistisches und wahrscheinlich unnötiges Unterfangen.
  - Obwohl sich das Dogma der Kausalkette Plaque → Gingivitis → Parodontitis bis heute in vielen Lehrbüchern findet, ändern sich unsere Vorstellungen über die relative Bedeutung der dentalen „Plaque" für die Pathologie in der Mundhöhle grundlegend.
  - Statt totaler Plaquekontrolle ist über eine Änderung der ökologischen Bedingungen eine Reduzierung des Anteils der *Oralpathogene* in der dentalen Mikroflora notwendig.
  - Statt parodontalchirurgische Maßnahmen für die Masse der Bevölkerung zu organisieren, ist die intensive diagnostische, präventive und therapeutische Betreuung einer kleinen Gruppe anfälliger Patienten in den nächsten Jahren eine der Hauptaufgaben.
- Große Bevölkerungskreise können heute mittels konservativer Parodontalbehandlung ohne parodontalchirurgische Interventionen behandelt werden (sekundäre Prävention):
  - Diesen Maßnahmen müssen entsprechende Informationen über die Ursache entzündlicher Parodontalerkrankungen und ihre Verhütung vorausgehen (Motivation).
  - Ein kurzes, z. B. in 2–3 Sitzungen durchgeführtes Mundhygiene-Intensivprogramm sollte vor jeder systematischen zahnärztlichen Behandlung erfolgen.
  - Bewusste Unterscheidung zwischen Patienten, die den Zahnarzt nur bei Beschwerden sporadisch aufsuchen, und der bislang kleineren Gruppe von Patienten, die eine systematische Therapie im Sinne einer Sanierung wünschen.
  - Zurzeit wird allgemein empfohlen, nur beschränkt *definitive Behandlungsmaßnahmen* anzubieten (z. B. bei Verletzungen, behinderten Patienten), ohne dass präventive Maßnahmen greifen. Die wissenschaftliche Basis dafür ist allerdings schmal (siehe unten).
  - Besondere Bedeutung hat die Wiederherstellung der *Hygienefähigkeit* des Patienten.
  - Bei der Mehrzahl der Patienten werden erneute professionelle Zahnreinigungen erst in längeren Abständen erforderlich sein (z. B. alle 6–12 Monate).
- **Merke:** Es liegen Hinweise vor, nach denen eine kontinuierliche nichtchirurgische Parodontalbehandlung (regelmäßiges subgingivales Scaling) die Zahnverlustrate um mehr als 50% senken kann.
- Die Prävention der meisten akuten und chronischen Infektionserkrankungen mit wohlbekannter auslösender Ursache erfolgt heute durch Vakzinierung, Vermeidung von Kontakt und Steigerung der allgemeinen Hygienestandards, insbesondere durch Kontrolle von Nahrungsmittelkontamination etc.
  - **Merke:** Obwohl Expositionsvermeidung und Modifikation von Risikofaktoren auch bei chronischen Erkrankungen wie Diabetes mellitus, kardiovaskuläre Erkrankungen oder Krebs möglich scheint, bieten regelmäßige Kontrolluntersuchungen und Früherkennung den besten Schutz vor Erkrankung, mit gleichwohl mäßigen Erfolgen.
  - Parodontitis gehört definitiv in diese Gruppe chronischer Erkrankungen.
- Eine **systematische Suche** nach randomisierten kontrollierten Studien zur Bedeutung persönlicher Mundhygienemaßnahmen für die Prävention von Inzidenz/Progression der chronischen Parodontitis (Hujoel et al. 2005) ergab lediglich 3 Untersuchungen:

- Keine der Studien konnte einen statistisch signifikanten Vorteil persönlicher Mundhygienemaßnahmen für die Prävention chronischer Parodontitis bei einer Studiendauer von immerhin 3–4 Jahren nachweisen.
- Es ist allerdings unklar, ob neue randomisierte kontrollierte Studien initiiert werden sollen, da das Konzept einer allein ausschlaggebenden Rolle unzureichender Mundhygiene in neueren epidemiologischen Untersuchungen in Frage gestellt wird.

➤ Präventionsstrategien müssen neben der relativ schlechten Mundhygiene auch andere bedeutende Risikofaktoren berücksichtigen (siehe Kapitel 8):
  - Tabakkonsum
  - Diabetes mellitus
  - sozioökonomische Faktoren.

➤ Unter Berücksichtigung des *relativen Risikos* (das Verhältnis der Indizidenz einer Erkrankung bei exponierten Personen zur Inzidenz bei nicht exponierter Personen) und der *Prävalenz des Risikofaktors* kann das *attributable Risiko* berechnet werden:
  - Dieses entspricht dem Anteil der Erkrankten, für den der Risikofaktor direkt verantwortlich gemacht werden kann. Gelänge es, den Risikofaktor vollständig zu eliminieren, würde die Inzidenz um den Prozentsatz des attributablen Risikos sinken.
  - **Merke:** Es besteht die begründete Vermutung, dass sich Parodontitis eher durch Verzicht auf Tabakkonsum (siehe Kapitel 8) als durch eine Verbesserung der Mundhygiene vermeiden lässt (Tabelle 7.**1**).

Tabelle 7.**1** Schlechte Mundhygiene als Riskofaktor für Parodontitis in Relation zu anderen Faktoren

Riskofaktor	Vermeidbar?	Relatives Risiko	Prävalenz (%)	Attributables Risiko (%)
Schlechte Mundhygiene	ja	1,9 [a]	25 [a]	18
Rauchen	ja	2,5–6 [b]	30 [d]	31–60
Diabetes mellitus	nein (kontrollierbar)	2,8–3,4 [c]	8 [e]	13–16

[a] Haffajee et al. 1991
[b] American Academy of Periodontology 1999
[c] American Academy of Periodontology 2000
[d] World Health Organization 1997
[e] Harris et al. 1998 (NHANES III)

Maßnahmen auf Populationsniveau

- *Strategien, die die gesamte Population betreffen* (vgl. Abb. 7.**1**). Auf Populationsniveau kann selbst eine minimale Verbesserung der Mundhygiene dramatische Auswirkungen auf die allgemeine parodontale Gesundheit haben. Um hier Erfolge zu erzielen, sind Informationen über Faktoren notwendig, die mit einer Verbesserung der Mundhygiene interferieren:
  - Erzieherische Maßnahmen und Kampagnen zur Verbesserung der oralen Gesundheit erfolgen im Rahmen etablierter Programme zur *allgemeinen Gesundheitserziehung:*
    - Basis ist individuelles Bedürfnis, nicht objektiver Mangel
    - Bereitstellung umfassender Informationen zu Plaque, Mechanismen der Prävention, Therapiemöglichkeiten, Wirksamkeit kommerzieller Produkte
    - erleichtern, ermöglichen, nicht verordnen
    - weniger auf professionelle Maßnahmen setzen, mehr zur Selbsthilfe anleiten
    - gesündere Alternativen vereinfachen.
  - Gesundheitserziehung auf verschiedenen Ebenen: Kindergärtnerinnen und Lehrer, Kinderärzte und das gesamte zahnärztliche Team vermitteln spezielle Belange der Mundhygiene im Rahmen einer Erziehung zu:
    - allgemeiner Sauberkeit und Körperpflege
    - Vermeidung von Krankheiten
    - Steigerung der Selbstachtung.
  - Spezifische Schulung aller an diesen Programmen beteiligten Personen in der professionellen Vermittlung von wirkungsvollen Mundhygienemaßnahmen.
  - Mundhygienemaßnahmen in der Schule und am Arbeitsplatz müssen ermöglicht und als selbstverständlich erachtet werden:
    - Zugang zu sanitären Anlagen
    - kostengünstiges Angebot geeigneter Hilfsmittel
    - Berücksichtigung unterschiedlicher Altersstufen und Bildungsniveaus.
- Eine **systematische Suche** nach aktuellen Daten zum Effekt von Mundgesundheits-Förderungsprogrammen ergab 5 Übersichtsartikel und weitere 13 randomisierte kontrollierte Studien, in denen Mundhygiene und gingivale Gesundheit beurteilt werden konnten (Watt & Marinho 2005):
  - Die meisten Studien hatten Interventionen an Schulen und am Arbeitsplatz zum Ziel.
  - Demnach können für die Dauer von bis zu 6 Monaten nach der Intervention beträchtliche Reduktionen der Plaquemenge erwartet werden.
  - Längerfristige, nachhaltige Effekte sind nicht wahrscheinlich.

Sekundäre und tertiäre Prävention

- Sekundäre und tertiäre Prävention im Rahmen der *synoptischen Behandlung* des komplex erkrankten Patienten:
  - *Sekundärpräventive Maßnahmen* sind dann angezeigt, wenn eine *systematische* Behandlung aller pathologischen Prozesse und eine orale Rehabilitation erfolgen soll.
  - Für die meisten parodontal erkrankten Patienten sind einfache Maßnahmen für die langfristige Erhaltung der Dentition ausreichend:
    - erlernen einer effektiven Mundhygiene
    - regelmäßig wiederholtes subgingivales Scaling
    - parodontalchirurgische Maßnahmen sind nur in wenigen Fällen erforderlich.

- Wesentlicher Aspekt der Behandlungsplanung ist die Beurteilung der *strategischen Bedeutung* einzelner Zähne:
  - Die Verantwortung des Zahnarztes bei geplanter Extraktion eines parodontal erkrankten Zahnes aus der geschlossenen Zahnreihe ist groß; möglicherweise entstehen beträchtliche Kosten und Risiken bei prothetischer Rehabilitation.
  - Größere therapeutischer Anstrengungen sollten bei strategisch wichtigen Zähnen erfolgen. Ggf. frühzeitige Überweisung an Fachzahnarzt für Parodontologie.
  - Andererseits wird die frühzeitige Extraktion strategisch belangloser Zähne zur Vermeidung kostentreibender und risikoreicher prothetischer Versorgungen (z.B. parodontal erkrankte Weisheitszähne und 2. Molaren) angeraten.

Vorrangige Behandlung von Risikogruppen

➤ Identifikation und vorrangige Behandlung von Risikogruppen:
- Bei einer relativ kleinen Gruppe von Patienten (etwa 15% der Bevölkerung) wird praktisch der gesamte durch Parodontitis verursachte Zahnverlust beobachtet:
  - Allgemeine Risikofaktoren wie Rauchen, Diabetes mellitus, genetische Faktoren wie ein spezieller IL-1-Genotyp etc. sind heute wissenschaftlich etabliert.
  - Die Anwesenheit einer Reihe potenzieller Parodontalpathogene wie A. actinomycetemcomitans, P. gingivalis und T. forsythia scheint bei bestimmten Individuen das Risiko für eine aktive Parodontitis zu erhöhen.
- **Merke:** Hoher diagnostischer und therapeutischer Aufwand vor allem in der Gruppe der Risikopatienten:
  - mikrobiologische und humangenetische Tests
  - parodontalchirurgische und regenerative Maßnahmen
  - eventuell unterstützende Antibiotikatherapie
  - aufwendige epithetische und prothetische Versorgungen
  - ggf. Implantate.

➤ **Merke:** Parodontal erkrankte Patienten mit hohem Risiko sollen vornehmlich von parodontologisch weitergebildeten Fachzahnärzten behandelt werden.

Systemische Phase

Allgemeines

➤ Vor Sanierungsbeginn werden die anamnestischen Angaben auf ihre klinische Relevanz überprüft. *Systemische Erkrankungen* müssen bei der Behandlungsplanung berücksichtigt werden:
- zum Schutz des Behandlers und seines Teams vor infektiösen Patienten (z. B. infektiöse Hepatitis mit HBV, HCV; Infektion mit dem humanen Immunschwäche-Virus, HIV etc.)
- zum Schutz des Risikopatienten:
  - ggf. Therapieeinschränkungen
  - Wechselwirkungen mit Medikamenten
  - ggf. Kontraindikationen, z. B. allergische Reaktionen
- zur Erzielung eines optimalen Therapieergebnisses.

Infektiöse Patienten

➤ Entsprechenden anamnestischen Hinweisen sollte gezielt nachgegangen werden:
- spezifische Antikörpertiter
- Zugehörigkeit zu Risikogruppen.

➤ HIV-seropositive Patienten erkranken häufig an opportunistischen Infektionen der Mundhöhle, z. B.:
- nekrotisierende ulzerative Gingivitis/Parodontitis
- Virusinfektionen – akute Herpesvirusinfektion, haarige Leukoplakie (Epstein-Barr-Virus-Infektion), Papilloma-Virus-Infektion
- Candidose – therapieresistentes lineares Erythem der Gingiva
- Neoplasmen – Kaposi-Sarkom.

➤ Ggf. sollte in diesen Fällen ein HIV-Test veranlasst werden.

➤ **Merke:** Auch bei sorgfältiger Anamnese kann nicht ausgeschlossen werden, dass bestimmte Patienten ein Infektionsrisiko darstellen. Bei allen zahnärztlichen Untersuchungen und Eingriffen sind daher Handschuhe, Mundschutz und Schutzbrille erforderlich. Alle Prinzipien der Standard-Hygienemaßnahmen sind zu beachten.

Erhöhtes Endokarditisrisiko

➤ Die infektiöse Endokarditis ist eine lebensbedrohliche Erkrankung. Bei der durch Mundkeime ausgelösten Endokarditis handelt es sich um eine Infektion hämodynamisch besonders exponierter endokardialer Strukturen im Rahmen einer transienten Bakteriämie.

➤ Da bereits parodontales Sondieren Bakteriämien zur Folge hat, ist bei erhöhtem Endokarditisrisiko (Tabelle 8.**1**) eine angemessene Antibiotikaprophylaxe vor der Befundaufnahme erforderlich.

➤ Je nach Erregervirulenz und Resistenzlage werden diverse **Verlaufsformen der Endokarditis** unterschieden:
- *akute infektiöse Formen:*
  - septisches Krankheitsbild mit hohem Fieber
  - rasche Zerstörung des Endokards, Tod in weniger als 6 Wochen
  - Erreger sind Staphylococcus aureus, Streptococcus pneumoniae, S. pyogenes
- *akut-subakute Zwischenformen*, die häufig durch Enterokokken ausgelöst werden
- *subakute Formen:*
  - leichtes Fieber, Nachtschweiß, Gewichtsverlust
  - unbehandelt erfolgt der Tod nach 6 Wochen bis 3 Monaten.

Tabelle 8.1 Herzfehler und postoperative Befunde, bei denen eine Endokarditisprophylaxe indiziert ist, sowie Herzfehler und postoperative Befunde ohne erhöhtes Endokarditisrisiko

Hohes Endokarditisrisiko:
- Zustand nach biologischem oder mechanischem Herzklappenersatz
- Zustand nach infektiöser Endokarditis auch bei Abwesenheit von Herzerkrankungen

Mäßiges Endokarditisrisiko:
- angeborene und erworbene Herzklappenfehler
- angeborene Herzfehler wie:
  - Aortenisthmusstenose
  - Ductus Botalli apertus
  - Ventrikelseptumdefekt (Primumtyp)
  - sub- oder supravalvuläre Aortenstenose
  - zyanotisches Vitium
- Zustand nach palliativer Operation angeborener Herzfehler
- inkomplett korrigierte angeborene Herzfehler
- hypertrophische obstruktive Kardiomyopathie (HOCM)
- Mitralklappenprolaps (MVP) mit systolischem Geräusch

Kein erhöhtes Endokarditisrisiko:
- Vorhofseptumdefekt
- Zustand nach erfolgreichem Verschluss eines Vorhofseptumdefekts (Primumtyp) oder Ventrikelseptumdefekts (6 Monate) ohne Residuen
- Zustand nach koronarer Bypassoperation
- Mitralklappenprolaps (MVP) *ohne* systolisches Geräusch
- physiologische, funktionelle oder harmlose Herzgeräusche
- früherer Morbus Kawasaki ohne Klappendysfunktion
- früheres rheumatisches Fieber ohne Klappendysfunktion
- Zustand nach Schrittmacherimplantation
- Zustand nach Operation einer Aortenisthmusstenose

  - *chronische Verlaufsformen:*
    - Symptome wie bei der subakuten Endokarditis
    - Tod nach mehr als 3 Monaten
    - **Merke:** Subakute und chronische Endokarditiden werden gewöhnlich durch Viridans-Streptokokken ausgelöst.
- ➤ Bei *angeborenen und erworbenen Herzfehlern* besteht ein deutlich höheres Risiko einer infektiösen Endokarditis. Am höchsten ist das Endokarditisrisiko bei Patienten mit *Klappenprothesen* oder *vorausgegangener Endokarditis.*
  - Ursächlich sind:
    - abnorme Strömungsbedingungen
    - angeborene oder rheumatische Vorschädigungen der betreffenden Herzklappen.
  - Auf Oberflächenveränderungen der Klappen kommt es zu fibrinösen und thrombotischen Auflagerungen – nichtbakterielle thrombotische Endokarditis.
  - Besiedelung der appositionellen Thromben während transienter Bakteriämie.
- ➤ Läsionen in Hochturbulenzgebieten werden besonders schnell mit Bakterien infiziert:
  - Atrialfläche der Mitralklappe
  - Ventrikelfläche der Aortenklappe.
- ➤ Unterschiedliche Affinität zum primär bakterienfreien Thrombus:
  - Viridans-Streptokokken, Enterokokken, S. aureus, S. epidermidis und Pseudomonas aeroginosa adhärieren besser als Escherichia coli, Klebsiella pneumoniae und A. actinomycetemcomitans.

- Die Adhäsion der oralen Streptokokken S. mutans, S. bovis, S. mitis und S. sanguinis hängt von der Produktion des extrazellulären Polysaccharids Dextran ab.
- Neben A. actinomycetemcomitans werden weitere gramnegative Bakterien der Mundhöhle und des oberen Respirationstrakts für infektiöse Endokarditiden verantwortlich gemacht: Haemophilus spp., Cardiobacterium spp., Eikenella corrodens, Kingella spp., Capnocytophaga spp., Neisseria spp.
- **Merke:** Bei allen zahnärztlichen Maßnahmen, bei denen eine Blutung auftritt, muss mit einer Bakteriämie gerechnet werden:
  - Zahnextraktion, operative Zahnentfernung
  - Wurzelspitzenresektion
  - Nahtentfernung
  - Zahnsteinentfernung
  - Infiltrations-, Leitungs-, intraligamentäre Anästhesie
  - aber auch: parodontale Sondierung.
- Nach den aktuell gultigen Empfehlungen der American Heart Association (Dajani et al. 1997) wurden Dosierungsschemata weitgehende vereinfacht (Tabelle 8.**2**).
- **Merke:** Alle Termine sollen so geplant werden, dass möglichst wenige Antibiotikagaben notwendig werden. Zwischen den Behandlungen ist ein Zeitintervall von 10–14 Tagen einzuhalten.
- „Spontane" Bakteriämien bei entzündeter Gingiva und schlechter Mundhygiene bedeuten ein hohes Risiko bei gefährdeten Personen:
  - Gesunde parodontale Verhältnisse sind die beste Endokarditisprophylaxe.
  - Präoperative Mundspülung mit Chlorhexidindigluconat (0,2%) oder Applikation von 1%igem Chlorhexidingel auf die getrocknete Schleimhaut reduzieren die Keimbelastung.
  - Während der Parodontalbehandlung sollte der Patient statt Zahnpasta ein Chlorhexidingel (1%) benutzen, um die Phase der Behandlung abzukürzen.

Weitere Indikationen für eine Antibiotikaprophylaxe

- *Transplantationspatienten:*
  - Immunsuppressive Medikation z. B. von Ciclosporin A (unter Umständen in Verbindung mit Corticosteroiden), zur vornehmlichen Unterdrückung der Funktionen von T-Lymphozyten.
  - Generell ist eine Konsultation des behandelnden Internisten erforderlich, der Vorschläge für eine Antibiotikaprophylaxe machen sollte:
    - z. B. bei allen Eingriffen, bei denen eine Bakteriämie erwartet wird: Langzeitprophylaxe mit 1500 mg/d Amoxicillin (1 Tag vor und 2 Tage nach dem Eingriff)
    - bei Penicillinunverträglichkeit: am Tag vor dem Eingriff 200 mg Doxycyclin, weitere Prophylaxe mit 100 mg/d; alternativ Erythromycin (1000 mg/d).

Tabelle 8.2 Endokarditisprophylaxe bei Eingriffen im Oropharynx (nach Empfehlungen der American Heart Association, Dajani et al. 1997)

Keine Penicillin-Unverträglichkeit	Penicillin-Unverträglichkeit
• 2 g Amoxicillin peroral 1 h vor dem Eingriff	• 600 mg Clindamycin (oder 20 mg/kg Körpergewicht) 1 h vor dem Eingriff oder • 2 g (oder 50 mg/kg) Cefalexin/Cefadroxil oder • 500 mg (oder 15 mg/kg) Clarithromycin

  - **Merke:** Während der Therapie mit Ciclosporin A entwickeln 25–30% der Patienten Gingivavergrößerungen, die unter Umständen parodontalchirurgisch behandelt werden müssen. Eine Substitution des Immunsuppressivum (Tacrolimus) ist in diesen Fällen notwendig, um ein Rezidiv zu vermeiden.
- *Radiatio im Kiefer- und Gesichtsbereich*:
  - Gefäßschädigung mit Hypovaskularität, Degeneration des Knochenmarks und weitgehendem Untergang von Osteoblasten und Osteoklasten. Gefahr der Osteoradionekrose:
    - primärer Wundverschluss, z. B. nach Extraktion, ist anzustreben
    - Antibiotikaprophylaxe: 1,5 g/d Amoxicillin bzw. (bei Penicillinallergie) 600 mg/d Clindamycin am Tag vor und bis 2 Tage nach dem Eingriff
    - größere Eingriffe erfolgen in der Regel stationär.
  - Parodontale Sanierungen möglichst vor der Bestrahlung. **Cave:** Osteoradionekrose nach spontaner Exazerbation einer chronischen Parodontitis.
- *Antibiotikaprophylaxe nach Anweisungen des behandelnden Internisten* bei:
  - Dialysepatienten
  - Hämophilie
  - Neutropenien, Funktionsstörungen polymorphkerniger Granulozyten.
- Bei Erkrankungen des rheumatischen Formenkreises besteht in der Regel eine Medikation mit Corticosteroiden: internistische Abklärung bezüglich einer Antibiotikaprophylaxe.
- Ob und in welcher Weise bei Patienten mit Gelenkprothesen eine Antibiotikaprophylaxe erfolgen soll, ist umstritten. Zum Beispiel 2 g Cephalexin 1 h vor dem Eingriff und 1 g nach 4 h (Erythromycin oder Clindamycin bei Allergie gegenüber Betalactam-Antibiotika).

Hämorrhagische Diathesen, Therapie mit Antikoagulanzien

- Parodontalbehandlungen bei Patienten mit angeborener *Hämophilie* oder (häufiger) unter Therapie mit *Antikoagulanzien* (z. B. mit Cumarinderivaten oder Heparin nach Herzinfarkt, Apoplex, zur Thromboseprophylaxe) sind nur nach Rücksprache mit dem behandelnden Internisten durchzuführen:
  - lebensbedrohliche Nachblutungen sind bei allen zahnärztlich-chirurgischen Eingriffen möglich: Zahnextraktion, Lappenoperation, Gingivektomie; auch Zahnsteinentfernung:
    - bei einem INR-Wert (International Normalized Ratio, basiert auf der Prothrombinzeit des Patienten) von 3,0–3,4 sind kleinere chirurgische Maßnahmen durchführbar
    - bei INR von 3,5 und höher sind nur kleinere chirurgische Notfalleingriffe möglich.
    - **Merke:** In kurz aufeinander folgenden Sitzungen ist eine umfassende Sanierung anzustreben.
- Pharmakologische Wechselwirkungen der Antikoagulanzien sind zu beachten:
  - Verstärkung der gerinnungshemmenden Wirkung z. B. durch nichtsteroidale Antiphlogistika, Tetracycline, Sulfonamide
  - Gerinnungshemmung durch Barbiturate und Glucorticoide mit Zunahme des Thromboserisikos.
- **Merke:** Hämophiliepatienten weisen ein erhöhtes Hepatitis- und HIV-Risiko auf.

Atherosklerose, kardiovaskuläre Erkrankungen

- Zahnärztlich-chirurgische Maßnahmen stellen erhöhte Risiken bei **Herzinfarkt, Angina pectoris, Herzinsuffizienz, Apoplex und Gefäßverschlusskrankheiten** dar:
  - internistische Konsultation und Abklärung der verordneten Medikamente
  - keine zahnmedizinische Behandlung in den ersten 6 Monaten nach Herzinfarkt

- evtl. Prämedikation mit Diazepam; Nitroglycerin griffbereit halten
- eine evtl. bestehende antihypertensive Dauermedikation ist während der Behandlung aufrechtzuerhalten
- es besteht keine generelle Kontraindikation für Lokalanästhetika mit Adrenalinzusatz bis 1 : 100.000
- bei Patienten mit Herzschrittmachern sind Zahnreinigungen mit Ultraschall, elektrochirurgische Maßnahmen und elektrische Vitalitätstests kontraindiziert
- kurze Behandlungsitzungen planen
- **Merke:** Bei Patienten mit erhöhtem Infarkt- oder Apoplexrisiko besteht in der Regel eine antikoagulative Medikation.

➤ Die häufig bei Koronarinsuffizienz verordneten *Calciumantagonisten* Nifedipin, Diltiazem, Verapamil etc. führen in etwa 20% der Fälle zu einer Vergrößerung der Gingiva, die chirurgische Korrekturen erforderlich machen können. Eine Substitution des Antihypertensivums ist in diesen Fällen nach Konsultation mit dem behandelnen Facharzt notwendig, um ein Rezidiv zu vermeiden.

Wechselwirkung zwischen Parodontitis und kardiovaskulären Erkrankungen

➤ Kardiovaskuläre Erkrankungen, insbesondere koronare Herzerkrankung und Apoplex, scheinen in gewisser Beziehung zu chronischen Infektionen zu stehen:
- Helicobacter pylori bei Gastritis, Magenulkus
- Chlamydia pneumoniae bei respiratorischen Erkrankungen
- Zytomegalievirus.

➤ **Systematische Übersichtsartikel** (Müller 2002, Madianos et al. 2002, Scannapieco et al. 2003) kamen zu folgenden Schlussfolgerungen:
- Eine zumindest schwache Assoziation mit Parodontitis scheint auf der Basis neuer, gezielter Untersuchungen tatsächlich zu bestehen:
  - In Querschnittsuntersuchungen und longitudinalen Studien ergab sich unter Berücksichtigung anderer etablierter Risikofaktoren ein relatives Risiko für koronare Herzerkrankung und Schlaganfall von etwa 1,2 – 2.
  - In atheromatösen Plaques wurde DNA von Parodontalpathogenen wie A. actinomycetemcomitans, P. gingivalis, P. intermedia oder T. forsythia nachgewiesen.

➤ Chronische Infektionen erhöhen das Risiko für die Entwicklung von Atheromen und thrombembolische Ereignissen (Abb. 8.**1**). Möglicherweise stehen Atherosklerose und Parodontitis in Beziehung zu einem *hyperreaktiven Makrophagenphänotyp*:
- steht wahrscheinlich unter genetischer, Umgebungs- und Verhaltenskontrolle:
  - genetisch determinierte immunologische und entzündliche Wirtsantwort
  - Ernährung: LDL (low density lipoproteins), Triglyceride; fettreiche Diät führt zu einer stärkeren Sekretion proinflammatorischer und kataboler Zytokine
  - Stress.
- Charakteristisch scheint die exzessive Freisetzung proinflammatorischer Zytokine und Mediatoren (IL-1β, TNF-α, PGE_2) bei Kontakt mit LPS gramnegativer Bakterien zu sein.

Pulmonale Erkrankungen

➤ Chronische Parodontitis scheint auch mit der Entwicklung pulmonaler Erkrankungen in Zusammenhang zu stehen:
- Die Besiedelung der Mundhöhle mit respiratorischen Pathogenen insbesondere bei schlechter Mundhygiene und vorliegender Parodontitis erleichtert die Entwicklung von nosokomialer Pneumonie.

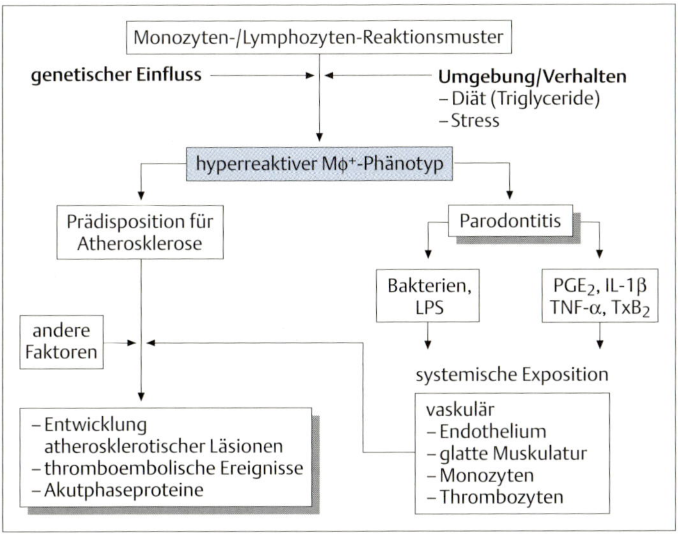

Abb. 8.**1** Dem Modell einer Wechselbeziehung zwischen vaskulären Erkrankungen und marginaler Parodontitis liegt die bisher weitgehend hypothetische Existenz eines unter genetischer, Umgebungs- und Verhaltenskontrolle stehenden *hyperreaktiven Makrophagen-Phänotyps* zugrunde. Bei vorhandener Anfälligkeit für atherosklerotische Veränderungen der Gefäßinnenwand können sich im Gefolge chronischer Infektionen (u. a. Parodontitis) bei chronischer systemischer Exposition von Bakterien und/oder Lipopolysacchariden nach exzessiven Freisetzung proinflammatorsicher Mediatoren atherosklerotische Läsionen entwickeln (nach Beck et al. 1996).

  - Zahnärztliche Interventionen mit dem Ziel einer intraoralen Keimreduktion scheinen das Risiko für Lungeninfektionen, insbesondere bei entsprechend anfälligen Patienten, zu verringern.
  - Eine beobachtete schwache Assoziation zwischen chronischer Parodontitis und chronisch obstruktiver pulmonaler Erkrankung ist zurzeit kausal nicht erklärbar.
- **Merke:** Jede Erkrankung, die maßgeblich durch Tabakrauchen initiiert wird oder sich verschlechtert, wird statistisch auch mit chronischer Parodontitis assoziiert sein:
  - Solange die Ergebnisse prospektiver longitudinaler oder von Interventionsstudien zum kausalen Verhältnis der Erkrankungen nicht vorliegen, sollten die bisher publizierten, retrospektiv ermittelten Assoziationen zwischen der Parodontitis und z. B. kardiovaskulären, pulmonalen oder anderen Erkrankungen nur mit größter Vorsicht interpretiert werden.

Diabetes mellitus

- Diabetes mellitus ist eine heterogene Gruppe von Erkrankungen. Gemeinsamkeiten sind:
  - eingeschränkte Glucosetoleranz
  - beeinträchtigter Fett- und Kohlenhydratstoffwechsel.
- 2 Hauptformen des Diabetes mellitus werden unterschieden:
  - **Typ 1:** Autoimmunerkrankung, vor allem nach vorausgehender Virusinfektion: Zerstörung der Insulin sezernierenden Betazellen des Pankreas:
    - Neigung zu Ketoazidose
    - Beginn grundsätzlich bei Kindern und Jugendlichen

    - Patienten sind normal- oder untergewichtig
    - Insulinsubstitution ist erforderlich.
  - **Typ 2:** Veränderung der Insulinrezeptoren, Insulinresistenz der Gewebe:
    - ausgeprägte genetische Disposition
    - meist adäquate Insulinproduktion
    - Ketoazidoseresistenz
    - meist bei Erwachsenen; zunehmende Inzidenz bei Heranwachsenden
    - Patienten sind häufig übergewichtig; charakteristische Gesichtsrötung: Rubeosis diabetica
    - Triglyceridämie
    - Kontrolle über (1) Diät und Gewichtsreduktion oder (2) Diät plus orale Antidiabetika oder (3) Kombination aus Diät, oralen Antidiabetikum und Insulin.
- Darüber hinaus sind in Bezug auf Diabetes mellitus folgende Diagnosen möglich:
  - eingeschränkte Glucosetoleranz
  - erhöhte Nüchtern-Plasmaglucose-Konzentration
  - Schwangerschaftsdiabetes
  - Diabetes als Folgeerscheinung von Pankreaserkrankungen, Medikamenten, endokrinen Störungen, Infektionen und genetischen Syndromen.
- Die *Prävalenz* des Diabetes mellitus liegt in Industrienationen bei etwa 8%:
  - 85–90% Typ-2-Diabetes-mellitus
  - etwa 5–10% Typ-1-Diabetes-mellitus
  - ab der 7. Lebensdekade Anstieg der Prävalenz auf 18–20%
  - etwa $^1/_3$ der Fälle sind nicht diagnostiziert.
- Klassische Symptome als Folge der Hyperglykämie:
  - Trias aus Polyurie, Polydipsie, Polyphagie
  - daneben Juckreiz, Schwäche, Erschöpfung
  - Infektanfälligkeit.
- Hyperglykämie führt zu
  - osmotischer Diurese
  - Verschlechterung der Sauerstoffversorgung im Gewebe und der Perfusion
  - Störung der Chemotaxis, Phagozytose und Adhäsion von neutrophilen Granulozyten.
- Störung des Kollagenstoffwechsels:
  - Synthese, Maturation und Homöostase von *Kollagen* werden wesentlich von der Glucosekonzentration im Gewebe beeinflusst
  - kollagenolytische Aktivität im Gingivaexsudat von Diabetikern ist erhöht.
- Weitere pathogenetische Mechanismen:
  - Hyperglykämie führt zu reversibler Glykierung von Lipiden und Proteinen:
    - Prototyp ist glykiertes Hämoglobin HbA_{1c} – Marker der diabetischen Kontrolle.
  - Irreversible, nichtenzymatische Bildung von AGE (advanced glycated endproducts):
    - AGE verändern Form und Funktion zahlreicher Extrazellulärmatrix-Komponenten, einschließlich des Kollagens.
    - Reaktionen der AGE mit speziellen Rezeptoren (RAGE) auf diabetischen Zielzellen: Endothelien und mesangiale Zellen, Nervenzellen, Monozyten/Makrophagen.
    - In der Folge kommt es zu vaskulärer Dysfunktion (fokale Thrombose und Vasokonstriktion), verschlechterter Wundheilung, überschießender Reaktionslage von Monozyten mit exzessiver Freisetzung proinflammatorischer Mediatoren sowie Sekretion von insulinähnlichem Wachstumsfaktor IGF.
  - AGE-vermittelte Prozesse spielen eine zentrale Rolle in der Pathogenese diabetischer *Komplikationen* (Abb. 8.**2**):
    - Retinopathie
    - Nephropathie mit Folge einer renalen Hypertension

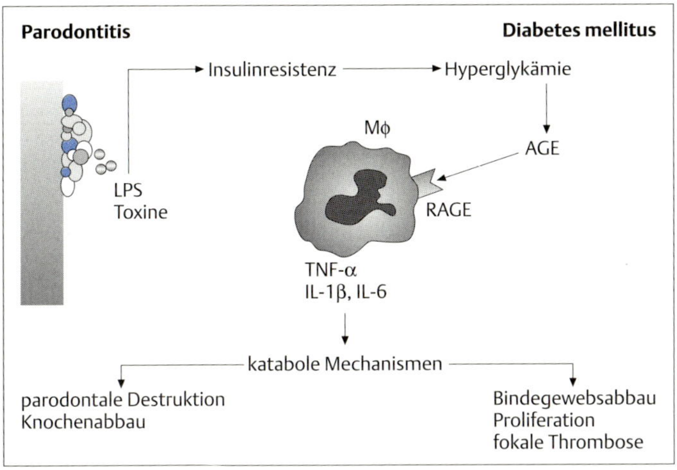

Abb. 8.**2** Mögliche Wechselwirkung zwischen marginaler Parodontitis und Diabetes mellitus. Die chronische Infektion mit gramnegativen Bakterien der dentalen Plaque hat bei Patienten mit Diabetes mellitus eine Zunahme der Insulinresistenz der Gewebe und zunehmende Hyperglykämie zur Folge. Daher Anhäufung von irreversibel veränderten Proteinen und Lipiden (AGE, advanced glycated endproducts), die an spezielle Makrophagenrezeptoren (RAGE) binden und eine überschießende Reaktion dieser Zellen mit Freisetzung großer Mengen proinflammatorischer Zytokine und letztlich eine katabole Reaktionslage bewirkt (nach Grossi & Genco 1998).

    - Neuropathie
    - Makroangiopathie (Atherosklerose mit kardiovaskulären, zerebrovaskulären und peripher-vaskulären Folgeerkrankungen)
    - eingeschränkte Wundheilung
    - parodontale Veränderungen („6. Komplikation").
  - **Merke:** Glykämische Kontrolle ist Komplikationsvorbeugung.
- Diabetes mellitus und *Parodontitis*:
  - Parodontale Veränderungen (Abb. 8.**3**) bei unzureichend kontrolliertem oder nicht diagnostiziertem Diabetes mellitus:
    - Vergrößerung der Gingiva, verstärkte Blutungsneigung
    - Neigung zur Proliferation
    - Neigung zu Parodontalabszessen
    - beschleunige Progredienz der parodontalen Destruktion.
  - Diabetiker haben ein etwa 3-mal höheres Risiko für Parodontitis als Nichtdiabetiker.
  - Schlecht eingestellte Diabetiker haben ein stark erhöhtes Risiko für progressive Parodontitis: relatives Risiko > 10.
  - Wechselseitige Beziehung:
    - Chronische Infektionen beeinträchtigen die metabolische Kontrolle: zunehmende Insulinresistenz der Gewebe.
    - Parodontale Sanierung hat günstige Effekte auf die metabolische Kontrolle.
    - Ggf. Unterstützung durch systemisch verordnetes Doxycyclin: Vorteilhaft ist, dass Doxycyclin nicht in der Niere metabolisiert wird (Möglichkeit bestehender Nephropathie des Diabetikers); hemmt außerdem die Gewebekollagenase.
- Bei bestehendem Verdacht auf Diabetes mellitus sollte eine gezielte Untersuchung veranlasst werden (Tabelle 8.**3**). Glucometer eignen sich zur raschen und kostengünstigen Schnelldiagnostik in der zahnärztlichen Praxis:

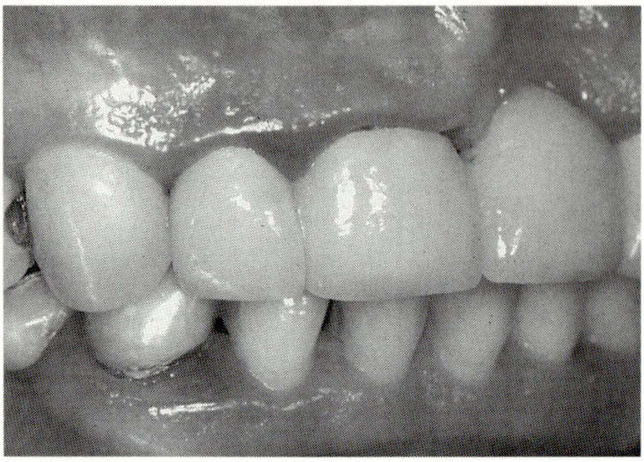

Abb. 8.**3** Klinisches Bild einer parodontal erkrankten Patientin mit Typ-II-Diabetes mellitus: Hämorrhagische, verdickte und proliferative Gingiva mit Neigung zur Abszessbildung.

Tabelle 8.**3** Diabetes-Diagnostik

Nicht diagnostizierter Patient (bei Verdacht)	Bereits diagnostizierter Diabetiker
Symptome von Diabetes mellitus: • Polyurie, Polydipsie, Polyphagie, unklarer Gewichtsverlust und • Plasmaglucose ≥ 200 mg/dl bzw. ≥ 11,1 mmol/l (nicht nüchtern) • Nüchtern-Blutzucker: – Diabetiker: ≥ 126 mg/dl (≥ 7 mmol/l) – normal: 70 – 110 mg/dl (3,9 – 6,1 mmol/l) – erhöht: ≥ 110 – < 126 mg/dl (≥ 6,1 – < 7 mmol/l) • Glucoseintoleranz: Plasmaglucose 2 h nach Aufnahme eines Äquivalents von 75 g wasserfreier Glucose in Wasser – Intoleranz: ≥ 200 mg/dl (≥ 11,1 mmol/l) – normale Glucosetoleranz: < 140 mg/dl (< 7,8 mmol/l) – eingeschränkte Toleranz: ≥ 140 – < 200 mg/dl (≥ 7,8 – < 11,1 mmol/l) **Merke:** Grundsätzlich sollten die Befunde an einem anderen Tag mit einer der 3 Methoden bestätigt werden	glykiertes Hämoglobin: reflektiert den mittleren Blutzuckerspiegel der letzten 4 – 6 Wochen • HbA1-Normalwert: 5,5 – 8,4 % • HbA1 c: – Normalwert: 4,4 – 6,7 % – gut eingestellt: < 8 % (Ziel ist < 7 %) – mäßig eingestellt: 8 – 10 % – schlecht eingestellt: > 10 %

- zur Begründung eines Anfangsverdachts
- zur Überprüfung der Blutzuckerwerte bei bereits diagnostiziertem Diabetiker.

Schwangerschaft

➤ Während der Schwangerschaft können verschiedene Veränderungen am Parodont beobachtet werden, die Patientinnen häufiger in die parodontologische Fachpraxis führen:
  - Schwangerschaftsgingivitis
  - Granuloma pyogenicum: „Schwangerschaftstumor“ (Abb. 8.**4**)
  - Verschlechterung der parodontalen Situation bei vorliegender Parodontitis
  - gegen Ende der Schwangerschaft erhöhte Zahnbeweglichkeit.

➤ Parodontale Infektionen sollten von Beginn der Schwangerschaft an kontrolliert werden:
  - Sanierung offener kariöser Läsionen
  - Etablierung einer effektiven Mundhygiene

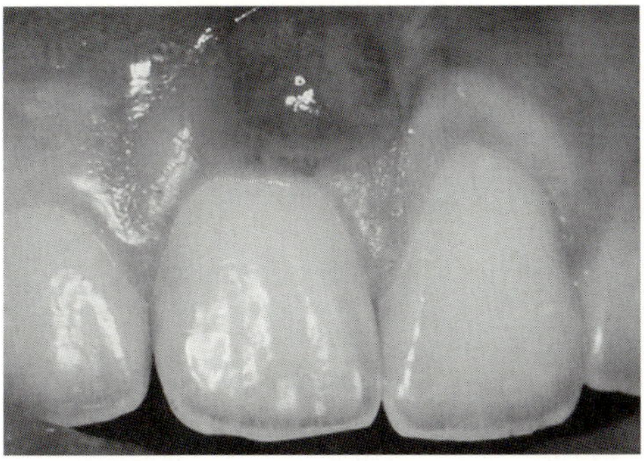

Abb. 8.4 Während der Schwangerschaft entwickelt sich reaktiv auf lokale Reize gelegentlich ein Granuloma pyogenicum (Schwangerschaftstumor).

  - subgingivales Scaling
  - Beinflussung des Ernährungsverhaltens
  - engmaschige Nachsorgetherapie
  - **Merke:** Gegen den unterstützenden intraoralen Einsatz von chlorhexidinhaltigen Präparaten während der Schwangerschaft bestehen keine Bedenken.
- Die Reduktion der oralen Belastung mit Oralpathogenen (S. mutans, A. actinomycetemcomitans, P. gingivalis) bei der werdenden Mutter hat Auswirkungen auf das Neugeborene:
  - Das Risiko einer frühzeitigen Übertragung auf das Kind wird verhindert.
  - Die Entwicklung von Karies und entzündlichen Parodontalerkrankungen kann verzögert werden (siehe Kapitel 2).
- **Systematische Übersichtsartikel** von Madianos et al. (2002) und Scannapieco et al. (2003), Metaanalyse von Khader & Ta'ani (2005) zum Zusammenhang zwischen Parodontitis und *zu geringem Geburtsgewicht*:
  - Schwere Parodontalerkrankungen der werdenden Mutter erhöhten in einigen Fallkontrollstudien und einer prospektiven Untersuchung das Risiko für zu geringes Geburtsgewicht (unter 2500 g) erheblich (bis zu 7-fach).
  - Vorläufige Interventionsstudien belegen, dass das Risiko nach parodontaler Sanierung abnehmen kann.

Osteopenie, Osteoporose

- Osteopenie und Osteoporose betreffen häufiger Frauen im Klimakterium:
  - Hohe Estrogenlevel vor der Menopause und Estrogensubstitution danach schützen vor Osteoporose und können das Risiko für Parodontitis und Zahnverlust reduzieren.
  - Bei Verdacht gynäkologisches Konsil, Knochendichtemessungen, evtl. Hormonsubstitution:
    - Estrogen und Progesteron bei Frauen mit Uterus
    - Estrogen bei Frauen nach Hysterektomie
    - evtl. medikamentöse Behandlung (NaF, Calcium, Vitamin D, Biphosphonat).
  - **Cave:** Neue Studien belegen ein erhöhtes Brustkrebsrisiko bei hormonaler Substitution; mögliche Vorteile der Hormonsubstitution werden daher zurzeit in Frage gestellt.

Tabakkonsum

- Tabakkonsum ist der bedeutendste unter den *vermeidbaren Risikofaktoren* für zahlreiche ernste und lebensbedrohende Erkrankungen:
  - chronisch obstruktive Lungenerkrankungen
  - Bronchial-, Mund- und Kehlkopfkrebs
  - kardiovaskuläre Erkrankungen.
- In Deutschland liegt die Raucherprävalenz ähnlich hoch wie im europäischen Durchschnitt:
  - etwa 37% der erwachsenen Männer und 22% der Frauen rauchen
  - höchste Rate bei den 25- bis 40-Jährigen: 48% der Männer und 36% der Frauen.
- Von zahnärztlicher Seite sind Raucher vielfach bereits klinisch zu erkennen:
  - *Melanose* der befestigten Gingiva bei etwa 20–30% der Raucher; betrifft vor allem starke Raucher (Abb. 8.**5**)
  - ausgeprägte *Zahnsteinbildung*, Raucherbeläge
  - relativ geringe Anzeichen der Entzündung der Gingiva:
    - weniger Rötung
    - vielfach geringere Blutungsneigung beim Sondieren
    - Rauchen scheint ein unabhängiger Risikofaktor für Bluten nach Sondieren zu sein.
- **Merke:** Bei Rauchern sollte immer eine detaillierte Inspektion der gesamten Mundhöhle im Sinne eines *Krebsscreening* erfolgen (vgl. Abb. 6.**2**). Gezielte Suche nach:
  - Leukoplakie
  - Raucher-Leukokeratose.
- Pathomechanismen:
  - Tabakrauch beeinträchtigt die 1. Linie der Infektabwehr:
    - verminderte Chemotaxis und Phagozytose neutrophiler Granulozyten
    - eingeschränkte Antikörperbildung
  - Stimulierung der monozytären Freisetzung proinflammatorischer Mediatoren
  - möglicherweise Zunahme obligat anaerober Parodontalpathogene wie T. forsythia und P. gingivalis
  - Nicotin in höheren Dosen schädigt Fibroblasten der Gingiva und des Desmodonts.
- Epidemiologische Daten untermauern die Bedeutung des Tabakkonsums als *Hauptrisikofaktor* für die Entwicklung und Progression der marginalen Parodontitis:
  - Das relative Risiko von Rauchern für Parodontitis liegt etwa zwischen 2,5 und 6.
  - Insbesondere bei Kindern und Jugendlichen ist das relative Risiko deutlich höher (> 10).

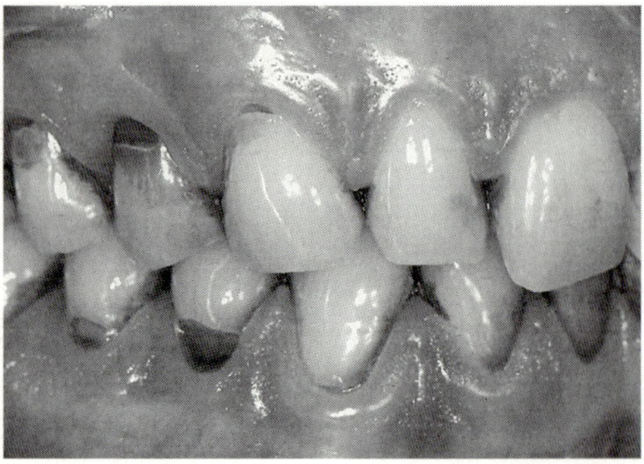

Abb. 8.**5** Typisches klinisches Bild der intraoralen Situation bei einem Kettenraucher: Rauchermelanose der Gingiva vor allem im Unterkiefer, Rezessionen und starke Raucherbeläge. Die Kardinalsymptome der Entzündung sind nur schwach ausgeprägt.

- Mehr als 50% der Parodontitis in den Altersklassen bis etwa 45 Jahren gehen auf das Konto von Zigarettenrauchen.
- Bei vollständiger Raucherentwöhnung auf Populationsniveau könnte man die Parodontitisprävalenz um 30–60% reduzieren.

➤ Therapieergebnisse:
- Parodontalbehandlung führt auch bei Rauchern zur Reduktion der Taschentiefe.
- Allerdings: Attachmentgewinne liegen offenbar 25–60% unter den bei Nichtrauchern erzielten. Dies gilt für alle Therapieverfahren:
  - nichtchirurgische Therapie
  - Lappenoperationen
  - regenerative Verfahren
  - plastisch-parodontalchirurgische Verfahren
  - lokale Antibiotikatherapie.
- Insbesondere bei regenerativen Verfahren besteht bei starken Rauchern eine geringe Vorhersagbarkeit des postoperativen Heilungsverlaufs.

➤ Positive Effekte nach endgültigem Stopp des Zigarettenkonsums treten sehr schnell auf:
- Abnahme der Progressionsrate der Parodontitis
- verbesserte Wundheilung nach parodontalchirurgischen Eingriffen.

➤ Eine moderne präventionsorientierte Zahnheilkunde muss konsequente Raucherentwöhnung mit einschließen:
- regelmäßige Abschätzung des Raucherstatus, Raucherfragebogen ausfüllen (Tabelle 8.**4**)
- ärztliche Raucherberatung
- insbesondere bei wiederholtem Rückfall konsequente Nicotinsubstitution: Nicotinpflaster, Nicotinkaugummi:
  - weniger als 7% der Menschen, die mit dem Rauchen aufhören, sind nach 1 Jahr noch abstinent
  - aber 25% der Raucher, die mit Hilfe von Nicotinersatz nach 1 Woche abstinent sind, sind dies auch nach 1 Jahr.
- Zusammenarbeit mit Allgemeinmedizinern, Psychologen etc.; evtl. medikamentöse Unterstützung: Antisympathotonika (Clonidin), Antidepressiva (Bubropion), Anxiolytica.
- Etappenziel ist, zumindest während und in den Wochen nach parodontalchirurgischen Eingriffen auf Tabakkonsum zu verzichten.

➤ Ggf. frühzeitige Extraktion zweifelhafter Zähne bei Rauchern, die nicht willens oder in der Lage sind, mit ihrer Angewohnheit aufzuhören:
- Aufklärung über geringe Erfolgswahrscheinlichkeit bei regenerativen Maßnahmen und Implantatversorgungen.
- **Merke:** Eine konsequente Kontrolle der parodontalen Infektion (z. B. durch nichtchirurgische Parodontalbehandlung, vgl. Kapitel 10) ist in jedem Fall erforderlich.

➤ Eine **Metaanalyse** von 12 kontrollierten Studien zum klinischen Effekt nichtchirgischer Parodontalbehandlung bei Rauchern und Nichtrauchern mit chronischer Parodontitis (Labriola et al. 2005) ergab:
- Untersuchungen, bei denen alle Gingivaeinheiten beurteilt wurden:
  - signifikant geringere mittlere Reduktionen (0,13 mm) der Sondiertiefen bei Rauchern (6 Studien).
  - keine signifikanten Unterschiede bezüglich des klinischen Attachmentlevels (4 Studien).

Tabelle 8.4 Raucherfragebogen

Rauchen Sie zurzeit oder haben Sie jemals geraucht?	Ja Nein	☐ ☐
In welchem Alter haben Sie angefangen, regelmäßig zu rauchen?	Mit ____ Jahren	
Seit wie vielen Jahren rauchen Sie regelmäßig?	____ Jahre	
Rauchen Sie zurzeit mindestens einmal pro Tag?	Ja Nein	☐ ☐
Wie viele Zigaretten rauchen Sie im Durchschnitt pro Tag?	____ Zigaretten pro Tag	
Wie viele Zigarren rauchen Sie im Durchschnitt pro Tag	____ Zigarren pro Tag	
Wie viele Portionen Tabak (Pfeifen, Portionen Kautabak, Schnupftabak) konsumieren Sie durchschnittlich pro Woche?	____ Portionen pro Woche	
Haben Sie in den letzten 12 Monaten einmal ernsthaft versucht, mit dem Rauchen aufzuhören?	Ja Nein	☐ ☐
Hat Ihnen in den letzten 12 Monaten ein Arzt oder eine Schwester geraten, mit dem Rauchen aufzuhören?	Ja Nein	☐ ☐
Glauben Sie, dass Rauchen Ihrer Gesundheit schadet?	Ja Nein Weiß nicht	☐ ☐ ☐
Möchten Sie mit dem Rauchen aufhören?	Ja Nein Nicht erforderlich	☐ ☐ ☐

- Studien, bei denen nur Gingivaeinheiten mit einer initialen Sondiertiefe von mindestens 5 mm berücksichtigt wurden:
  - signifikant geringere (0,43 mm) Reduktion der Sondiertiefe bei Rauchern (8 Studien), allerdings signifikant heterogene Resultate in einzelnen Studien
  - keine signifikanten Unterschiede bezüglich des klinischen Attachmentlevels (6 Studien).
- Anhand der Ergebnisse der vorliegenden Untersuchungen bleibt vorerst unklar, ob ehemalige Raucher ähnlich positiv auf nichtchirurgische Maßnahmen reagieren wie Nichtraucher.

Alkoholkonsum

- In Querschnittsuntersuchungen wurde ein mäßiger dosisabhängiger Zusammenhang zwischen Alkoholkonsum und parodontalem Attachmentverlust beobachtet.
- Bei systemischer Verordnung von Metronidazol (vgl. Kapitel 13) ist auf Alkoholunverträglichkeit hinzuweisen.
- Bei abstinent lebenden ehemaligen Alkoholikern sind alkoholhaltige Mundspüllösungen kontraindiziert. Alkoholfreie Lösungen (0,12 % Chlorhexidindigluconat, 0,05 % Cetylpyridiniumchlorid, Perioaid) sind erhältlich (vgl. Kapitel 10).

Verletzungen

- *Verletzungen* treten meist nach unsachgemäßer Anwendung von Mundhygienehilfsmitteln (Bürsttrauma, Papillenverlust [Abb. 9.**1**], Spalten nach Verletzungen durch Zahnseide), thermischen (z. B. heißer Käse auf Pizza) oder chemischen Insulten auf.
- Differenzialdiagnosen:
  - nekrotisierende ulzerative Gingivitis/Parodontitis
  - Herpesvirusinfektionen.
- Therapeutisches Vorgehen:
  - Aussetzen mechanischer Plaquekontrolle
  - evtl. Verletzung mit Zahnfleischverband (CoePak) abdecken
  - Mundspülungen mit 0,1 – 0,2 %iger Lösung von Chlorhexidindigluconat
  - Kontrolle nach 1 Woche.

Nekrotisierende ulzerative Parodontalerkrankungen

- Je nach Ausmaß der Erkrankung und Topographie der Läsionen werden unterschieden:
  - nekrotisierende ulzerative Gingivitis
  - nekrotisierende ulzerierende Parodontitis (Abb. 9.**2**)
  - nekrotisierende Stomatitis.

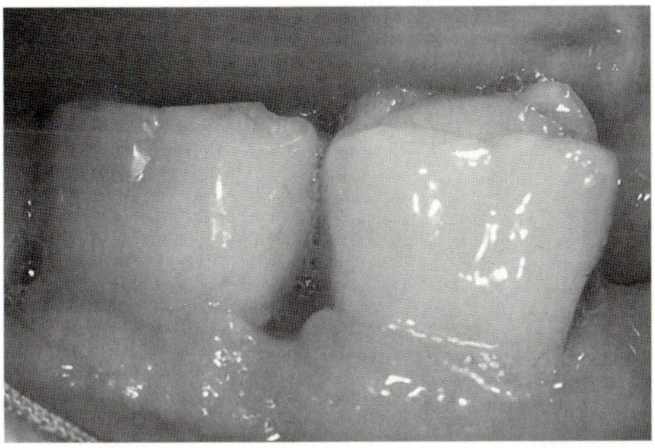

Abb. 9.**1** Verlust der Interdentalpapille nach unsachgemäßer Anwendung von Interdentalbürsten.

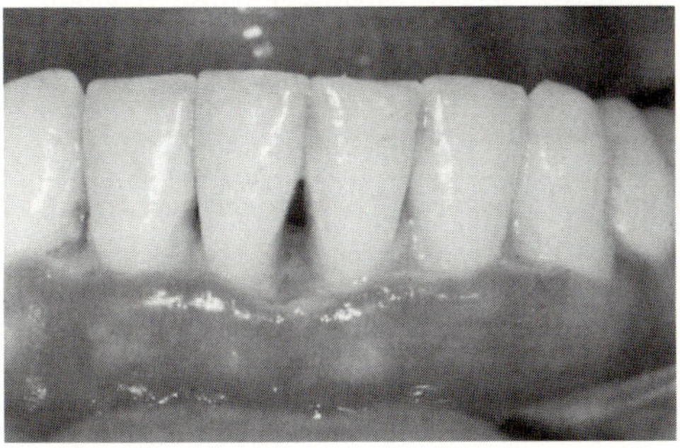

Abb. 9.**2** Nekrotisierende ulzerative Parodontitis bei HIV-seropositivem 26-jährigem Patient.

- Differenzialdiagnosen:
  - Herpesvirusinfektion, insbesondere Gingivostomatitis herpetica
  - Verletzungen.
- Diagnostisches und therapeutisches Vorgehen:
  - Differenzialblutbild und HIV-Test veranlassen zum Ausschluss von:
    - hämatologischen Erkrankungen, insbesondere Agranulozytose und Leukämie
    - HIV-Infektion.
  - Lokaltherapie:
    - vorsichtiges Debridement
    - Abwischen der Beläge/Pseudomembranen auf den Nekrosen mit 3%igem H_2O_2
    - Chlorhexidinpräparate: 0,1 – 0,2%ige Mundspüllösung, 1%iges Gel.
  - Tägliche Kontrollen bis zum Abklingen der Beschwerden.
  - Bei Persistenz der Beschwerden nach Ausschluss eventueller Kontraindikationen systemisch Metronidazol (3×250 mg/d für 7 Tage) verordnen.
- **Merke:** Das Potenzial zur Regeneration verloren gegangener Interdentalpapillen ist vor allem bei jungen Menschen und guter Plaquekontrolle hoch:
  - Zahnseide zur Interdentalraum-Hygiene verwenden, keine Interdentalraum-Bürsten
  - nur bei Persistenz interdentaler Krater evtl. gingivoplastische Korrekturen.

Gingivostomatitis herpetica, rezidivierender oraler Herpes

- Gingivostomatitis herpetica ist die Erstinfektion mit dem Herpes-simplex-Virus, HSV-1.
  - Erkrankungsmaximum zwischen 2 und 4 Jahren („Mundfäule")
  - Auftreten auch bei jüngeren Erwachsenen: Zusammenhang mit HIV-Infektion?
- Differenzialdiagnosen:
  - nekrotisierende ulzerative Gingivitis
  - Erythema exsudativum multiforme.
- Therapeutisches Vorgehen:
  - Vermeidung einer Superinfektion mit pathogenen Bakterien, lokales Debridement
  - Chlorhexidinpräparate
  - evtl. Verordnung eines Virustatikums (Aciclovir)
  - je nach Ausprägung des Krankheitsbildes Überweisung zum Internisten bzw. Kinderarzt
  - ggf. HIV-Test veranlassen.
- Rezidivierende Läsionen (Herpes simplex, Abb. 9.**3**) erfordern meist keine besondere Therapie.

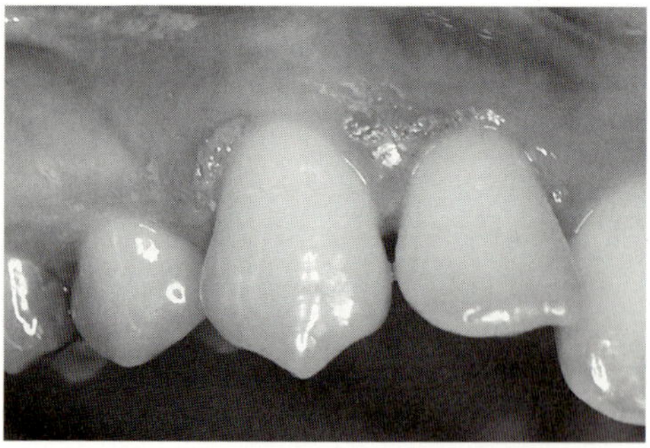

Abb. 9.**3** HSV-1-Infektion an der Gingiva. Nach kurzem Bläschenstadium kam es zum Aufplatzen der Bläschen und schmerzhaften Ulzera. Bei der Patientin bestand gleichzeitig eine typische Läsion an der Oberlippe.

Parodontalabszess

- Differenzialdiagnosen:
  - akute apikale Parodontitis
  - dentoalveolärer Abszess
  - Langerhans-Zell-Histiozytose.
- Diagnostisches und therapeutisches Vorgehen:
  - Vitalitätstest, Zahnfilm
  - Lokalanästhesie
  - Drainage, wenn nötig Inzision von marginal (Abb. 9.**4**)
  - vorsichtiges lokales Debridement, 1 %iges Chlorhexidingel instillieren.
  - um irreversible Verluste parodontaler Gewebe durch Inzisionen/subgingivales Scaling zu vermeiden, wird folgendes Vorgehen empfohlen:
    - ausschließliche Antibiotikatherapie mit Azithromycin oder Amoxicillin/Clavulansäure bis zum Abklingen der akuten Symptomatik
    - anschließend Durchführung therapeutischer Standardmaßnahmen inklusive regenerativer Techniken
  - bei Auftreten multipler Parodontalabszesse in Zusammenhang mit der Verordnung eines nicht betalactamasefesten Antibiotikums:
    - Antibiotikum absetzen
    - mikrobiologische Diagnostik (Kultur, ggf. Antibiogramm)
    - tägliche Kontrollen bis zum Abklingen der Beschwerden
  - Beginn der systematischen Parodontalbehandlung.

Parodontale-endodontale Läsionen

- Differenzialdiagnose und Therapie:
  - *endodontische Ursache:*
    - Ausbreitung einer periapikalen Infektion über den Desmodontalraum
    - Zahn reagiert nicht auf Sensibilitätstest (ist vermutlich avital)
    - Wurzelkanalbehandlung, bei zunächst fraglicher Prognose ordnungsgemäße Aufbereitung und medikamentöse Einlage
    - zunächst keine instrumentelle Bearbeitung der Wurzeloberfläche
    - Röntgenkontrolle nach 3 und 6 Monaten.

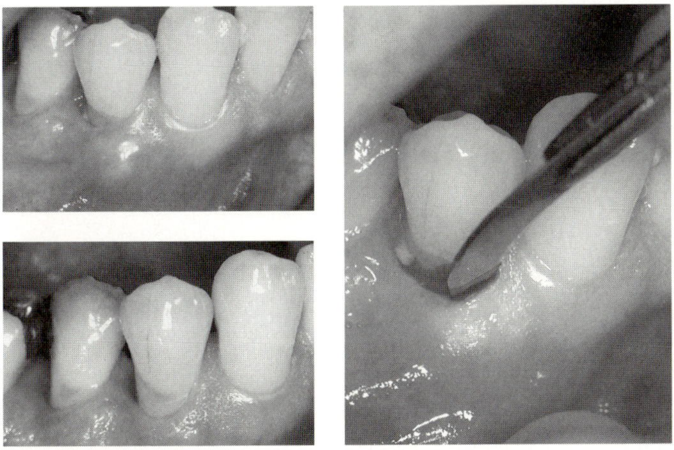

a b c

Abb. 9.**4 a – c** Parodontalabszess.
a Abszess bei Zahn 44, Zahn ist vital.
b Inzision von marginal, Pus entleert sich.
c Zustand nach 1 Woche. Systematische Parodontalbehandlung ist einzuleiten.

- *parodontale Ursache:*
  - retrograde Pulpitis, Sensibilitätstest positiv
  - Entscheidung über Erhaltungsfähigkeit
  - **Merke:** bei Knochenabbau bis zum Apex ist der Fall in aller Regel hoffnungslos
  - ggf. Wurzelkanalbehandlung; bei zunächst fraglicher Prognose ordnungsgemäße Aufbereitung und medikamentöse Einlage
  - gründliche instrumentelle Bearbeitung der Wurzeloberfläche
  - Röntgenkontrolle nach 3 und 6 Monaten.
- Häufig unklarer Ursprung der parodontalen-endodontalen Läsion:
  - konsequente Behandlung beider Infektionsquellen: Wurzelkanal- und Parodontalbehandlung
  - im Allgemeinen fraglicher Erhaltungsversuch.

Allgemeines

➤ Ziel der *kausalen Therapie* ist die Reduktion von Oralpathogenen. Im Vordergrund steht auch und vor allem die Änderung der ökologischen Verhältnisse innerhalb der Mundhöhle:
  - Extraktion der nicht erhaltungsfähigen Zähne, ggf. Inkorporation von Interimszahnersatz, evtl. funktionelle Therapie
  - Versorgung der offenen kariösen Läsionen und Korrektur defekter Restaurationen (Randspalten, überstehende Füllungs- und Kronenränder)
  - ggf. endodontische Versorgungen
  - Erst nachdem die Hygienefähigkeit wiederhergestellt wurde, erfolgt eine eingehende Motivation und Instruktion zu effektiver Mundhygiene sowie ein
  - *definitiv* angelegtes supra- und subgingivales Scaling.

➤ Eine effektive Mundhygiene ist bei parodontal erkrankten Patienten kompliziert, was eine Revision der Zeitvorstellungen des Patienten erforderlich macht:
  - offene Interdentalräume
  - große freiliegende Wurzeloberflächen.

➤ Die Grundreinigung der Zähne sollte 1-mal am Tag erfolgen (z. B. vor dem Zubettgehen):
  - systematisches Zähnebürsten
  - systematische Interdentalraum-Hygiene
  - ggf. Kontrolle mit Plaquerevelator und Nachreinigung
  - nach den Mahlzeiten dann einfaches Zähnebürsten und Ausspülen.

➤ Verbesserungen der Mundhygiene und Abnahme der Blutungsneigung beim Sondieren sollten in entsprechenden Formblättern schriftlich dokumentiert werden (vgl. Abb. 6.**11**).

Zahnbürsttechniken

➤ Dentale Plaque ist Ursache von Karies und entzündlichen Veränderungen am Parodont:
  - Die Verbesserung der Mundhygiene steht daher stets am Anfang jeder Therapie
  - Plaque ist ein Biofilm, wie er sich auf allen Oberflächen in stehenden und fließenden Gewässern und Wasser führenden Leitungssystemen bildet (vgl. Kapitel 2)
  - Biofilme lassen sich in aller Regel nur mechanisch beseitigen.

➤ Wesentlicher Aspekt der Kommunikation zwischen Arzt und Patient im Hinblick auf eine Änderung des Verhaltens ist die angemessene Erläuterung des Problems – *Motivation:*
  - Plaque sollte mit einem geeigneten Revelator sichtbar gemacht werden:
    - Grundsätzlich sollten Färbelösungen verwendet werden, z. B. 3%ige Erythrosinlösung.
    - Um zähen Speichel von den Zähnen zu entfernen, sollte der Mund vorher ausgespült werden.
  - Gemeinsames Aufsuchen der Problemzonen (Patient hält einen Handspiegel): Molaren, Interdentalräume, zervikale Bereiche.
  - Herstellen einer Beziehung zu blutenden Gingivaeinheiten und parodontalen Taschen.

➤ Zahlreiche Zahnbürsttechniken wurden für unterschiedliche Situationen entwickelt:
  - Meist wird von den Patienten eine *Schrubbtechnik* (horizontales Bürsten) bevorzugt:
    - **Merke:** Eine effektive Plaqueentfernung ist nicht gewährleistet.
    - Stattdessen erhebliche Verletzungsgefahr mit Risiko der Entwicklung gingivaler Rezessionen.
  - *Modifizierte Bass-Technik:*
    - trockene Multibüschelbürste (Kurzkopf)
    - erbsengroße Menge Zahnpasta
    - Ansatz im Winkel von 45° zur Zahnachse in Richtung Gingiva (Abb. 10.**1**)

    - kleine Vibrationen der Bürste lockern Plaque im Sulkusbereich auf
    - anschließend Auswischen der Plaque nach koronal.
  - *Charters-Technik:*
    - Bürste im Winkel von 45° nach koronal ansetzen (umgekehrt wie bei der Bass-Technik).
    - Technik eignet sich vor allem bei freiliegenden Interdentalräumen.
  - *Modifizierte Stillman-Technik:*
    - Bürste wird im Winkel von 45° zur Zahnachse in Richtung Gingivarand aufgesetzt und nach koronal abgerollt („Rolltechnik")
    - besonders geeignet bei Rezessionen
    - geringe Verletzungsgefahr.
- Statt die Betonung auf das Erlernen einer neuen und ungewohnten Zahnbürstmethode zu legen, sollte zunächst ein systematisches Vorgehen erläutert werden:
  - Man beginnt bei den schwer erreichbaren, habituell unsauberen Zonen.
  - Zahngruppe für Zahngruppe wird gereinigt, z. B.:
    - lingual im Unterkiefer links beginnend: Weisheitszahn, Molaren, Prämolaren, Eckzahn, Schneidezähne, Eckzahn, Prämolaren, Molaren, Weisheitszahn
    - palatinale Flächen im Oberkiefer: rechts beginnend, bis auf die linke Seite
    - Wechsel zu den bukkalen Flächen im Oberkiefer: links beginnend bis auf die rechte Seite
    - bukkale Flächen im Unterkiefer: rechts beginnend bis auf die linke Seite
    - schließlich: okklusale Flächen.
  - Innovative Bürsten mit schrägen, längeren Borsten sollen eine deutlich bessere interdentale Reinigung ermöglichen.
- **Merke:** Um den erwünschten Effekt (weitgehende Säuberung der supragingivalen Zahnanteile von mikrobieller Plaque) zu erzielen, sind Zahnbürstendesign oder Bürsttechnik von sekundärer Bedeutung; ausschlaggebend ist die individuelle Geschicklichkeit:
  - sollte während jeder Sitzung professionel trainiert werden
  - ggf. auch Verwendung audiovisueller Medien.
- *Elektrische Zahnbürsten* erleichtern die Mundhygiene in den weitaus meisten Fällen. Besonders bewährt haben sich innovative Konzepte:
  - oszillierend-rotierende, neuerdings auch pulsierende Bürsten (Oral-B 3D Plaque Remover):
    - runder, leicht abgewinkelter Bürstenkopf

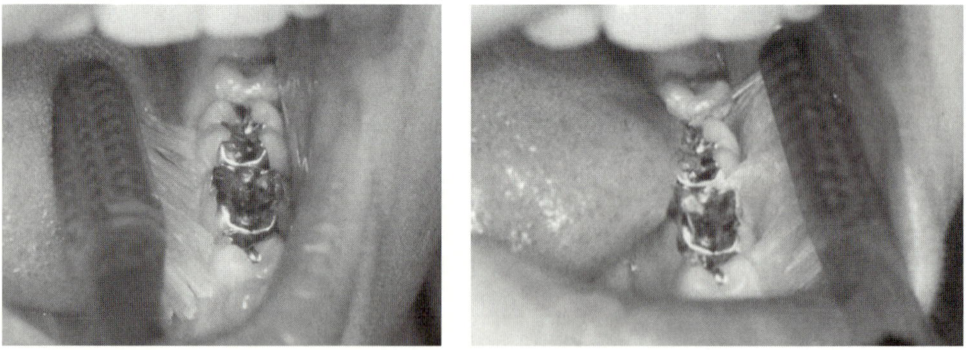

Abb. 10.**1 a, b** Ansetzen der Multibüschel-Bürste bei der Bass-Technik zur Entfernung sulkulärer Plaque (nach Müller & Eger 1998):
a lingual;
b bukkal.

    - etwas längere äußere Borsten, um interdentale Bereiche zu erreichen
    - 450° Oszillationswinkel, Frequenz 63 s^{-1}
    - vertikal pulsierende Bewegung, Frequenz 340 s^{-1}
  - Nutzung von Schallenergie (z. B. Oral B Sonic complete, Philips Sonicare):
    - zur Auflockerung des Biofilms
    - möglicherweise Zerstörung empfindlicher Parodontalpathogene (fraglich).
- **Systematischer Übersichtsartikel** randomisierter kontrollierter Studien zu möglichen Vorteilen elektrischer Zahnbürsten von Sicilia et al. (2002):
  - Überlegenheit bei der Reduktion der entzündlichen Blutungsneigung der Gingiva in 10 von 21 identifizierten Untersuchungen, generell bei alternierend bzw. oszillierend rotierenden Bürsten. Dieser Effekt wurde im Wesentlichen in Abhängigkeit zur Plaquereduktion beobachtet.
  - Schall-/Ultraschallenergie ausnutzende Bürsten wiesen keine größere Effektivität auf.
  - Keine Hinweise auf unerwünschte Nebenwirkungen wie Abrasionen oder Rezessionen.
- **Merke:** Innovationen bei elektrischer Zahnbürsten und preiswerte Modelle haben einen grundsätzlichen Paradigmenwechsel bei der Empfehlung von Mundhygieneartikeln zur Folge:
  - Statt Patienten mit komplizierten Bürsttechniken zu konfrontieren, sollten heute konsequent elektrische Zahnbürsten empfohlen werden.
  - Insbesondere oszillierend rotierende elektrische Bürsten ermöglichen eine effektive, einfachere und schnellere Reinigung als Handzahnbürsten.
- Mit *Mundduschen* wird die strukturierte Plaque nicht von den Zähnen entfernt. Mundduschen sollten, wenn überhaupt, nur mit antimikrobiellen Zusätzen betrieben werden.

Interdentalraumhygiene

- **Merke:** Interdentale Bereiche werden mit normalen Zahnbürsten kaum, mit elektrischen Bürsten nur unzureichend erfasst:
  - Zurzeit sind daher stets weitere *spezielle Hilfsmittel* zur Interdentalraumhygiene erforderlich:
    - Zahnseide
    - Interdentalraumbürsten
    - medizinische Zahnhölzer.
  - **Merke:** Interdentalraumhygiene kann nur bei freien Interdentalräumen durchgeführt werden (kein Zahnstein, imperfekte Restaurationsränder).
- *Zahnseiden*:
  - Ungewachst oder gewachst; haben die breitesten Anwendungsmöglichkeiten:
    - etwa 40 cm Zahnseide um die Mittelfinger beider Hände wickeln
    - Seide mit Daumen und Zeigefingern vorsichtig über den Kontaktpunkt führen (Abb. 10.**2a**)
    - Seide leicht in den subgingivalen Bereich einführen (Abb. 10.**2b**).
    - Auf- und Abbewegung der Seide in Kontakt zur approximalen Zahnoberfläche
    - **Merke:** Nach 5 – 6 Bewegungszyklen knirscht die Seide – akustisches Signal, die Fläche ist jetzt sauber (fehlt bei gewachsten Zahnseiden und Seiden aus Teflon).
  - Für Brückenzwischenglieder und verblockte Kronen dreiteilige Superfloss-Zahnseide:
    - steifes Ende zum Einfädeln
    - „Schwamm"-Teil zur flächigen Reinigung der Unterseite des Zwischengliedes
    - normaler Zahnseideteil.
  - Nachteile aller Zahnseiden: technisch anspruchsvoll, Verletzungsgefahr.
  - Elektrisch betriebene „Zahnseiden" haben sich nicht bewährt.

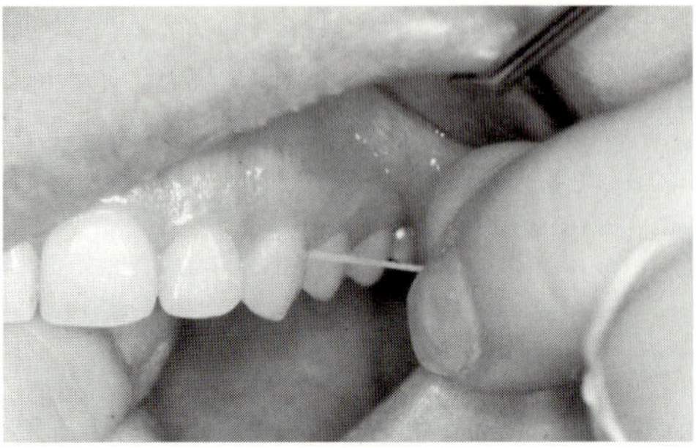

a

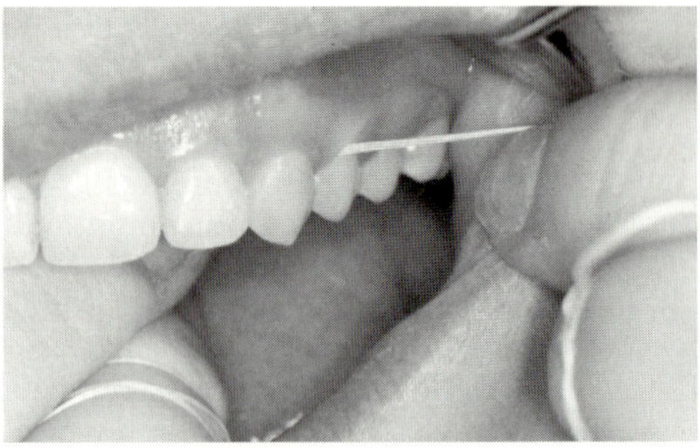

b

Abb. 10.**2** **a, b** Interdentalraumreinigung mit Zahnseide (nach Müller & Eger 1998).
a Zahnseide wird um die Mittelfinger gewickelt und mit Daumen und Zeigefinger vorsichtig sägend über den Kontaktpunkt geführt.
b Die Seide wird bis in den subgingivalen Bereich eingeführt. Die Fläche wird durch Auf- und Abbewegen der Zahnseide gereinigt.

- *Interdentalraumbürsten* (Abb. 10.**3**):
  - Bei weit offenen Interdentalräumen und konkaven Wurzelbereichen:
    - Verschieden große Interdentalräume machen unterschiedliche Interdentalbürsten erforderlich.
    - Gezielte Empfehlung nach genauer Analyse der vorliegenden Verhältnisse (Durchgängigkeit, Friktion).
    - **Merke:** Nie mehr als maximal 2 Zwischenraumbürsten empfehlen. Zu viele Hilfsmittel sind kontraproduktiv
    - Bei sehr großen Zwischenräumen können auch Bürsten ohne Halter empfohlen werden.
    - In einigen Fällen hat es sich bewährt, die geeigneten Zwischenraumbürsten in ein spezielles Befundblatt einzutragen, das der Patient mit nach Hause nimmt.
- *Medizinische Zahnhölzer* haben nur einen begrenzten Anwendungsbereich:
  - Zahnhölzer aus Birkenholz mit zunehmendem, dreieckigem Querschnitt
  - werden bis zur spürbaren Friktion in den Interdentalraum von bukkal und lingual eingeführt
  - allerdings stark eingeschränkte Anwendung im posterioren Seitenzahnbereich
  - **Merke:** Grundsätzlich besteht bei Dauergebrauch die Gefahr des Papillenverlusts.

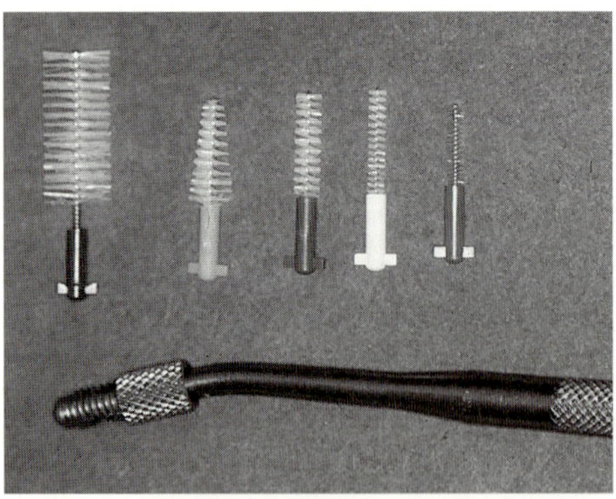

Abb. 10.**3** Interdentalbürsten werden in allen erforderlichen Größen angeboten. Problematisch ist der Gebrauch vor allem bei Vorliegen unterschiedlich großer Interdentalräume. Mehr als 2 verschiedene Bürsten werden vom Patienten kaum akzeptiert: Die Verletzungsgefahr beim Gebrauch zu großer Bürstchen nimmt zu.

Allgemeines

- Antibakterielle Zusätze zur Unterstützung der mechanischen Plaquekontrolle in:
  - Zahnpasten bzw. -gelen
  - Mundspüllösungen.
- Am besten eignen sich Zahnpasten als Träger:
  - Die meisten Menschen putzen sich mindestens 1-mal am Tag die Zähne.
  - Die Bedeutung von Fluoriden als aktiver Bestandteil von Zahnpasten zur Kariesprophylaxe ist seit Jahrzehnten bekannt.
  - **Merke:** Die weite Verbreitung fluoridhaltiger Zahnpasten ist ein wesentlicher Faktor für den beobachteten Kariesrückgang in den westlichen Industrienationen.
- Die komplizierte **Zusammensetzung der Zahnpasten** kann allerdings mit antibakteriellen Zusätzen interferieren. Im Allgemeinen besteht eine Zahnpasta aus folgenden Bestandteilen:
  - *Schleifmittel* (Abrasivstoffe): Calciumcarbonat, Calciumphosphat, Metaphosphate, kleinstkörnige Kieselsäure, Aluminiumoxid, Silicate
  - *Suspensionsmittel:* Wasser, Glycerin, Propylenglykol, Sorbitsirup
  - *Verdickungs-, Stabilisierungs-, Bindemittel:* Gele, Stärke, Alginate, ölige Substanzen
  - *Detergenzien* (oberflächenaktive Stoffe) wie Natriumdodecylphosphat
  - *aromatische Stoffe*, ätherische Öle (als Geschmackskorrigenzien, vielfach mit leicht antibakterieller Wirkung) wie Menthol, Pfefferminzöl
  - *medikamentöse und chemische Zusätze* wie:
    - Fluoride
    - antimikrobiell wirkende Substanzen, z. B. Metallionen, Triclosan
    - antiinflammatorische Substanzen
    - Enzyme, z. B. Amyloglucosidase, Glucoseoxidase
    - die Zahnsteinbildung inhibierende Substanzen wie Diphosphonate, Pyrophosphat, Triclosan
    - desensibilisierende Substanzen (Kalium- und Strontiumsalze, Hydroxylapatit)
    - Vitamin A.
  - *Farbstoffe.*
- Die Möglichkeiten rein mechanischer Plaquekontrolle sind meist begrenzt. Durchbrüche in der persönlichen Mundhygiene sind durch verschiedene Formen der chemischen Plaquekontrolle zu erwarten: *Soft-Chemoprävention* (Tabelle 10.**1**).
- Folgende Aspekte sind zu beachten:
  - *Substantivität*: Die betreffende Substanz sollte möglichst an den Oberflächen der Mundhöhle haften mit der Folge einer *verzögerten Abgabe* in Konzentrationen, die mit der Plaqueneubildung interferierten.
  - *Keine Wechselwirkung* mit den Bestandteilen von Zahnpasten. Trotz Retention und langsamer Freisetzung wird z. B. die plaqueinhibierende Wirkung des kationischen Chlorhexidins in üblichen Zahnpastaformeln durch anionische Tenside und Calciumionen aufgehoben.

Chlorhexidin

- 1,1'-Hexamethylen-bis[5-(*p*-chlorphenyl)-biguanid]. Als Digluconat, Acetat oder wenig wasserlösliches Hydrochlorid; ist das am besten wirkende orale Antiseptikum:
  - Chlorhexidin ist seit Jahrzehnten in der Zahnheilkunde fest etabliert.
  - Dient in klinischen Studien zur Entwicklung von Mundspüllösungen als positive Kontrolle.

Tabelle 10.1 Einige antimikrobielle Verbindungen und entsprechende Produkte zur Reduzierung von Plaque und Gingivitis.

Verbindung	Beispiele	Wirkungsmechanismus	Produkte
Bisbiguanide	Chlorhexidin	antimikrobiell	Zahnpasten, Gele, Mundspüllösungen, Rachenspray, Kaugummi, Lacke
Quatäre Ammonium-Verbindungen	• Cytylpyridinchlorid • Benzalkoniumchlorid	antimikrobiell	Mundspüllösungen
Phenole und etherische Öle	• Thymol, Menthol, Eukalyptusöl • Triclosan	• antimikrobiell • antimikrobiell, entzündungshemmend	Mundspüllösungen, Zahnpasten
Metallionen	• Zinn, Zink • Strontium, Kalium	• antimikrobiell • desensitivierend	Mundspüllösungen, Zahnpasten
Fluoride	• Natriumfluorid, Natriummonofluorphosphat • Zinnfluorid • Aminfluorid	karieshemmend (antimikrobiell), desensitivierend	Zahnpasten, Gele, Mundspüllösungen, Lacke
Aminoalkohole	Delmopinol	stört Biofilmbildung	zurzeit kein Produkt erhältlich
Sauerstoff abspaltende Verbindungen	• Wasserstoffperoxid • Natriumperborat • Natriumpercarbonat	antimikrobiell	Mundspüllösungen
Pflanzliche Produkte	Sanguinarin	antimikrobiell	Mundspüllösung, Zahnpasten
Enzyme	• Glucoseoxidase • Amyloglucosidase	antimikrobiell	Zahnpasta

- Antimikrobielle Wirksamkeit gegen ein breites Spektrum unterschiedlicher Mikroorganismen:
  - grampositive und gramnegative Bakterien
  - Pilze und Hefen, einschließlich Candida spp.
  - einige Viren (Hepatitis-B-Virus, HIV).
- Mundspüllösungen mit 0,1–0,2%igem Chlorhexidindigluconat. Zahnputzgel mit 1% Chlorhexidin (enthält weder Abrasivstoffe noch Detergenzien). Rachenspray mit 0,1% Chlorhexidin zur Desinfektion der Tonsillenbereiche.
- **Merke:** Chlorhexidin-Mundspüllösungen enthalten vielfach bis zu 12% Alkohol. Bei Kontraindikation (z.B. abstinent lebender, ehemaliger Alkoholiker) kann alkoholfreie Lösung von 0,12% Chlorhexidindigluconat und 0,05% Cetylpyridiniumchlorid (Perioaid) verordnet werden.

- Häufige Indikationen, z.B. bei:
  - schmerzhaften Entzündungen innerhalb der Mundhöhle, bei denen eine effektive mechanische Mundhygiene nicht möglich ist: nekrotisierende Parodontalerkrankungen, Gingivostomatitis herpetica
  - postoperativer Infektionsprophylaxe nach parodontal- oder oralchirurgischen Eingriffen
  - Patienten mit mentaler und/oder physischer Behinderung; hospitalisierte Patienten.
- Anwendungsbeschränkung auf wenige Wochen, da regelmäßig vergleichsweise milde Nebenwirkungen auftreten:
  - Zahnverfärbungen
  - verstärkte Zahnsteinbildung
  - schwarze Haarzunge
  - Geschmacksbeeinträchtigungen
  - gelegentlich Epitheldesquamation
  - selten Parotisschwellung.

Triclosan

➤ 5-Chloro-2-(2,4-dichlorphenoxy)-phenol. Nichtionische, lipidlösliche, antimikrobielle Substanz mit breitem Wirkungsspektrum. Interferiert nicht mit Detergenzien und anderen Komponenten in Zahnpasten. In Kosmetika und Seifen als Konservierungsmittel:
- Geringe Substantivität, daher:
  - Inkorporation des lipidlöslichen Triclosans in Kopolymer aus Polyvinylmethylether und Maleinsäure (PVM/MA, Gantrez), das erhebliche Retention auf Oberflächen der Mundhöhle aufweist
  - Lösung in Polydimethylsiloxan (Silikonöl)
  - Kombination von Triclosan und Zinkcitrat (additiver Plaque inhibierender Effekt).
- Entzündungshemmende Wirkung unabhängig von antimikrobieller Wirkung:
  - Triclosan interferiert mit Arachidonsäure-Metabolismus
  - Nach topischer Anwendung reduzierte Produktion der proinflammatorischen Mediatoren PGE_2 und Leukotrien B_4.
- Möglicherweise wird bei Dauergebrauch in Zahnpasten die Zusammensetzung der subgingivalen Plaque positiv beeinflusst:
  - Abnahme gramnegativer anaerober Bakterien mit der Folge einer
  - Verlangsamung der Progression der Parodontitis.

➤ **Systematischer Übersichtsartikel** (Davies et al. 2004): Eine Metaanalyse von 16 kontrollierten, klinischen Experimenten, in denen der nicht überwachte, mindestens 6-monatige Gebrauch einer Triclosan/Copolymer-haltigen Zahnpasta untersucht worden war, ergab im Vergleich mit fluoridhaltiger Zahnpasta eine deutlichere Reduktion von Plaque und gingivaler Entzündung.

Metallionen

➤ Zinnfluorid, Zinkcitrat und andere Metallsalze sind wenig toxisch, haben aber plaquehemmende Effekte; sie sind deshalb als Bestandteil von Zahnpasten und Mundspüllösungen besonders geeignet:
- Metallionen interferieren mit dem Bakterienmetabolismus; SnF_2 inhibiert z.B. die bakterielle Glykolyse.
- Zink-, Zinn- und Kupferionen eliminieren flüchtige Schwefelverbindungen gramnegativer Bakterien (H_2S, CH_3SH), die für Mundgeruch verantwortlich sind.

➤ Zur Behandlung von Dentinhypersensibilität wurden vor allem Strontiumchlorid sowie Kaliumnitrat oder Kaliumcitrat in spezielle Zahnpasten inkorporiert.

Andere Zusätze

- Etherische Öle, Phenole, pflanzliche Zusatzstoffe:
  - Einige *etherische Öle* haben in vitro einen gewissen antimikrobiellen Effekt mit zum Teil widersprüchlichen Ergebnissen bezüglich der Hemmung der Plaquebildung.
  - *Sanguinarin* (Alkaloid der Kanadischen Blutwurz) wurde in verschiedene Zahnpasten und Mundspülungen inkorporiert; eher geringe Plaqueinhibition.
- Zusätze zur Beeinflussung der *Zahnsteinbildung*:
  - Pyrophosphat
  - Triclosan in Kombination mit Gantrez oder Zinkcitrat
  - Diphosphonat.
- Zusätze zur Behandlung der *Dentinhypersensibilität*:
  - Unterschiedliche Hypothesen über den Wirkungsmechanismus desensitivierender Ingredienzien:
    - Okklusion der Dentintubuli
    - Koagulation oder Präzipitation der tubulären Flüssigkeit
    - Stimulation der Sekundärdentinbildung
    - neuronale Blockierung der Reizleitung.
  - **Merke:** Hohe Fluoridkonzentrationen führen zur Präzipitation von CaF mit Verschluss der Dentintubuli – sicherste Maßnahme zur Behandlung der Dentinhypersensibilität.
  - Inkorporation von Metallsalzen (Strontiumchlorid, Kaliumsalze, Natriumcitrat) oder Formaldehyd in speziellen Zahnpasten gegen hypersensible Zahnhälse. Kaliumnitrat und Kaliumcitrat scheinen über die Fluoridwirkung hinausgehende Effekte zu haben.
- Weiterentwicklungen auf dem Mundhygienesektor machen regelmäßige Revisionen bestehender Konzepte notwendig:
  - Unterschiedliche Probleme erfordern individuelle Lösungsansätze.
  - Die persönliche Mundhygiene bietet vielfältige Ansätze für eine intensive Kommunikation mit dem Patienten.

Allgemeines

- Wichtigster Bestandteil der 1. Phase der Behandlung ist das definitive supra- und subgingivale Scaling; letzteres ist in aller Regel nur unter lokaler Anästhesie möglich.
- Definition:
  - Lokalanästhesie ist die örtlich begrenzte, reversible Ausschaltung der Schmerzrezeptoren bzw. der ihnen zugehörigen afferenten Nervenfasern.
  - Die Wirkungsweise der Lokalanästhetika beruht auf der Blockierung des Natriumionen-Einstroms bei der Impulsleitung afferenter Nervenzellen.
- Lokalanästhetika sind bei Aufnahme in den Gesamtorganismus relativ toxisch. Die Resorption sollte daher auf ein Minimum beschränkt bleiben:
  - *Vasokonstringenzien* verlängern die Resorptionszeit und verringern die Toxizität.
  - Die *lokale Ischämie* erleichtert die Durchführung des operativen Eingriffs erheblich.
  - *Topische Applikation* zur Verringerung des Einstichschmerzes.
- Lokalanästhetika bestehen aus einer sekundären oder tertiären Aminogruppe, einem Ester bzw. Säureamid und einem apolaren Ring. Die jeweiligen Reste der Moleküle beeinflussen die physikochemischen Eigenschaften und die Abbaufähigkeit im Gewebe.
  - Benzoesäureester: Procain und Tetracain
  - Säureamide: Lidocain, Prilocain, Butanilicain, Mepivacain, Articain und Bupivacain.
  - Procain, Tetracain, teilweise auch Articain, werden im Gewebe hydrolytisch gespalten: Nachinjektionen bei Überschreiten der Grenzdosis sind nach einiger Zeit möglich.
  - Alle anderen genannten Lokalanästhetika werden entweder ausgeschieden oder in der Leber abgebaut.
  - **Merke:** Eine Überschreitung der Grenzdosis ist hier nicht statthaft.

Nebenwirkungen der Lokalanästhetika

- *Intoxikationen* äußern sich im Bereich des Zentralnervensystem sowie in Herz- und Kreislaufwirkungen:
  - initiale Exzitationsphase: Unruhe, Tremor, Beklemmungsgefühl, Nausea, Erbrechen, Sehstörungen, Tachykardien und Blutdruckanstieg
  - später: Verlust der Orientierung, tonische Krämpfe, Dyspnoe
  - unbehandelt: Depression mit Bewusstseinsverlust, Blutdruckabfall, Bradykardie, schließlich Atem- und Kreislaufstillstand
  - unter ungünstigen Umständen (hohe endogene Catecholaminausschüttung, hochdosierte exogene Catecholaminzufuhr, versehentliche intravasale Injektion) ist trotz Beachtung möglicher Kontraindikationen eine *Adrenalinintoxikation* möglich:
    - Blutdruckanstieg
    - Tachykardie
    - Extrasystolie bis Kammerflimmern.

Plexus- und Leitungsanästhesien

- Ausreichende Anästhesietiefe ist bei subgingivalem Scaling und vor allem bei parodontalchirurgischen Eingriffe unabdingbar:
  - unangenehmer Dentinschmerz bei mechanischer Bearbeitung der Wurzeloberfläche
  - erst Ischämie gewährleistet ausreichende Übersicht
  - daher verhältnismäßig hoch konzentrierte Lösungen des Lokalanästetikums (2 – 4%) in kleinen Mengen unter Verwendung von Vasokonstringenzien (1 : 100.000) injizieren.

- Vorgehen:
  - Bevorzugt werden Karpulensysteme mit feinen (∅ 0,4 mm, Leitungsanästhesie) und sehr feinen Kanülen (∅ 0,3 mm, terminale Anästhesie) verwendet.
  - Im Unterkiefer Leitungsanästhesie des N. alveolaris inferior. Zusätzlich Anästhesie des N. buccalis und des N. lingualis.
  - Im Oberkiefer terminale Anästhesie des Plexus dentalis. Zusätzlich Leitungsanästhesie am Foramen palatinum majus und am Foramen incisivum.
  - **Merke:** Wegen der Gefahr einer erheblichen Traumatisierung der Gingiva bzw. des Desmodonts mit Keimverschleppung sind *grundsätzlich zu vermeiden*:
    - *intrapapilläre Injektionen* kleiner Mengen bis auf den Fundus der Knochentasche
    - sog. intraligamentäre Anästhesien, bei denen die Ausbreitung des Anästhetikums über den spongiösen Knochen erfolgt.
- Neuartige *Anästhesiegele* (z. B. Oraqix, 25 mg/g Lidocain und 25 mg/g Prilocain in einem bei Körpertemperatur elastischen Gel) werden für ein schmerzfreies subgingivales Scaling empfohlen:
  - Plasmakonzentrationen liegen weit unterhalb der Grenzdosen
  - sehr selten milde lokale Nebenwirkungen
  - wird von den meisten Patienten bevorzugt.

Allgemeines

- Das definitive supra- und subgingivale Scaling sowie die Wurzelglättung sind die entscheidenden Maßnahmen zur Beherrschung der parodontalen Infektion. Beide Vorgänge sollten zeitlich nicht getrennt erfolgen.
- Das taktile Arbeiten setzt Erfahrung bei der Beurteilung der Zahn- und insbesondere Taschenmorphologie und im Umgang mit dem geeigneten Instrumentarium voraus.

Definitionen

- **Scaling:** mechanische Entfernung von Plaque, Zahnstein und Verfärbungen von Zahnkrone und Wurzeloberfläche.
- **Wurzelglättung:** Entfernung bakteriell oder toxisch kontaminierten Wurzelzements oder Dentins und Einebnung von Unregelmäßigkeiten der Oberfläche.
- **Kürettage:** Entfernung von Taschenepithel und Granulationsgewebe mit Küretten.

Ziele

- Maximale Keimreduktion in der Mundhöhle. Beseitigung des Tascheninfekts durch:
  - Entfernung aller bakteriellen Ablagerungen von der Wurzeloberfläche
  - Entfernung von Endotoxin und bakteriell infiltriertem Wurzelzement
  - ggf. Entfernung des pathologisch veränderten Taschenepithels.
- Optimales Heilungsergebnis nach Schaffung einer biokompatiblen Wurzeloberfläche.

Indikation

- Parodontale Taschen von mehr als 3 mm.

Kontraindikation

- Flache Taschen bis etwa 3 mm.

Instrumente

- Folgende Instrumente werden für das subgingivale Scaling benötigt (Tabelle 10.**2**):
  - *Scaler:*
    - H6/7: gerader, sichelförmiger Scaler für den Frontzahn- und Prämolarenbereich
    - CI2/3: abgewinkelter Scaler für den Molarenbereich
    - Taylor 2/3: graziler als CI2/3.
  - *Universalküretten* (Abb. 10.**4a**): Schneidekanten 90° zum terminalen Schaft. Grundsätzlich bei allen Flächen eines Zahnes einsetzbar, beidseitig scharf; z. B.:
    - Barnhart 1/2
    - Columbia 4 R/4 L
  - *Langer-Küretten* verbinden das Schaftdesign der Gracey-Küretten (siehe unten) mit der 90°-Schneidekante der Universalküretten (beidseitig scharf):
    - Langer 1/2: weniger stark abgewinkelt, für Unterkiefer-Seitenzahnbereiche
    - Langer 3/4: stark abgewinkelt, für Oberkiefer-Seitenzahnbereiche
    - Langer 5/6: gerade, für Frontzahnbereiche.
  - Flächenspezifisch einzusetzende *Spezialküretten* (Abb. 10.**4b**): Schneidekante etwa 70° zum unteren Schaft; einseitig scharf.
    - *Gracey-Küretten*: 1/2 oder 5/6 für den Frontzahnbereich; 7/8 für bukkale und linguale Flächen im Seitenzahnbereich; 11/12 (oder 15/16) für mesiale Flächen im Seitenzahnbereich; 13/14 (oder 17/18) für distale Flächen im Seitenzahnbereich.

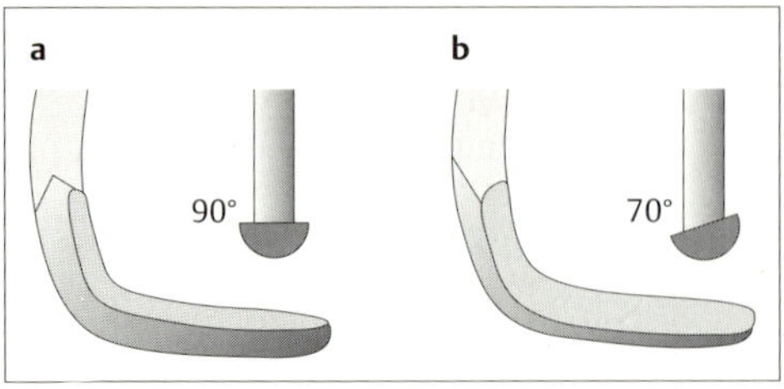

Abb. 10.**4 a, b** Unterschiedliche Küretten.
a Bei Universalküretten beträgt der Winkel der Schneidekanten zum terminalen Schaft 90°.
b Bei flächenspezifisch einzusetzenden Küretten (einseitig scharf) beträgt der Winkel etwa 70°.

  • Gracey-Küretten sind mit einem flexiblen („finishing") oder starren unteren Schaft („rigid") erhältlich. Letztere sind zur Entfernung größerer Mengen von Zahnstein besser geeignet. Bei flexiblem Schaft ist das taktile Empfinden ausgeprägter.
  • Sowohl bei Gracey- als auch bei Langer-Küretten sind Versionen mit um 3 mm verlängertem unteren Schaft („After Five") für tiefe Taschen und stark verkürztem Arbeitsende („Mini Five") für schlankere Frontzahnwurzeln und enge Taschen erhältlich (Abb. 10.**5**).
- Rotierende Instrumente (Perio-Set):
  • diamantiert (75 oder 40 μm) zur Odontoplastik
  • feinstkörnig diamantiert (15 μm) zur Wurzelglättung. **Cave:** Starker Verlust von Zahnhartsubstanz (Zement, Dentin) ist zu vermeiden.
- Weitgehend historische Bedeutung haben *Parodontalfeilen*. Sie können in Ausnahmenfällen, z. B. bei engen Furkationseingängen, verwendet werden:
  • Orban-Feilen (relativ breit)
  • Hirschfeld-Feilen (schmal, grazil).

➤ *Ultraschallbetriebene Instrumente* (magnetorestriktiv, piezoelektrisch; Tabelle 10.**3**). Beträchtlich erleichtertes Entfernen subgingivaler Ablagerungen:
- gemessen an klinischen Resultaten ähnlich effektiv wie Handinstrumente, vor allem bei einwurzligen Zähnen

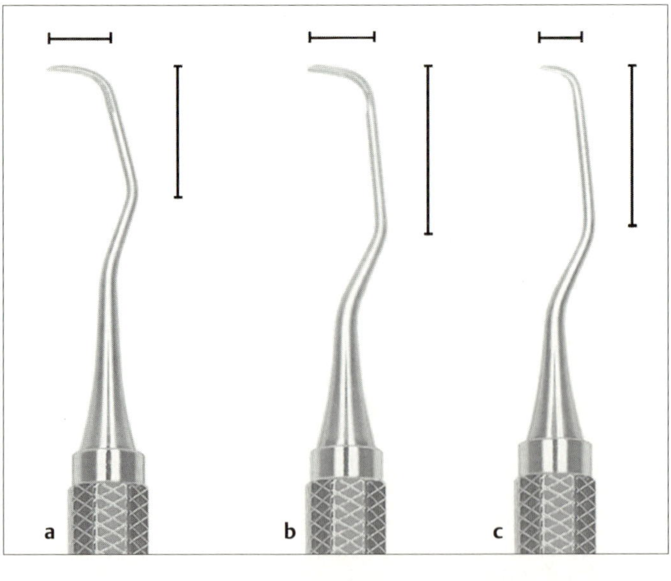

Abb. 10.**5 a – c** Flächenspezifische Küretten.
a Normale Gracey-Kürette.
b After-Five-Kürette mit um 3 mm verlängertem Schaft.
c Mini-Five-Kürette mit verlängertem Schaft und um 50 % verkürzter und dünnerer Schneide.

Tabelle 10.2 Standardinstrumentarium zur mechanischen Depuration der Wurzeloberflächen

Instrumente	Beschreibung	Artikelnummer
Mundspiegel	plan, oben aufliegende Rhodiumbeschichtung ∅ 22 mm	M4 C, Hu-Friedy
Pinzette	zahnärztliche Pinzette	DP18 oder DP17, Hu-Friedy
Häkchensonde	zum subgingivalen Ertasten von Konkrementen	EXD5, Hu-Friedy
Parodontometer	• Kalibrierung in Millimeterschritten • Kalibrierung in 3 – 3 – 2 – 3-Millimeterschritten	• PCPUNC15, Hu-Friedy • PCP11, Hu-Friedy
Furkationssonde	Nabers-Sonde	PQ2 N, Hu-Friedy
Scaler	• sichelförmiger Scaler für Front- und Prämolarenbereiche, H6/7 • Molarenbereich CI2/3 oder T2/3	• SH6/76, Hu-Friedy • SCI2/36 oder ST2/36, Hu-Friedy
Küretten	*Universalküretten* • *UK-Molaren- und Prämolarenbereiche: Langer 1/2* • *OK-Molaren und Prämolarenbereiche: Langer 3/4* • *Frontzahnbereiche: Langer 5/6* *alternativ Spezialküretten* • Frontzahnbereich: Gracey 1/2 • bukkale Flächen der Prämolaren: Gracey 7/8 • mesiale Flächen der posterioren Zähne: Gracey 11/12 oder 15/16 • distale Flächen der posterioren Zähne: Gracey 13/14, ergänzend 17/18	• SL1/26 oder SL1/2 AF, Hu-Friedy • SL3/46 oder SL3/4 AF, Hu-Friedy • SL5/66 oder SL5/6 MF, Hu-Friedy • SG1/26 oder SAS1/2, Hu-Friedy • SG7/86 oder SAS7/8, Hu-Friedy • SG11/126 bzw. SRPG11/126 oder SRPG15/16, Hu-Friedy • SG13/146 bzw. SRPG13/146, SG17/186, Hu-Friedy
Schleifsteine	Arkansas	SS4, SS299, Hu-Friedy

- neuartige schlanke Mikroinstrumentenansätze („Slimline") erlauben Instrumentierung bei ausreichender Kühlung auch in tief subgingivalen Bereichen
- Kavitationseffekt des Wassersprays hat Plaque entfernende Wirkung
- akustische Energie soll empfindliche Bakterien zerstören (fraglich)
- antimikrobielle Lösungen können zur Spülung eingesetzt werden
- **Cave:** Beschädigungen der Wurzeloberfläche in Abhängigkeit vom Ansatzwinkel und vor allem von der lateral ansetzenden Kraft. Zu beachten sind:
  • extrem flacher Ansatzwinkel (möglichst parallel zur Wurzeloberfläche arbeiten)
  • weitgehend kraftloses Arbeiten (≤0,5 N)
  • Energieeinstellung am Gerät hat vor allem bei piezoelektrisch betriebenen Geräten eine gewisse negative Bedeutung für den Substanzabtrag.

➤ Für druckluftbetriebene, sog. *Airscaler* gelten ähnliche Richtlinien.

➤ **Systematischer Übersichtsartikel** auf der Basis von 13 randomisierten kontrollierten Studien zur Effektivität von schall-/ultraschallbetriebenen Scalern im Vergleich zu Handinstrumenten bei chronischer Parodontitis von Tunkel et al. (2002):
- kein Unterschied bezüglich klinischer Ergebnisse bei einwurzligen Zähnen
- fehlende Evidenz in Bezug auf mehrwurzlige Zähne

Tabelle 10.3 Mögliche Vor- und Nachteile der Wurzelbearbeitung mit Handinstrumenten und Ultraschallansätzen

	Vorteile	Nachteile
Handinstrumente	• überlegenes taktiles Empfinden • guter Zugang zu engen Taschen vor allem mit miniaturisierten Schneiden • gute Adaptation an Wurzelmorphologie • kein Aerosol • keine Hitzeentwicklung	• Winkeleinstellung der Schneide von z. B. 80° notwendig • Nachschärfen erforderlich • erheblicher Anpressdruck des Instruments zur Konkremententfernung erforderlich • Folge: Ermüdung des Operateurs • negativer Zeitfaktor
Ultraschallinstrumente	• moderne Ansätze sehr grazil • druckloses Arbeiten möglich • alle Flächen erreichbar (auch und vor allem Furkationen) • Zerstörung des Biofilms durch Kavitation • bakterizide Wirkung der akustischen Energie (?) • geringere Traumatisierung der Weichgewebe • Taschenspülung mit antimikrobiellen Zusätzen • Zeitfaktor: schnelleres Arbeiten • kein Schärfen der Ansätze erforderlich • hohe Akzeptanz des Patienten • weniger ermüdend für den Operateur	• geringes taktiles Empfinden • Rillen auf der Wurzeloberfläche • kontaminiertes Aerosol • Handstücke können nicht autoklaviert werden • Kontraindikation bei Patienten mit Herzschrittmacher

  - deutlich kürzere Arbeitszeit bei schall-/ultraschallbetriebenen Scalern
  - offenbar kein Unterschied bei unerwünschten Nebenwirkungen.
- ➤ Aufgrund des entstehenden Aerosols bei Verwendung von schall- und ultraschallbetriebenen Instrumenten ist besonderer Infektionsschutz angebracht:
  - z. B. 2-minütige Mundspülung mit Povidon-Iod-Präparat (Betaisodona) oder 0,1–0,2%iger Chlorhexidinlösung zur Keimreduktion
  - Mund- und Nasenschutz, Visier
  - funktionierende Absauganlage
  - **Merke:** keine Ultraschallbearbeitung bei infektiösen Patienen: HIV, Hepatitis
- ➤ Oberflächenrauigkeiten müssen durch *Politur der Zahnoberflächen* nivelliert werden:
  - Nylonbürstchen oder Silikonkelche und geeignete Polierpaste:
    - RDA-Wert der Paste je nach Intensität der Zahnverfärbungen, z. B. RDA (relative dentin abrasion) 36; Nachpolitur mit schwach abrasiver Paste (RDA 7) oder Zahnpasta.
    - Prophylaxepaste, die Perlit-Kristalle enthält (z. B. Cleanic), ist nur zu Beginn abrasiv. Durch Abrundung der scharfen Kanten der Partikel während der Politur nimmt die Abrasivität schnell ab, der Poliereffekt überwiegt.
  - Politur in Interdentalräumen mit speziellen Kunststoffansätzen für das Profin-Winkelstück.
  - Abschließend Lokalfluoridierung mit etwa 1%igem Fluoridgel.
- ➤ Im Profin-Winkelstück betriebene oszillierende Instrumente (Peri-o-tor) entfernen im Wesentlichen subgingivale Plaque, ohne die Wurzeloberfläche zu beschädigen.

Vorgehen

- Das **supra- und subgingivale Scaling** gliedert sich in die folgenden Operationsschritte:
  - Desinfektion: Mundspülung Povidon-Iod-Präparat (Betaisodona) oder Chlorhexidinlösung zur Keimreduzierung
  - Anästhesie
  - *Scaling:* Entfernung weicher und harter Ablagerungen von der Wurzeloberfläche
  - *Wurzelglättung:* Nivellierung bakteriell besiedelter Resorptionslakunen im Zement
  - ggf. *Weichgewebekürettage*: Entfernung von Granulationsgewebe und Taschenepithel.
- **Merke:** In klinischen Studien konnte nicht gezeigt werden, dass die regelmäßig durchgeführte subgingivale Kürettage (Scaling, Wurzelglättung und Weichteilkürettage) dem alleinigen subgingivalen Scaling mit Wurzelglättung überlegen ist:
  - *Routinemäßige Kürettagen* sind daher als obsolet zu betrachten.
  - Es bestehen allerdings begründete Ausnahmen, in denen eine Weichteilkürettage indiziert ist, z. B.:
    - ausgesprochene entzündliche Schwellung der Gingiva, Hypertrophie
    - subgingivaler Restaurationsrand mit dem Therapieziel einer geringen Gingivarezession.
- 4 *Problemkomplexe* treten bei der Bearbeitung der Wurzeloberflächen auf:
  - adäquater Zugang zum Boden der Tasche
  - Anpassung der Kürette an die Wurzelmorphologie
  - korrekter Winkel der Schneide zur Wurzeloberfläche
  - Gründlichkeit der Wurzelglättung.
- **Merke:** Es ist nicht möglich, sich in allen Regionen der Dentition an Nachbarzähnen abzustützen und einen Ansatzwinkel der Schneidekante der Kürette von 70 – 80° zu erzielen:
  - Traditionelle Techniken verhinderen in aller Regel, dass der Boden der Tasche erreicht wird.
  - Flexiblere, alternative Techniken der Abstützung sind daher notwendig:
    - In posterioren Bereichen des Oberkiefers extraorale Abstützung am Unterkiefer (Abb. 10.**6a**).
    - Posteriore Bereiche des rechten Unterkiefers werden aus der 1-Uhr-Position bearbeitet. Abstützung an den Seitenzähnen des Oberkiefers. Stabilisierung des Unterkiefers mit der linken Hand (Abb. 10.**6b**).
    - Posteriore Bereiche des rechten Oberkiefers werden aus der 2- bis 3-Uhr-Position heraus bearbeitet. Der Patient liegt dabei flach (Abb. 10.**6c**).
    - Abstützung gelegentlich auch über die Finger der anderen Hand (Abb. 10.**6d**).
    - Aktivierung der Kürette bei langem Hebelarm mit dem Zeigefinger der linken Hand (Abb. 10.**6e**).
- Die Finger halten die Kürette in der modifizierten Schreibfederhaltung:
  - vorsichtiges *Einführen des Instruments* in die Tasche mit leichter Hand, ggf. können Konkremente ertastet werden
  - der korrekte *Arbeitswinkel* der Schneidekante zur Wurzeloberfläche von etwa 80° wird hergestellt
  - Griff- und Schaftposition bestimmen, ob eine introrale oder extraorale *Abstützung* notwendig wird
  - entsprechende Abstützung wird hergestellt
  - Einnahme der korrekten *Position* am Stuhl entprechend der Abstützung
  - *Arbeitszug* unter einem Anstellwinkel von ca. 80°
  - im Bereich lingualer und palatinaler (Knochen-)Taschen empfiehlt sich ein *horizontaler Zug* über die zu bearbeitende Fläche (Abb. 10.**6f**, hier bukkal).

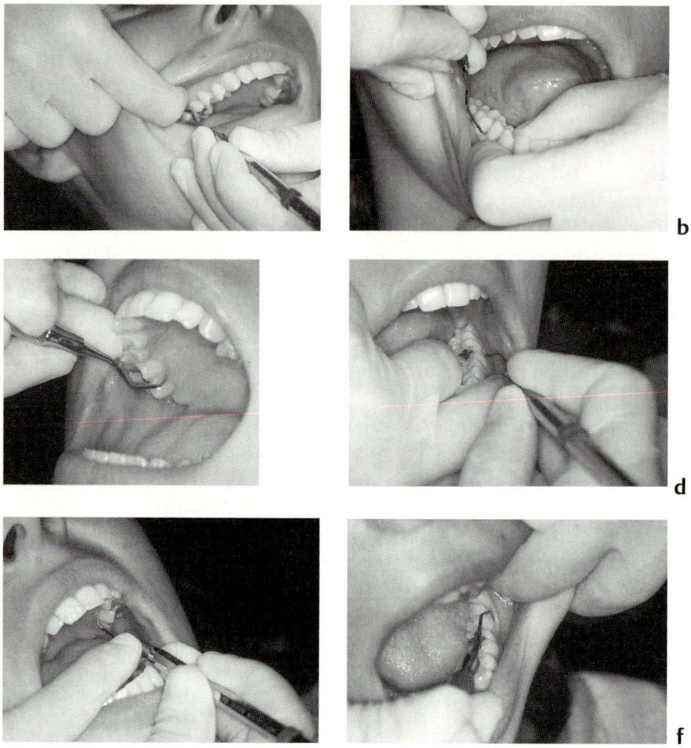

Abb. 10.**6 a – f** Subgingivales Scaling (nach Müller & Eger 1998).
a Extraorale Abstützung am Unterkiefer.
b Abstützung an den Seitenzähnen des Oberkiefers, Stabilisierung des Unterkiefers mit der linken Hand.
c Bearbeitung der posterioren Bereiche des rechten Oberkiefers aus der 2- bis 3-Uhr-Position.
d Abstützung an den Fingern der linken Hand.
e Aktivierung der Kürette mit dem Zeigefinger der linken Hand.
f Horizontaler Zug.

- Nach Entfernung der mineralisierten (Konkremente) und nichtmineralisierten Ablagerungen (*Scaling*) erfolgt die *Wurzelglättung* mit Universal- oder Spezialküretten:
  - Resorptionslakunen im pathologisch veränderten Wurzelzement können von Bakterien besiedelt werden; derartige Rauigkeiten lassen sich nur durch gründliche Instrumentierung nivellieren.
  - Zu großer Zementabtrag ist andererseits nicht erwünscht:
    - Eröffnung der Dentintubuli mit Gefahr bakterieller Penetration
    - Zunahme der Dentinhypersensibilität
    - Verhinderung eines Reattachments.
  - Überlappendes Instrumentieren.
- *Weichgewebekürettage* der Tascheninnenwand, z. B. bei hypertropher Gingiva:
  - Universalkürette wird gegen den Tonus des Gewebes geführt.
  - Das Taschenepithel wird so vorsichtig ausgeschält.
- Mit einer Häkchensonde wird überprüft, ob die Wurzeloberflächen glatt und hart sind.
- **Merke:** Nichtinstrumentierte Areale mit verbliebenem Biofilm können durch diese Maßnahme natürlich nicht ertastet werden. Ob das Scaling effektiv war, kann nur im weiteren Verlauf der postoperativen Heilung beurteilt werden.

- Spülung mit physiologischer Kochsalzlösung, Kompression der Zahnfleischränder. Evtl. für einige Tage Parodontalverband legen (CoePak, PeriPak).
- **Merke:** Während des subgingivalen Scalings können sowohl Ultraschallgeräte als auch Handinstrumente eingesetzt werden; das abschließende „finishing" erfolgt mit Gracey-Küretten.

Kritische Beurteilung

- Der Behandler muss ein Gefühl für die Effektivität der Maßnahme entwickeln.
- Voraussetzung für den Erfolg sind neben seinen Fähigkeiten scharfe Instrumente:
  - Mit stumpfen Instrumenten werden Konkremente nicht entfernt oder sogar geglättet. Ein nachträgliches Entfernen ist dann kaum noch möglich. Außerdem besteht erhöhte Gefahr für Instrumentenbruch.
  - Daher: regelmäßiges Nachschärfen der Instrumente mit Arkansas-Steinen (siehe unten).
- In der Regel ist mit einer deutlichen Verbesserung der parodontalen Situation zu rechnen (Abb. 10.**7**):
  - Abnahme des Anteils der Gingivaeinheiten mit Blutung nach parodontalem Sondieren.
  - Abflachen der parodontalen Taschen:
    - In tiefen Taschen (≥ 6 mm) ist eine Kombination aus klinischem Attachmentgewinn und Rezession zu erwarten.
    - **Merke:** Je tiefer die Tasche, umso größer der zu erzielende mögliche Attachmentgewinn.
    - In flachen Taschen hat subgingivales Scaling geringe Attachmentverluste (Rezessionen) zur Folge.
  - Der Anteil parodontaler Taschen, bei denen weiterführende parodontalchirurgische Maßnahmen (z.B. Lappenoperationen) notwendig sind, soll durch das subgingivale Scaling wesentlich reduziert werden.

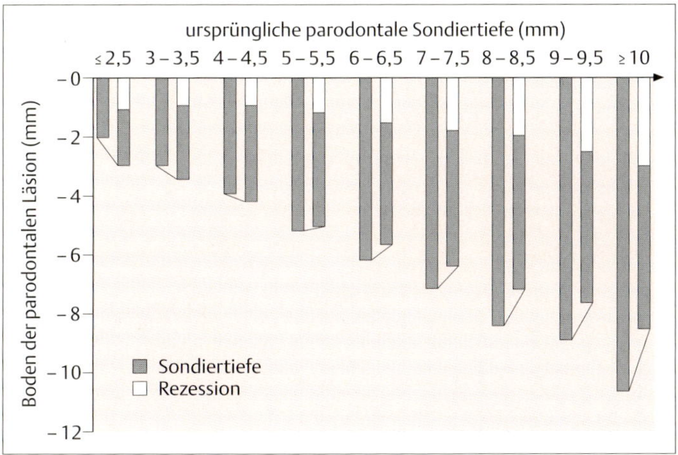

Abb. 10.**7** Entwicklung der Sondierparameter (parodontale Sondiertiefe, Attachmentlevel, Rezession) 2 Jahre nach subgingivalem Scaling in Abhängigkeit von der Sondiertiefe (Badersten et al. 1984). 16 erwachsene Patienten mit schwerer Parodontitis waren behandelt worden. Scaling in bis etwa 4 mm flachen Taschen führt zu teilweise erheblichen Attachmentverlusten. Ab etwa 6 mm sind Attachmentgewinne zu erwarten, die umso höher ausfallen, je tiefer die Taschen sind (bis etwa 2 mm bei 10 mm Taschentiefe).

- Innerhalb der subgingivalen Mikroflora kommt es zu gravierenden Änderungen (Abb. 10.**8**):
  - Zunahme parodontal inerter Aktinomyzeten (z.T. Antagonisten der Parodontalpathogene)
  - Abnahme der etablierten Parodontalpathogene P. gingivalis, T. forsythia, T. denticola
  - Die Prävalenz anderer Bakterien ändert sich dagegen kaum.
- **Systematischer Übersichtsartikel** von van der Weijden & Timmerman (2002) zum Effekt des subgingivalen Scalings:
  - 26 Studien wurden identifiziert, in denen subgingivales Scaling bei chronischer Parodontitis mit alleinigem supragingivalem Scaling/Mundhygieneverbesserung oder keiner Therapie verglichen wurde.
  - Subgingivales Scaling (in Verbindung mit Mundhygienedemonstration) ist eine effektive Maßnahme zur Reduktion der Sondiertiefe und Verbesserung des klinischen Attachmentlevels.

Desinfektion der Mundhöhle

- Um die Wiederbesiedelung bereits gereinigter Wurzeloberflächen zu verhindern, hat sich eine innerhalb kurzer Zeit durchgeführte *Desinfektion der Mundhöhle* bewährt:
  - definitives supra- und subgingivales Scaling möglichst innerhalb von 24 h
  - Desinfektion der extrakrevikulären ökologischen Nischen von Oralpathogenen:
    - konsequenter Einsatz von 0,1 – 0,2 %igen Chlorhexidin-Mundspüllösungen
    - 1 %iges Chlorhexidingel, auch zur Reinigung des Zungenrückens, z. B. mit einem Zungenschaber
    - Chlorhexidin-Rachenspray.
- Reevaluation etwa 6 Wochen nach Abschluss des subgingivalen Scalings:
  - Bestimmung der Sondiertiefen und Attachmentlevel
  - Festlegen weiterführender Therapiemaßnahmen
  - Überprüfung der Mundhygiene.
- Viel versprechende klinische und mikrobiologische Ergebnisse insbesondere bei chronischer Parodontitis und einwurzligen Zähnen.

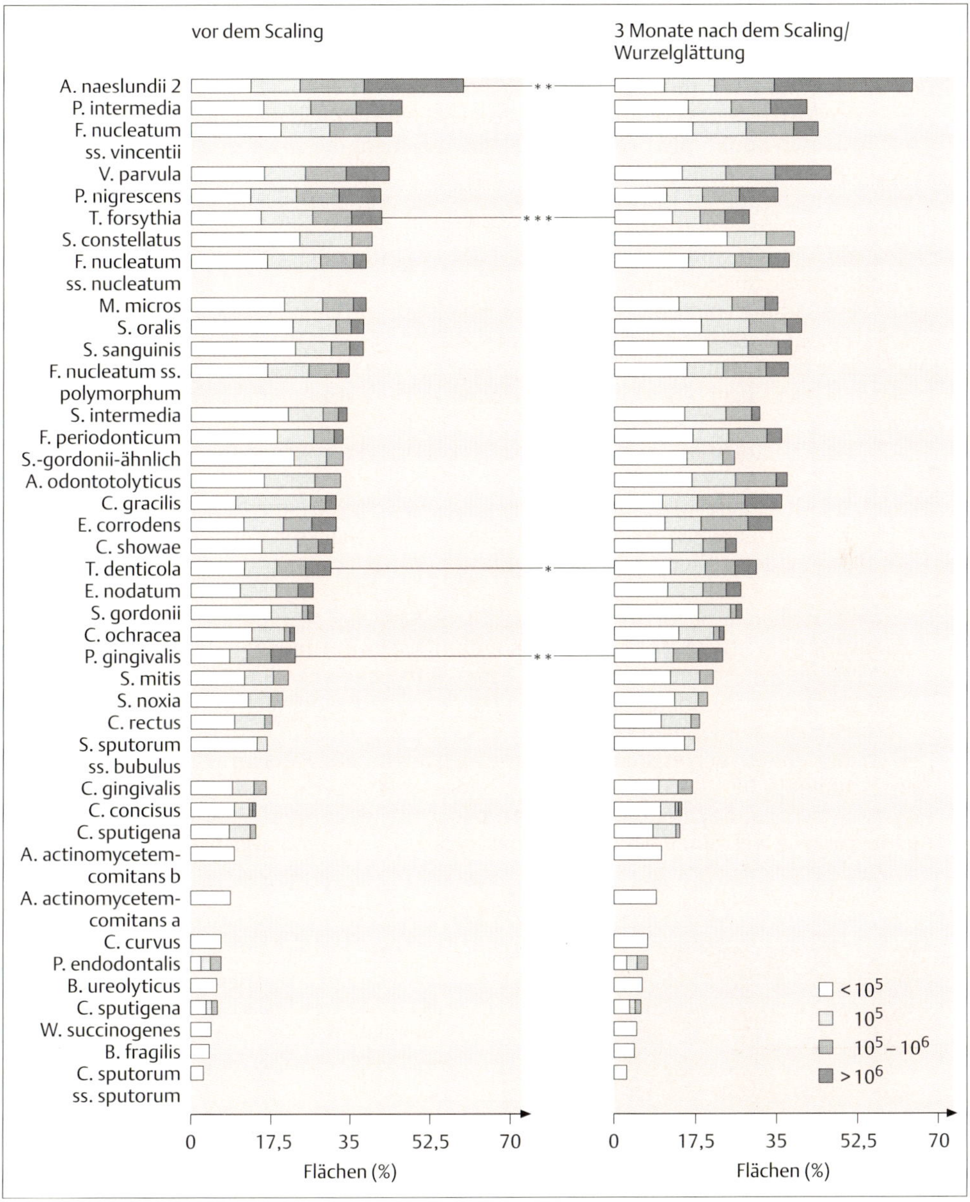

Abb. 10.**8** Änderungen der subgingivalen Mikroflora nach subgingivalem Scaling und Wurzelglättung (Haffajee et al. 1997). Die Prävalenz (in Abhängigkeit zur Bakterienzahl: $< 10^5$, $= 10^5$, $10^5 – 10^6$, $> 10^6$) der 40 häufigsten Bakterien der Mundhöhle war an allen Zähnen bei 57 erwachsenen Patienten mit chronischer Parodontitis mit Checkerboard DNA-DNA-Hybridisierung (siehe S. 105) untersucht worden. Signifikante Änderungen (* $p < 0{,}05$; ** $p < 0{,}01$; *** $p < 0{,}001$) wurden bei A. naeslundii 2 (↑) sowie T. forsythia, T. denticola und P. gingivalis (↓) registriert. Die Prävalenz anderer Bakterien änderte sich nicht so deutlich. Gleichzeitig: Abnahme des Anteils blutender Gingivaeinheiten nach Sondieren, Abnahme der Sondiertiefe, Gewinne klinischen Attachments in mehr als 6 mm tiefen Taschen.

Pflege der Instrumente

Allgemeines

- Unabhängig von der Geschicklichkeit der Behandlers sind scharfe Instrumente eine Voraussetzung für den Erfolg:
  - Stumpfe Instrumente polieren die im Vergleich zu supragingivalem Zahnstein wesentlich härteren Konkremente, anstatt sie zu entfernen; die spätere Entfernung wird dadurch praktisch unmöglich.
  - Bei der bei stumpfen Instrumenten notwendigen zu hohen Anpresskraft besteht ein hohes Risiko für einen Instrumentenbruch.
  - Deshalb ist das regelmäßige Nachschärfen der Instrumente, z. B. mit Arkansas- oder Keramiksteinen, unabdingbar.
  - Zur Vermeidung von Scharten und Graten sollte Öl (Arkansasstein) oder Wasser (Keramikstein) als Schmiermittel verwendet werden.
- Die Schärfe der Instrumente wird nach Reinigung und Desinfektion überprüft:
  - visuell – Licht kann von der Schneidekante nur bei stumpfem Instrument reflektiert werden
  - mittels Kunststoffstab – die Schneide muss bei korrekter Anwendung in den Kunststoff „beißen".
- **Merke:** Die Originalform des Instruments muss beim Schärfen erhalten werden.
- Nach dem Schärfen werden die Instrumente in den verpackten Kassetten sterilisiert:
  - Nur ausgebildetes Fachpersonal soll mit dem Schärfen der Instrumente betraut werden.
  - Das von manchen bevorzugte grundsätzliche Schärfen stumpfer Instrumente unmittelbar vor oder etwa während der Behandlung ist zu vermeiden:
    - Ist in aller Regel zu zeitaufwendig, kostet wertvolle Behandlungszeit.
    - **Merke:** In Anwesenheit des Patienten hat das Schärfen der Instrumente einen verheerenden psychologischen Effekt.
  - Trotzdem sollten Schleifstein und Kunststoffstab für alle Fälle im Tray vorhanden sein.
- Der terminale Schaft der Instrumente, d. h. der Anteil zwischen der Schneide und dem 1. Winkel, ist für alle Schleiftechniken von kritischer Bedeutung (Abb. 10.**9**). Bei korrekter Ausrichtung des terminalen Schafts wird das Instrument automatisch in die richtige Position zum Schärfen gebracht.

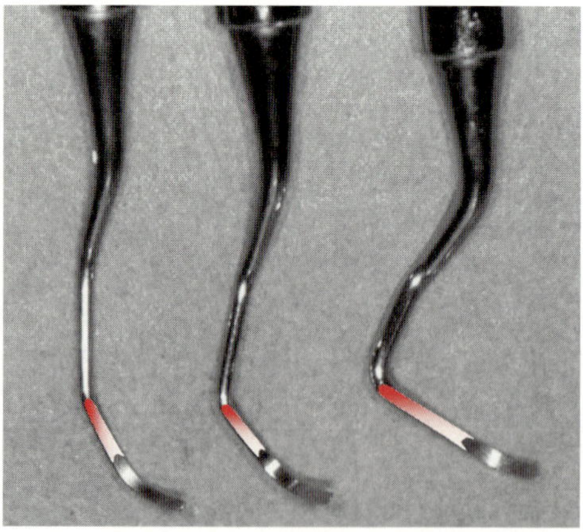

Abb. 10.**9** Der terminale Schaft (*rot*) ist der kritische Teil für das Schärfen aller Küretten und Scaler. Seine korrekte Ausrichtung bringt die Kürette automatisch in die richtige Position zum Schärfen.

Sichelscaler

- Der Scaler wird mit der nichtdominanten Hand mit festem Handgriff gehalten. Die Spitze des zu schärfenden Arbeitsendes weist in Richtung Körper. Der gegenüberliegende Schaft wird mit dem Zeigefinger abgestützt, um den Anpressdruck beim Schleifen auszugleichen. Der Ellbogen wird auf dem Tisch abgestützt.
- Der terminale Schaft wird in eine aufrechte Stellung gebracht (0° oder 12 Uhr).
- Die untere Hälfte des mit einem Tropfen Schmiermittel versehenen Schleifsteins (Öl im Falle eines Arkansassteins, Wasser bei Keramikstein) wird mit der dominanten Hand gefasst. Der Stein wird an die rechte Schneidekante des Scalers in einem Winkel von etwa 30° (d.h. 1 Uhr bei Rechtshändern, 11 Uhr bei Linkshändern) gelegt.
- Der Stein wird bei mäßigem Druck gegen die Schneidekante auf- und abbewegt:
  - Zunächst gegen die laterale Fläche des hinteren Teils der Schneidekante.
  - Danach erfolgt eine allmähliche Bewegung zur Bearbeitung des mittleren Drittels.
  - Schließlich wird das vordere Drittel des Scalers geschärft.
- Die Spitze des Scalers wird danach in die andere Richtung (vom Körper weg weisend) gedreht
  - Der terminale Schaft wird aufrecht gestellt.
  - Der Schleifstein wird in einem Winkel von etwa 30° (1 Uhr bei Rechtshändern, 11 Uhr bei Linkshändern) an die Schneidekante gelegt.
  - Nacheinander werden hinteres, mittleres and vorderes Drittel der Schneidekante durch Auf- und Abbewegen des Steins bei mäßigem Anpressdruck geschärft.
- Schließlich werden evtl. entstandene Grate von der Vorderfläche der Schneide mit einem konischen Schleifstein entfernt.
- Ob der Scaler scharf ist, kann mit einem Kunststoffstab ermittelt werden:
  - Der Stab wird mit Daumen und Zeigefinger der nichtdominanten Hand aufrecht gehalten.
  - Die dominante Hand hält den Scaler mit modifizierter Schreibfederhaltung.
  - Die Schneidekante des Scalers wird leicht gekippt (etwa 11 Uhr). Die Schneide muss in den Kunststoffstab „beißen“; ein metallisches Geräusch ist zu hören.

Universalküretten

- Für das Schärfen von Universalküretten gelten dieselben Richtlinien wie für Sichelscaler:
  - Der terminale Schaft wird aufrecht gehalten (0° oder 12 Uhr).
  - Der mit Schmiermittel versehene Schleifstein wird an die rechte Schneidekante der Kürette in einem Winkel von etwas weniger als 30° (d.h. 1 Uhr bei Rechtshändern, 11 Uhr bei Linkshändern) gelegt.
  - Beginnend beim hinteren Drittel der Schneide wird der Stein bei mäßigem Druck auf- und abbewegt. Der Stein wird kontinuierlich entlang der gesamten Schneide bewegt.
  - Das vordere Ende der Kürette wird danach in die andere Richtung (vom Körper weg weisend) gedreht.
  - Der terminale Schaft wird aufrecht gestellt. Der Schleifstein wird in einem Winkel von etwas weniger als 30° (1 Uhr bei Rechtshändern, 11 Uhr bei Linkshändern) an die Schneidekante gelegt:
    - Die Schleifbewegung beginnt beim hinteren Drittel der Kürette.
    - Auf- und Abwegungen des Steins erfassen allmählich das mittlere und vordere Drittel der Schneide.
- Bei Küretten ist auch das abgerundete vordere Ende zu schärfen:
  - Um ein abgerundetes vorderes Ende der Kürette zu erhalten, wird die Vorderfläche horizontal gestellt (90°, 3 Uhr bei Rechtshändern, 9 Uhr bei Linkshändern).

- Der Schleifstein wird in einem Winkel von etwa 30° (2 bzw. 10 Uhr) an das vordere Ende der Kürette gelegt.
- Der Stein wird mit leichtem Druck gleichmäßig auf- und abbewegt und um das abgerundete Ende herum bewegt.

➤ Evtl. entstandene Grate werden von der Vorderfläche der Schneide mit einem konischen Schleifstein entfernt.

➤ Die Schärfe der Kürettenschneide wird mit einem Kunststoffstab ermittelt. Der Stab wird mit Daumen und Zeigefinger der nichtdominanten Hand aufrecht gehalten, während die Schneidekante der Kürette leicht leicht gekippt wird (11 Uhr). Die Schneide muss in den Kunststoffstab „beißen"; ein metallisches Geräusch ist zu hören.

Flächenspezifische Küretten

➤ Flächenspezifische Küretten haben nur eine Schneidekante. Die Vorderfläche ist zum terminalen Schaft im Winkel von etwa 70° geneigt:
- Das Instrument wird mit festem Handgriff gehalten. Die rechte laterale Fläche ist die Schneidekante.
- Bei ungeraden Nummern der Gracey-Küretten weist das abgerundete vordere Ende der Kürette zum Körper hin, bei geraden Nummern vom Körper weg.
- Der terminale Schaft wird etwa 30° nach links geneigt (etwas weniger als 11 Uhr).
- Der mit Schmiermittel versehene Schleifstein wird gegen die rechte laterale Fläche (Schneidekante) in Position gebracht und um etwa 30° nach rechts geneigt.

➤ Der Schleifstein wird mit mäßigem Anpressdruck auf- und abbewegt, beginnend mit dem hinteren Drittel und kontinuierlich über die gesamte Länge der Schneidekante.

➤ Um das abgerundete vordere Ende der Kürette zu erhalten, wird die Vorderfläche horizontal gestellt (90°, 3 Uhr bei Rechtshändern, 9 Uhr bei Linkshändern). Der Schleifstein wird in einem Winkel von etwa 30° (2 bzw. 10 Uhr) an das vordere Ende der Kürette gelegt. Der Stein wird mit leichtem Druck gleichmäßig auf- und abbewegt und um das abgerundete Ende herumbewegt.

➤ Schließlich werden evtl. entstandene Grate von der Vorderfläche der Schneide mit einem konischen Schleifstein entfernt.

➤ Um die Schneidekante des korrespondierenden Arbeitsendes zu schärfen, wird die Kürette entsprechend gedreht. Das abgerundete Kürettenende weist jetzt in die andere Richtung.

➤ Um die Schärfe der Kürettenschneide zu testen, wird der Kunststoffstab aufrecht gehalten. Der terminale Schaft der Kürette wird parallel zum Teststab gehalten. Die Schneidekante wird gegen den Stab gepresst, sie muss „hineinbeißen". Ein metallisches Geräusch ist zu hören.

Allgemeines

- *Parodontalchirurgische Maßnahmen* haben die folgenden Ziele:
  - Behandlung residualer parodontaler Läsionen unter weitgehender visueller Kontrolle
  - ggf. Änderung der Morphologie der Zähne, der Gingiva und des Alveolarknochens zum Erzielen einer phsysiologischen Form
  - Regeneration parodontaler Strukturen.
- Es werden *weitgehend resektive* von *regenerativen* Maßnahmen unterschieden:
  - Gingivektomie/Gingivoplastik (resektiv)
  - Lappenoperationen (resektiv, unter Umständen regenerativ)
  - gesteuerte Geweberegeneration (regenerativ).
- Während der parodontalchirurgischen Phase ggf. auch:
  - plastisch-parodontalchirurgische Maßnahmen
  - oralchirurgische Maßnahmen
  - Setzen von Implantaten.
- Mit der definitiven restaurativen Versorgung soll etwa 4 – 6 Monate nach der parodontalchirurgischen Phase begonn en werden.
- In bestimmten Fällen ist vorher noch eine orthodontische Behandlung erforderlich.

Gingivektomie

Allgemeines

- Bei der Gingivektomie wird das gesamte pathologisch veränderte Gewebe chirurgisch entfernt, wobei die Gingiva eine physiologische Form erhalten soll.
- Vorteile:
  - einfache Technik
  - garantierte Taschenelimination.
- Nachteile:
  - radikales Vorgehen mit der Gefahr erheblicher Wurzeldenudationen
  - vor allem im Frontzahnbereich unter Umständen erhebliche ästhetische Probleme
  - Dentinhypersensibilität möglich.

Ziele

- Exzision fibrotisch verdickter Gingiva.
- Elimination parodontaler Taschen.

Indikationen

- Stark eingeschränkte Indikationsbereiche:
  - über 4 mm tiefe supraalveoläre Taschen bei gleichzeitig fibrotisch verdickter Gingiva; z. B.:
    - hereditäre Gingivafibromatose
    - medikamentöse Gingivavergrößerung
  - präprothetisch vor der Abformung zur Freilegung der Präparationsgrenze
  - zur Freilegung retinierter Zähne bei Durchbruchstörung.

Kontraindikationen

- Kontraindikationen bei allen Indikationen für alternative Operationsverfahren:
  - vor allem in ästhetisch heiklen Bereichen, z. B. Oberkiefer-Frontzahnbereich bei parodontalem Phänotyp mit schmaler und dünner Gingiva (vgl. S. 88)
  - infraalveoläre Taschen (Knochentaschen)
  - wulstiger Alveolarknochen mit Gefahr der operativen Freilegung.

Instrumentarium

- Pinzetten:
  - Spezialpinzetten zur Markierung des Taschenbodens
  - chirurgische Pinzette
  - anatomische Pinzette.
- Skalpellklingen (Abb. 11.**1 a**):
  - Nr. 11: lanzettförmig
  - Nr. 12: sichelförmig, einseitig schneidend; Nr. 12 D: beidseitig schneidend
  - Nr. 15, Nr. 15 C: geballt.
- Skalpellhalter (Abb. 11.**1 b**):
  - gerader Skalpellhalter
  - Universalskalpellhalter 360°
  - ggf. feststehende Skalpelle (nur für lokale Gingivektomie):
    - Gingivektomiebeil nach Kirkland (Abb. 11.**1 c**)
    - Gingivektomiemesser nach Orban (1/2; Abb. 11.**1 d**).

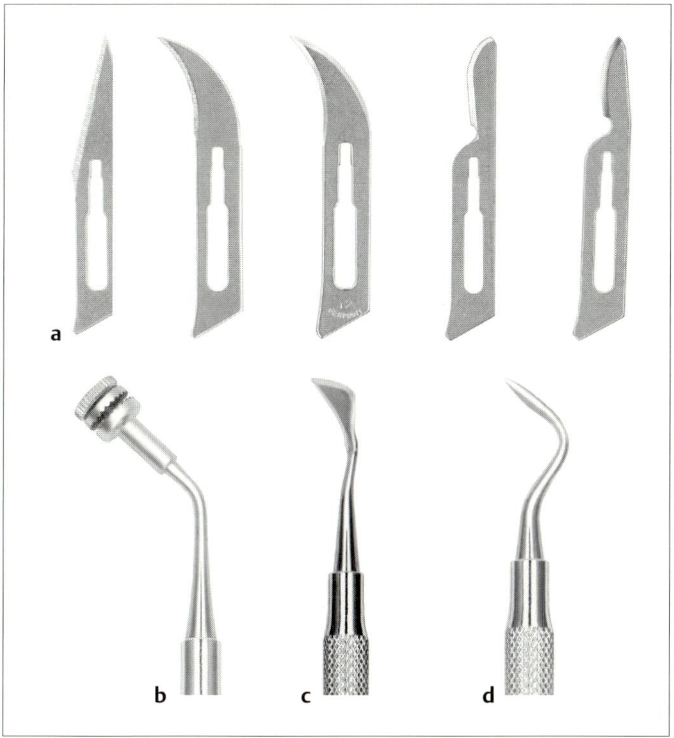

Abb. 11.**1 a–d** Skalpellklingen und Klingenhalter.
a Wechselskalpellklingen: Nr. 11, Nr. 12, Nr. 12 D, Nr. 15, Nr. 15 C (von links nach rechts).
b Universalklingenhalter 360°.
c Gingivektomiebeil nach Kirkland.
d Gingivektomiemesser nach Orban (1/2).

- Scheren:
  - Gingivaschere nach Goldman-Fox
  - Gingivaschere nach LaGrange.

Vorgehen

- Die Gingivektomie gliedert sich in folgende *Operationsschritte*:
  - Desinfektion, z. B. 2-minütige Mundspülung mit Povidon-Iod-Präparat (Betaisodona) oder 0,1 – 0,2 %iger Chlorhexidinlösung
  - Anästhesie
  - Setzen der Blutungspunkte
  - Inzision
  - Exzision des Gewebes
  - Scaling und Wurzelglättung
  - Formung des Gingivarandes
  - Wundtoilette
  - Zahnfleischverband.
- *Blutungspunkte* werden mit speziellen Pinzetten (Goldman-Fox oder Crane-Kaplan) gesetzt:
  - Eine Branche der Pinzette wird in die Tasche geführt, während die mit einem Dorn versehene Branche außerhalb liegt (Abb. 11.**2 a**).
  - Durch Zukneifen wird der Taschenboden nach außen markiert (Blutungspunkte).

Tabelle 11.1 Standardinstrumentarium für die Gingivektomie

Instrumente	Beschreibung	Artikelnummer
Mundspiegel	Plan, oben aufliegende Rhodium-Beschichtung ∅ 22 mm	M4 C, Hu-Friedy
Parodontometer	Kalibrierung in Millimeterschritten oder 3 – 3 – 2 – 3-Millimeterschritten	PCPUNC15 oder PCP11, Hu-Friedy
Pinzetten	• zahnärztliche Pinzette • Markierungspinzetten links, rechts • chirurgische Pinzette • anatomische Pinzette	• DP18 oder DP17, Hu-Friedy • PMGF1 + 2, Hu-Friedy • TP33 oder TPG3, Hu-Friedy • TP31 oder TPG1, Hu-Friedy
Wangenhalter	• Langenbeck • Middeldorpf	• SR2, Hu-Friedy • RSMID2, Hu-Friedy
Skalpellhalter	• gerader Skalpellhalter • Universalskalpellhalter 360°	• 10 – 130 – 05 E, Hu-Friedy • K360, Hu-Friedy
Scaler	Sichelscaler CI2/3	SCI2/36, Hu-Friedy
Küretten	Universalküretten • UK-Molaren- und Prämolarenbereiche: Langer 1/2 • OK-Molaren und Prämolarenbereiche: Langer 3/4 • Frontzahnbereiche: Langer 5/6	 • SL1/26 oder SL1/2 AF, Hu-Friedy • SL3/46 oder SL3/4 AF, Hu-Friedy • SL5/66 oder SL5/6 MF, Hu-Friedy
Scheren	• Gingivaschere nach Goldman-Fox • Gingivaschere nach LaGrange	• S16, Hu-Friedy • S14, Hu-Friedy

- *Inzision*:
  - Für die Inzision werden heute meist Wechselskalpellklingen benutzt.
    Merke: Lingual und distal-palatinal kann kein gerader Skalpellhalter eingesetzt werden.
  - Skalpellklingen (Nr. 11, Nr. 12 D) werden in Universalskalpellhalter im rechten Winkel zum Griff eingespannt.
  - Feststehende Messer für kleine, lokale begrenzte Eingriffe. Entscheidender Nachteil: Messer müssen nach jedem Gebrauch nachgeschärft werden.
  - Kontinuierliche Inzision über den gesamten Operationsbereich (Abb. 11.**3**).
    - Schnittführung im Winkel von etwa 120° zur Zahnachse (Abb. 11.**2 b**, Schnittführung 3).
    - Schnitt endet apikal der Linie der Blutungspunkte.
    - Falsch wäre eine horizontale Schnittführung (Abb. 11.**2 b**, Schnittführungen 1 und 2), da balkonartige Konturen entstehenden.
    - Vorsicht vor einer Freilegung des Knochens: Wundheilungstörungen, Attachmentverlust, Schmerzen.
- Die interdentale Trennung und Exzision des Gewebes erfolgt mit dem Scaler CI2/3. Ausformung der Schnittkante mit der Gingivaschere (Abb. 11.**2 b**, Schnittführung 4).
- Sorgfältiges Scaling und Wurzelglättung.
- Entfernen von Geweberesten mit in physiologischer Kochsalzlösung getränktem Tupfer.
- Anschließend muss in jedem Fall ein weich bleibender Zahnfleischverband (CoePak) gelegt werden. Der Verband kann nach 1 Woche erneuert werden.

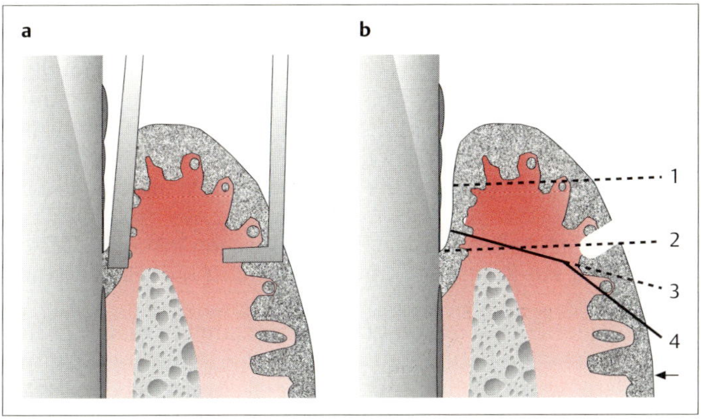

Abb. 11.**2 a, b** Schnittführung bei der Gingivektomie.
a Mit der Taschenmarkierungspinzette werden Blutungspunkte gesetzt.
b Empfehlenswert sind die Schnittführungen 3 und 4; nicht empfehlenswert: 1 oder 2. mukogingivale Grenze (←) und Alveolarknochen sollten nicht tangiert werden.

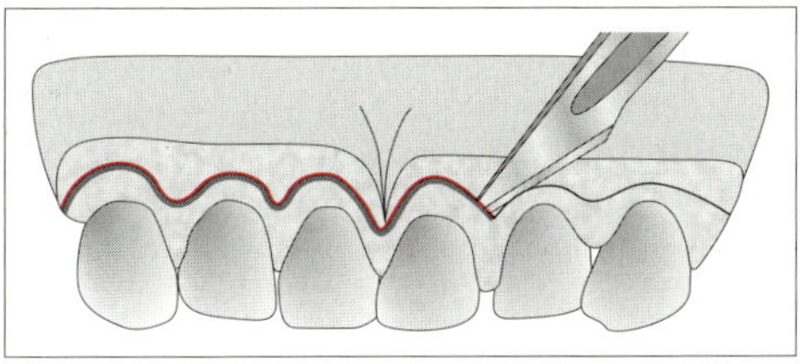

Abb. 11.**3** Kontinuierliche, girlandenförmige Schnittführung im Winkel von etwa 120° zur Zahnachse.

- Einsatz von gepulsten Infrarotlasern:
  - Gingivektomien können auch mit Nd:YAG oder CO_2-Laser durchgeführt werden.
  - Ob Vorteile gegenüber der Skalpellmethode bestehen, ist umstritten.
  - Wichtige Indikation bei Hämophilie und bei Patienten unter antikoagulativer Therapie.
  - Unbedingt zu beachten sind Reflexionen des Laserlichts an metallischen Restaurationen oder Metallinstrumenten.

Nachbehandlung

- Zweimal täglich Mundspülungen zur postoperativen Infektionsprophylaxe mit 0,1 – 0,2 %iger Chlorhexidinlösung, bis eine effektive Mundhygiene mit der Zahnbürste wieder möglich ist.
- Verbandwechsel nach 1 Woche:
  - Säuberung der gingivektomierten Fläche von Fibrin und abgeschilferten Epithelzellen
  - In der Regel erneuter Verband für 1 weitere Woche.

Kritische Beurteilung

- Nach Gingivektomien treten häufiger als bei anderen parodontalchirurgischen Maßnahmen postoperative Beschwerden auf:
  - Sekundäre Wundheilung, daher ist ein parodontaler Wundverband (CoePak) obligatorisch.
  - Die Epithelisierung erfolgt von den Schnitträndern aus. Interdentalbereiche werden zuletzt epithelisiert (nach etwa 10 – 14 Tagen).

- Vorsicht vor allem in ästhetisch heiklen Bereichen. Mögliche Kontraindikation im Frontzahnbereich des Oberkiefers sind zu beachten.
- Voraussetzung für einen erfolgreichen Eingriff ist die Einhaltung der genannten Indikationen und die strikte Beachtung der Kontraindikationen. **Merke:** Bei hereditärer Gingivafibromatose sind vor allem während des Wachstums Rezidive zu erwarten (Abb. 11.**4**).
- Gingivektomien haben bei der routinemäßigen chirurgischen Behandlung der Parodontitis heute kaum eine Bedeutung. In jedem Fall sind die parodontalen Phänotypen zu beachten (vgl. Abb. 7.**7**). Extreme sind:
  - Girlandenförmige, dünne und schmale Gingiva; nach traumatischen Insulten oder bei chronischer Entzündung Neigung zur Rezession; Gingivektomie ist hier absolut kontraindiziert!
  - Breite und dicke Gingiva, häufiger bei eher quadratischen Frontzähnen; hier eher Neigung zur Taschenbildung; mögliche Indikation für Gingivektomie. Allerdings: Der parodontale Phänotyp ist genetisch bestimmt und lässt sich durch chirurgische Maßnahmen nicht verändern.
- Häufige Indikationen bestehen bei medikamentös bedingter Gingivavergrößerung, insbesondere bei Medikation von Calciumantagonisten und Ciclosporin A, seltener bei Antikonvulsiva, vor allem Diphenylhydantoin und Phenobarbital.
  - **Merke:** Wegen der erheblichen Rückfallgefahr alleiniger chirurgischer Maßnahmen bei fortdauernder Medikation muss in jedem Fall mit Hilfe des behandelnden Arztes die Möglichkeit einer medikamentösen Substitution erwogen werden:
    - neue Generation von Antiepileptika, z. B. Lomatrigin, Gabapentrin, Topiramat
    - Tacrolimus statt Ciclosporin A
    - alternatives Antihypertensivum.

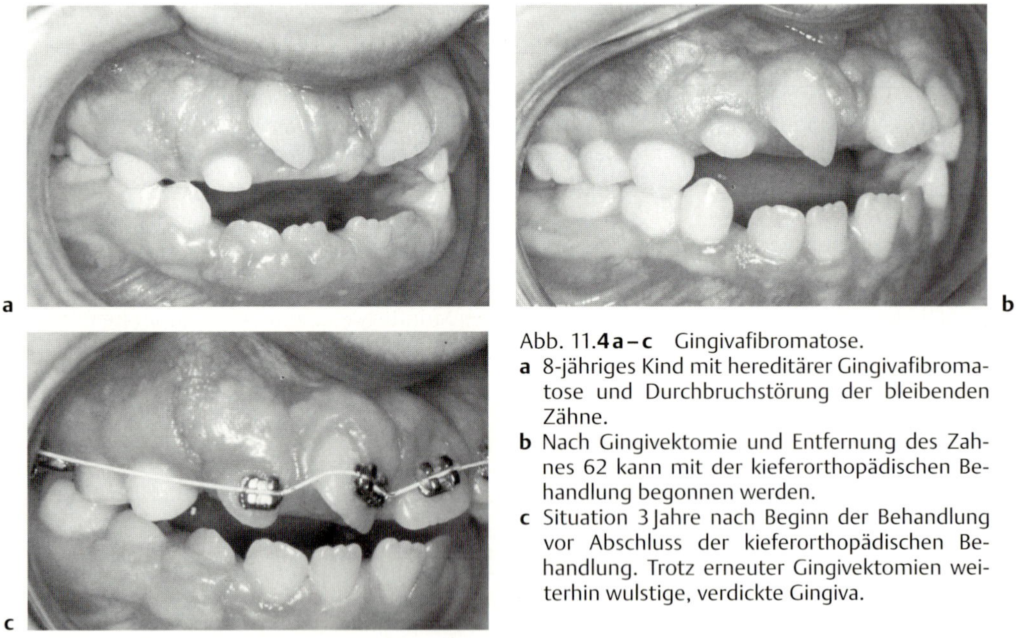

Abb. 11.**4 a – c** Gingivafibromatose.
a 8-jähriges Kind mit hereditärer Gingivafibromatose und Durchbruchstörung der bleibenden Zähne.
b Nach Gingivektomie und Entfernung des Zahnes 62 kann mit der kieferorthopädischen Behandlung begonnen werden.
c Situation 3 Jahre nach Beginn der Behandlung vor Abschluss der kieferorthopädischen Behandlung. Trotz erneuter Gingivektomien weiterhin wulstige, verdickte Gingiva.

Definition

- Kleinere korrigierende, formverändernde chirurgische Eingriffe an der Gingiva.

Ziel

- Ausformung und Rekonturierung der Gingiva, um eine physiologische Form zu erreichen.

Indikationen

- Die Gingivoplastik ist als lokaler Eingriff indiziert bei:
  - regionär begrenzter Verdickung der Gingiva ohne Vorliegen pathologischer Taschen
  - interdentalen Kratern nach Papillenverlust bei nekrotisierenden ulzerativen Gingivitis/Parodontitis.
  - **Merke:** Insbesondere bei jungen Patienten besteht hohes Regenerationspotenzial, das nach NUG zunächst abgewartet werden sollte.
  - als Begleitoperation während der Gingivektomie (Modellierung der Schnittkante bei nicht vermeidbarer balkonartiger Formung der Gingiva; vgl. Abb. 11.**2b**, Schnittführung 4)
  - präprothetisch:
    - zur Gestaltung des Zwischengliedbereichs
    - zur Freilegung der Präparationsgrenzen vor der Abformung.

Kontraindikationen

- Entsprechend ergeben sich die folgenden Kontraindikationen:
  - generalisiert stark wulstige, fibrös verdickte Gingiva
  - parodontale Taschen.

Instrumentarium

- Die Gingiva kann modellierend abgetragen werden mit:
  - Skalpell: Nr. 11, Nr. 12 D
  - gebogener Gingivaschere: Goldman-Fox oder La Grange
  - Diamantschleifkörper
  - vor allem elektrochirurgisch.
- Zahnärztliche Elektrotomiegeräte haben eine Leistung von 50 W:
  - monoterminaler Einsatz (ohne Neutralelektrode)
  - Stromqualität „gleichgerichtet und gefiltert“ (unmodulierter Hochfrequenzstrom, etwa 2 MHz), entspricht der Schalterstellung „Elektrotomie“
  - **Merke:** Stark modulierte Hochfrequenzströme zur Elektrokoagulation, Elektrofulguration oder Elektrodesikkation haben in der Zahnheilkunde keine Bedeutung. *Cave*:
    - Pulpaschädigung, z. B. über Metallrestaurationen
    - Zementschädigung
    - Desmodontschädigung
    - Knochenschädigung.
- Verwendet werden nadelförmige Elektroden sowie rautenförmige, längliche oder runde Schlingen.

Vorgehen bei der Elektrotomie

- Schnelle, zügige Arbeitsweise; Gewebe wird flächig abtragen:
  - **Merke:** Wärmeentwicklung hängt direkt von der Zeit ab, in der die Elektrode durch das Gewebe geführt wird.
  - Bei Funkenbildung ist die Energiedichte wesentlich zu hoch (Gefahr der Karbonisierung).
  - Kontakte mit Zahn oder etwa Knochen sind unbedingt zu vermeiden
  - Der entstehende Rauch muss gut abgesaugt werden.

Kritische Berurteilung

- *Vorteile* der Elektrochirurgie sind:
  - zierliche Ansätze, bei denen ein Nachschärfen entfällt
  - Blutleere durch den sofortigen Verschluss von kleinen Gefäßen und Kapillaren
  - gute Übersicht.
- Letztlich entscheidende *Nachteile* sind:
  - Gefahr der tief reichenden Gewebeschädigung
  - Infektion, Wundheilungsstörung, Sequesterbildung
  - unangenehme Geruchsbildung
  - verheerende psychologische Wirkung auf den Patienten.
- **Merke:** Elektrochirurgie hat im Rahmen der Parodontalbehandlung praktisch keine Bedeutung. Präprothetisch kann die Gingiva im Bereich des späteren Zwischengliedes elektrochirurgisch modelliert werden. Allerdings:
  - Vor Abformungen von subgingivalen Präparationsgrenzen kann der (entzündungsfreie) Gingivarand besser mit Retraktionsfäden etwas zurückgedrängt werden.
  - Hierbei sind bei sorgfältigem Vorgehen im Gegensatz zur Elektrotomie keine Attachmentverluste zu erwarten.

Ziele

- Lappenoperationen haben die folgenden Ziele:
  - Schaffung eines operativen Zugangs zur infizierten Wurzeloberfläche bei komplizierten Verhältnissen in Knochentaschen und Furkationen
  - sorgfältige Depuration der Wurzeloberflächen unter Sicht
  - chirurgische Änderung einer ungünstigen Morphologie des Alveolarknochens (Osteoplastik) oder des Zahnes (Odontoplastik)
  - Regeneration verloren gegangener parodontaler Gewebe.

Indikationen

- Es ergeben sich folgende Indikationen:
  - nach der I. Therapiephase persistierende, mehr als 5 mm tiefe parodontale Taschen
  - insbesondere Knochentaschen und interdentale Krater
  - knöcherne parodontale Läsionen im Bereich von Furkationen
  - chirurgische Kronenverlängerung.
- **Merke:** Es ist eine ausschließlich technische Frage, wann bei komplizierter Morphologie der Läsion aufgeklappt werden sollte:
  - auftretende Probleme, die Kürette bei tiefen und engen Läsionen bis auf den Fundus der Knochentasche einzuführen
  - Probleme, die Kürette im richtigem Winkel zur Zahnoberfläche zu führen
  - Verlust der Übersicht bei geschlossenem Vorgehen in tiefen Taschen.

Kontraindikationen

- Lappenoperationen sind nicht indiziert bei:
  - flachen supraalveolären Taschen, vor allem im sichtbaren Bereich, in denen besser ein erneutes subgingivales Scaling durchgeführt werden kann
  - fibrös verdickter Gingiva, bei der die Gingivektomie eine günstigere Morphologie der Gewebe zur Folge hat.

Instrumentarium

- Neben einigen bereits erwähnten chirurgischen Instrumenten werden benötigt (Tabelle 11.**2**):
  - ein geeignetes, zierliches Raspatorium zum Abklappen des Mukoperiostlappens
  - Universalkürette zum Entfernen des Granulationsgewebes vor allem aus Knochentaschen und Furkationsbereichen
  - Nadelhalter und Nahtmaterial.
- Bestimmte, nicht ständig benötigte Instrumente sollten griffbereit sein, z. B.:
  - Knochenfeilen nach Schluger und Sugarman zur Osteoplastik
  - spezielle Furkationsküretten.

Unterschiedliche Techniken

- Lappenoperationstechniken waren erstmals zwischen 1912 und etwa 1920 von Neumann, Cieszynski und Widman beschrieben worden:
  - Als *Radikaloperation* mit Resektion des marginalen Knochens.
  - Der Fundus der Knochentaschen wurde zum neuen Limbus alveolaris gemacht.

Tabelle 11.2 Standardinstrumentarium für Lappenoperationen

Instrumente	Beschreibung	Artikelnummer
Mundspiegel	plan, oben aufliegende Rhodium-Beschichtung ∅ 22 mm	M4 C, Hu-Friedy
Parodontometer	Kalibrierung in Millimeterschritten oder 3 – 3 – 2 – 3-Millimeterschritten	PCPUNC15 oder PCP11, Hu-Friedy
Pinzetten	• zahnärztliche Pinzette • chirurgische Pinzette • anatomische Pinzette	• DP18 oder DP17, Hu-Friedy • TP33 oder TPG3, Hu-Friedy • TP31 oder TPG1, Hu-Friedy
Wangenhalter	• Langenbeck • Middeldorpf	• SR2, Hu-Friedy • RSMID2, Hu-Friedy
Skalpellhalter	gerader Skalpellhalter	10 – 130 – 05 E, Hu-Friedy
Scaler	Sichelscaler CI2/3 und T2/3	SCI2/36, ST2/36, Hu-Friedy
Küretten	Universalkürette • Goldman-Fox 4	 • SGF4, Hu-Friedy
	Spezialküretten • Frontzahnbereich: Gracey 1/2 • bukkale Flächen der Prämolaren: Gracey 7/8 • mesiale Flächen der posterioren Zähne: Gracey 11/12 oder 15/16 • distale Flächen der posterioren Zähne: Gracey 13/14, ergänzend 17/18 • Spezialküretten für Furkationsbereiche	 • SG1/26 oder SAS1/2, Hu-Friedy • SG7/86 oder SAS7/8, Hu-Friedy • SG11/126 oder SRPG11/126, SRPG15/166, Hu-Friedy • SG13/146 oder SRPG13/146, SG17/186, Hu-Friedy • SQBL1, SQMD1, Hu-Friedy
Knochenfeilen	• nach Schluger • nach Sugarman	• FS9/10 S, Hu-Friedy • FS1/2 S, Hu-Friedy
Raspatorium	Gingivaraspatorium	P24 GSP oder P8 D, Hu-Friedy
Nadelhalter	Olson-Hegar	NH5 068, Hu-Friedy
Nahtmaterial	• C6 schneidend 3/8 Kreis, 4/0 Polyester oder Polypropylen • C3 3/8 schneidend Kreis, 5/0 Polyester oder Polypropylen	• PSNR683 L oder PSN8 683 P, Hu-Friedy • PSNR698 L oder PSN8 698 P, Hu-Friedy
Scheren	• Gingivaschere nach Goldman-Fox • Gingivaschere nach LaGrange	• S16, Hu-Friedy • S14, Hu-Friedy

- Kirkland beschrieb im Jahr 1931 eine modifizierte Lappenoperation:
  - Wird heute vielfach als *offene Kürettage* oder Lappenkürettage bezeichnet
  - Nur die interdentalen Papillen werden abgeklappt und nach Säuberung der Wurzeloberfläche durch Interdentalnähte fixiert.
- In den 1950er- und 1960er-Jahren erneute Propagierung radikalerer Methoden:
  - *apikaler Verschiebelappen* nach Nabers (1954) und Friedman (1955, 1962):
    - apikale Reposition der Gingiva nach ggf. erforderlicher Knochenresektion, Fixierung über Periostnähte (Abb. 11.**5**)
    - *Vorteil:* absolute Taschenelimination (wie bei der Gingivektomie) bei gleichzeitiger Erhaltung des keratinisierten Gewebes
    - *Nachteil:* erheblicher Knochenverlust bei der Nivellierung von Knochentaschen.

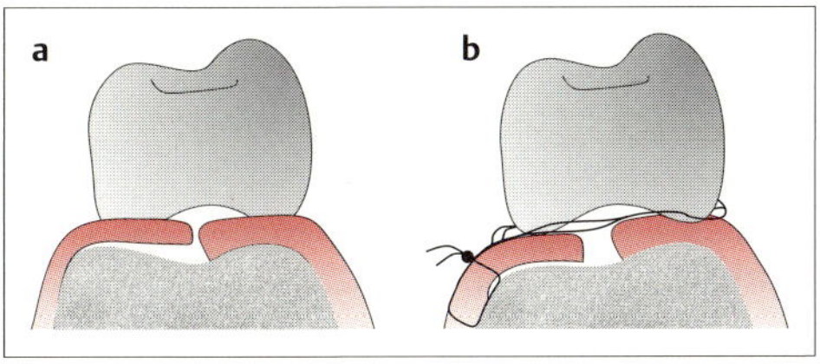

Abb. 11.**5 a, b** Periostnaht (Schlingnaht) zur Fixierung des bukkalen Lappens in einer apikalen Position. Beachte, dass bukkal etwas Knochen chirurgisch entfernt wurde (chirurgische Kronenverlängerung).

- Wird heute vor allem in Fällen empfohlen, in denen eine vorsichtige Osteoplastik erforderlich ist:
  - zur Freilegung retinierter Zähne
  - bei der Tunnelierung von furkationsbefallenen Unterkiefermolaren
  - zur chirurgischen Kronenverlängerung.
- Vorgehen:
  - Präparation eines Mukoperiostlappens
  - vorsichtige Osteoplastik, z. B. mit Universalküretten (Columbia 4 R/4 L) und/oder Knochenfeilen nach Schluger und Shugarman
  - sorgfältige Wurzelglättung, um Reattachment zu verhindern
  - apikale Verschiebung des Lappens meist nur bukkal; lingual/palatinal Gingivektomie bzw. Kürzung des Lappens
  - Fixierung des Lappens mit Periostnaht in der neuen Position (Abb. 11.**5**).

➤ Ein *Papillenerhaltungslappen* wurde erstmals von Takei et al. (1985) beschrieben, um interdental eingebrachtes Fremdmaterial decken zu können:
- bei der Implantation von Knochenersatzmaterialien
- bei der gesteuerten Geweberegeneration
- Voraussetzung: breite (> 2 mm), entzündungsfreie interdentale Gingiva
- Umschneidung der Papille palatinal/lingual, Mobilisierung nach bukkal (Abb. 11.**6**)
- Um den Lappen nach koronal zu mobilisieren und eingebrachtes Material (Membran, Knochenersatz) decken zu können, muss das bukkale Periost durchtrennt werden. Dadurch besteht ein hohes Risiko der Papillenenkrose.

➤ Cortellini et al. (1995) modfizierten den einfachen Papillenerhaltungslappen deshalb folgendermaßen (vgl. Abb. 11.**20**):
- semilunare Umschneidung der Papille von *bukkal;* Mobilisierung der Papille nach palatinal/lingual
- anschließend koronale Mobilisierung des breiten vestibulären Lappens nach Durchtrennung des Periosts
- ermöglicht insbesondere die vollständige Deckung einer Raum schaffenden Membran.

➤ Breite Anwendung findet der *modifizierte Widman-Lappen* (Ramfjord & Nissle 1974):
- Standardverfahren, um Zugang zu knöchernen Läsionen zu schaffen (access flap)
- angestrebt wird eine weitgehende Gewebeschonung

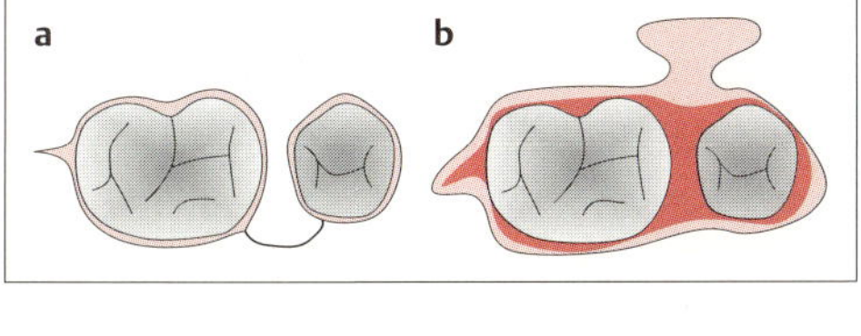

Abb. 11.**6 a, b** Schnittführung beim Papillenerhaltungslappen nach Takei et al. (1985). Semilunare Umschneidung der Papille palatinal. Mobilisation der Papille nach bukkal. Voraussetzung ist entzündungsfreies interdentales Gewebe und eine ausreichende Papillenbreite (> 2 mm).

- Vorteile:
  - exzellente Übersicht
  - instrumentelle Bearbeitung der Wurzeloberflächen unter direkter Sicht
  - primäre Wundheilung bei korrektem Nahtverschluss.

Vorgehen bei der modifizierten Widman-Technik

➤ Die Lappenoperation gliedert sich in folgende Operationsschritte:
- Desinfektion
- Anästhesie
- Inzisionen (Abb. 11.7), vorzugsweise mit einer Skalpellklinge 12 D:
  - *paramarginale Inzisionen*, insbesondere palatinal bei fibrotisch verdickter Gingiva im Sinne einer *internen Gingivektomie* (reverse bevel incision)
  - **Merke:** Auf paramarginale Inzisionen wird im ästhetisch anspruchsvollen Bereich und insbesondere bei dünner Gingiva verzichtet.
  - *intrakrevikuläre Inzision* bis auf den Boden der Knochentasche
  - nach Lappenmobilisation *horizontale Inzision* mehr oder weniger senkrecht auf den Zahn zu
  - Bei singulären Knochentaschen können *vertikale Entlastungsinzisionen* den Operationsbereich lateral begrenzen: zur Vermeidung von Rezessionen oder Papillennekrosen etwas *paramedian* (etwas lateral der Wurzelprominenz), leicht divergierend ins Vestibulum.

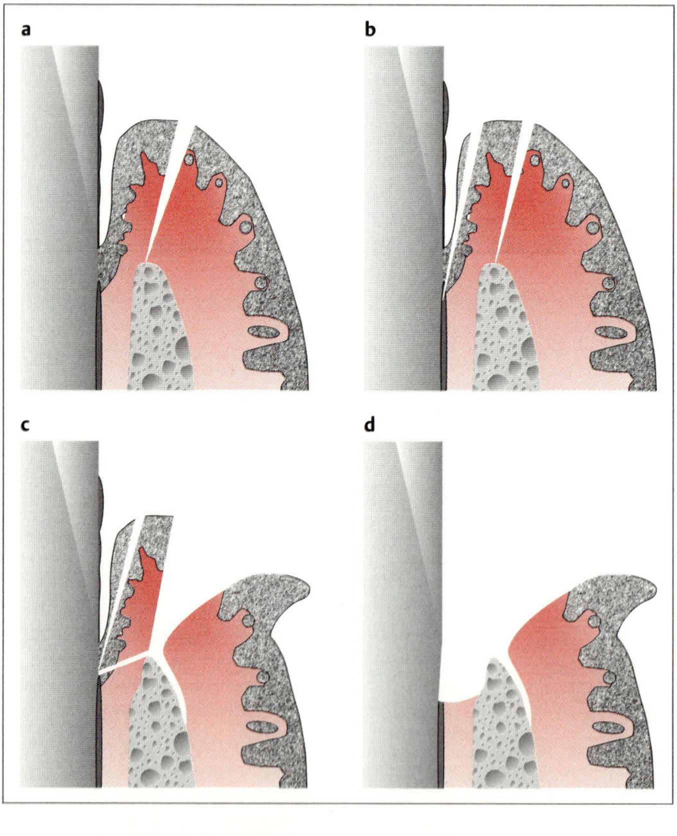

Abb. 11.7 **a – d** Modifizierter Widman-Lappen (Zugangslappen, „access flap").
a Etwa 0,5 mm paramarginale Inzision. Auf diese Inzision sollte in ästhetisch heiklen Bereichen und insbesondere bei dünner Gingiva verzichtet werden.
b Intrakrevikuläre Inzision bis auf den Defektboden.
c So weit wie möglich horizontale Inzision. Infiltriertes Gewebe ist jetzt weitgehend umschnitten.
d Entfernung des umschnittenen Gewebes und des Granulationsgewebes, Scaling, Wurzelglättung unter Sicht.

- Vorsichtiges Abpräparieren des Mukoperiostlappens mit dem Raspatorium
- Entfernung des umschnittenen Gewebes mit dem Sichelscaler CI2/3; Kürettage des Granulationsgewebes mit Universalkürette GF4
- Scaling und Wurzelglättung mit Spezialküretten, in engen Knochentaschen evtl. Einsatz von Parodontalfeilen
- Entfernen des Granulationsgewebes auf der Lappeninnenseite mit der Gingivaschere nach LaGrange
- Der Lappen soll in der ursprünglichen Position vernäht werden:
  - Ist nur möglich, wenn nicht über die mukogingivale Grenze mobilisiert werden musste; ansonsten Kollaps des Gewebes auf dem Knochenrand.
  - Um die Wundränder ausreichend anzunähern, ist manchmal eine koronale Verschiebung des bukkalen Lappens nach Durchtrennung des Periosts notwendig.
- Nahtverschluss:
  - Synthetisches Nahtmaterial, atraumatisch, Stärke 4/0 oder 5/0. Bei Liegedauer von mehr als 10 – 14 Tagen monofiles Polypropylen oder Polytetrafluorethylen verwenden.
  - Knopfnähte (Abb. 11.**8**), z. B. mit Nadel C6, 3/8 Kreis, atraumatisch 4/0. Ein Faden von 45 cm reicht für etwa 6 Nähte.
  - Nach Doppelknoten zu Anfang (Reibungsknoten) gegenläufig einfach und wieder in anderer Richtung erneut einfach knüpfen.
  - Wird ein Verband gelegt, sollen alle Knoten lingual liegen (erleichtert Verbandwechsel und Nahtentfernung); ansonsten alle Knoten bukkal.
  - Zuletzt vertikale Inzisionen mit Einzelknopfnähten versorgen (C3, 5/0).
  - Horizontale (Abb. 11.**9**) und vertikale *Matratzennähte* (Abb. 11.**10**) zur flächigen Adaptation der interdentalen Wundränder.
  - *Fortlaufende Naht* mit gebogener Nadel C6 (Abb. 11.**11**): von anterior beginnend zunächst bukkalen, danach lingualen Lappen durch zahnumschlingende Naht sichern.
- Ggf. Zahnfleischverband (CoePak) applizieren.

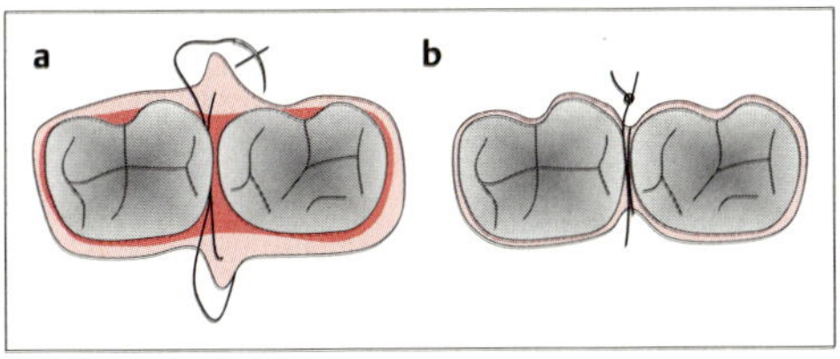

Abb. 11.**8 a, b** Einfache Knopfnaht zur Fixierung des Lappens in seiner ursprünglichen Position. Falls kein Verband gelegt wird, Knoten immer nach bukkal legen. (Linguale Lage ist für den Patienten sehr störend.) Soll ein Verband gelegt werden, empfiehlt sich dagegen die linguale/palatinale Lage der Knoten: bei der Nachsorge zunächst bukkalen Verband entfernen, Nähte durchtrennen, danach lingualen/palatinalen Anteil des Verbandes zusammen mit den Nähten entfernen.

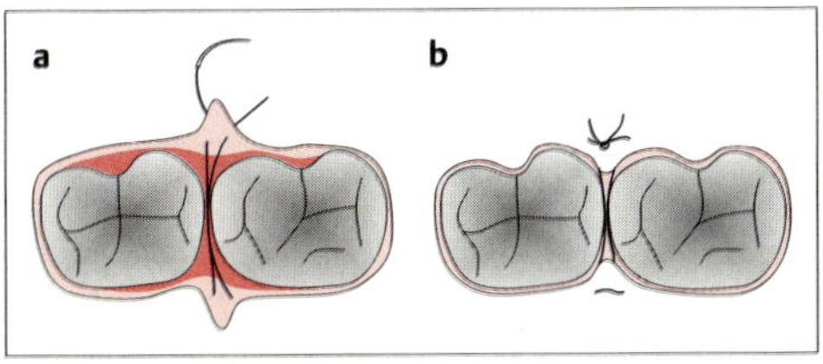

Abb. 11.**9 a, b** Horizontale Matratzennaht zur flächigen Annäherung der Papillen.

- *Distale Keiloperation* (distal wedge): bei fibrös verdickter Gingiva im Tuberbereich (Tuberplastik) und bei distalem Furkationsbefall (Abb. 11.**12**). Vor allem präprothetisch als chirurgische Kronenverlängerung:
  - Umschneiden und Entfernen eines Gewebekeils distal des letzten Zahnes
  - Ausdünnen der palatinalen und ggf. bukkalen Lappenränder von der Innenseite (interne Gingivektomie): Entfernen von 2 weiteren Keilen
  - sorgfältige Bearbeitung der Wurzeloberflächen im Bereich der distalen Furkation
  - Nahtverschluss durch Einzelknopfnähte (vgl. Abb. 11.**8**) oder fortlaufende Naht (vgl. Abb. 11.**11**).

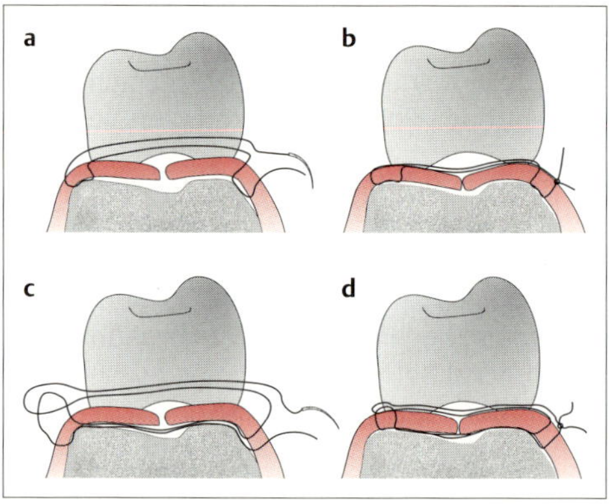

Abb. 11.**10 a–d** Vertikale Matratzennaht.
a, b Einfache vertikale Matratzennaht.
c, d Vertikale Matratzennaht mit zusätzlicher Sicherung.

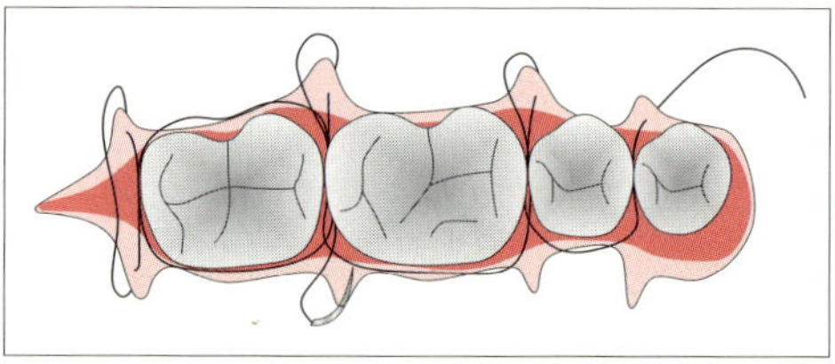

Abb. 11.**11** Fortlaufende Naht. Begonnen wird im anterioren Bereich bei der bukkalen Papille. Zahnumschlingung sichert den bukkalen Lappen. Distal des letzten Zahnes wird mit der Fixierung des lingualen/palatinalen Lappens mit Zahnumschlingung begonnen. Ein einziger Knoten erfolgt anterior bukkal.

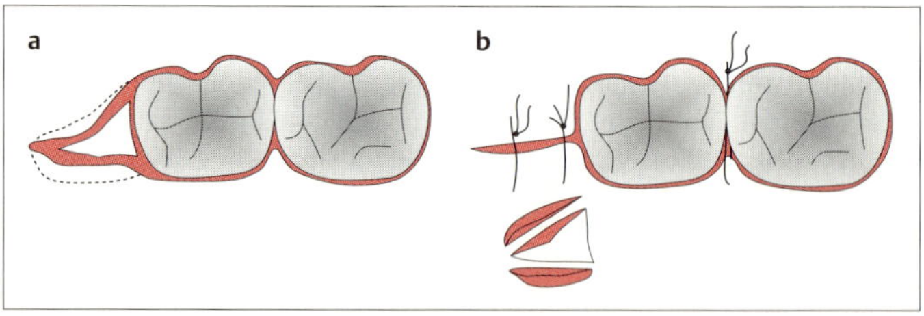

Abb. 11.**12 a, b** Distale Keilexzision bei fibrös verdickter Gingiva, z. B. im Tuberbereich. Ein zentraler Keil wird zunächst umschnitten (**a**). Die Lappenränder werden anschließend mit dem Skalpell ausgedünnt; dadurch entstehen 2 weitere Keile. Abschließend dichter Nahtverschluss (**b**).

Nachbehandlung

- Parodontale *Wundverbände* sollen vor chemischen, thermischen und mechanischen Irritationen schützen. Weitere Indikationen: psychologische Gründe, Schienung stark gelockerter Zähne. Bei interdentalem Wundverschluss ist meist kein Verband erforderlich.
- Anforderungen an einen Parodontalverband:
  - Verband sollte weich appliziert werden und rasch erhärten
  - ausreichende Festigkeit nach Abbinden
  - glatte Oberfläche
  - keine Beeinträchtigung der Wundheilung
  - evtl. antimikrobielle Zusätze.
- Folgende Verbände werden verwendet:
  - Nobetec, auf Zinkoxid-Eugenol-Basis: stabiler Verband, wird sehr hart
  - PeriPac: Calciumsulfat, bindet bei Speichelzutritt ab; Verband für etwa 2 Tage
  - CoePak: weich bleibender, eugenolfreier Verband auf Kunststoffbasis
  - lichthärtender Verband (z. B. Barricaid); ist drucklos applizierbar.
- Postoperative Infektionsprophylaxe:
  - Zähnebürsten nur in den nichtoperierten Bereichen
  - daher zusätzlich chemische Plaquekontrolle bis zu dem Zeitpunkt (etwa nach 4 – 6 Wochen), ab dem eine effektive Mundhygiene mit der Zahnbürste wieder möglich ist: zweimal täglich für 1 – 2 min Mundspülungen mit 0,1 – 0,2 %iger Chlorhexidinlösung.
  - Über leichte Nebenwirkungen aufklären:
    - schwarze Haarzunge
    - Verfärbungen von Zähnen und Restaurationen, die eine Politur erforderlich machen
    - Geschmacksbeeinträchtigungen
    - evtl. Epitheldesquamationen
    - sehr selten Parotisschwellung.
- Nahtentfernung nach 7 – 10 Tagen:
  - Falls ein Verband gelegt wurde, ist ein Zweitverband meist nicht erforderlich.
  - Die Nahtentfernung ist bei fortlaufender Naht (Abb. 11.**11**) und gesicherter vertikaler Matratzennaht (Abb. 11.**10 c, d**) unter Umständen schwierig.
  - **Merke:** Nach Implantation von Fremdmaterial (Knochenersatzmaterial, Membranen zur gesteuerten Geweberegeneration) oder Rezessionsdeckung sollen Nähte länger liegen bleiben; in diesen Fällen sollte monofiles Polypropylen oder Polytetrafluorethylen verwendet werden.
- Weitere Kontrollen im Abstand von 2 Wochen bis zur Reevaluation nach 2 – 3 Monaten.

Kritische Beurteilung

- Nach Lappenoperation wird das entzündliche Infiltrat in der Gingiva stark reduziert:
  - Abnahme der Blutungsneigung auf Sondieren und Abschwellen der Gingiva
  - parodontale Rezessionen, ästhetische Probleme und hypersensible Wurzeloberflächen halten sich meist in Grenzen (Abb. 11.**13**).
- Der Widerstand der Gewebe auf Sondierungsdruck nimmt zu. Die Sonde kann nicht mehr so tief zwischen Zahn und Zahnfleisch eingeführt werden:
  - Reduktion der Sondiertiefe
  - scheinbarer („klinischer") Attachmentgewinn (Abb. 11.**14**):
    - **Merke:** Klinische Attachmentgewinne erfolgen in Relation zur Wandigkeit der Knochentasche: je mehr Wände, umso günstigere Resultate.
    - Insbesondere in plaquefreien Gebissen werden deutlich bessere Ergebnisse erzielt.

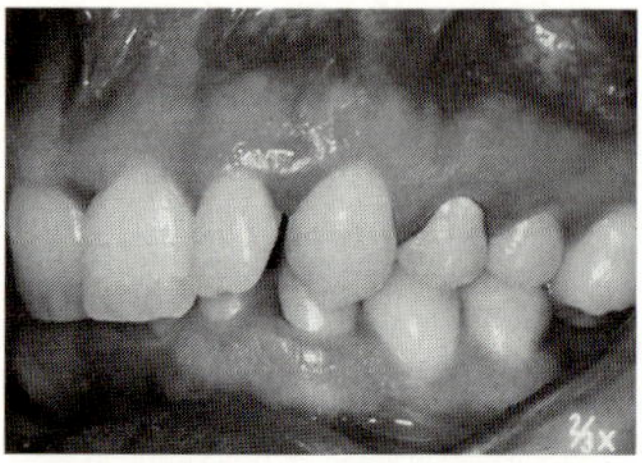
a

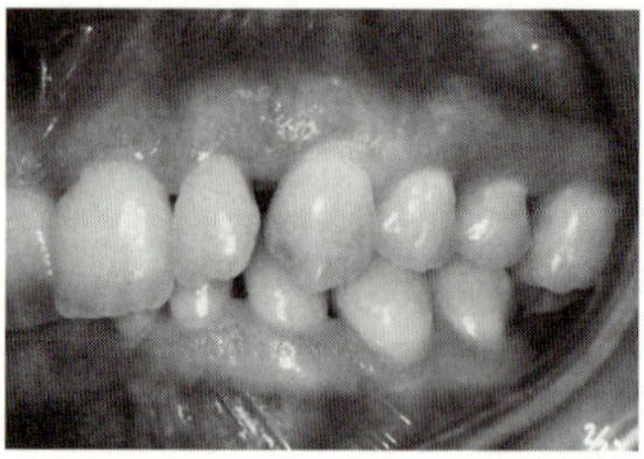
b

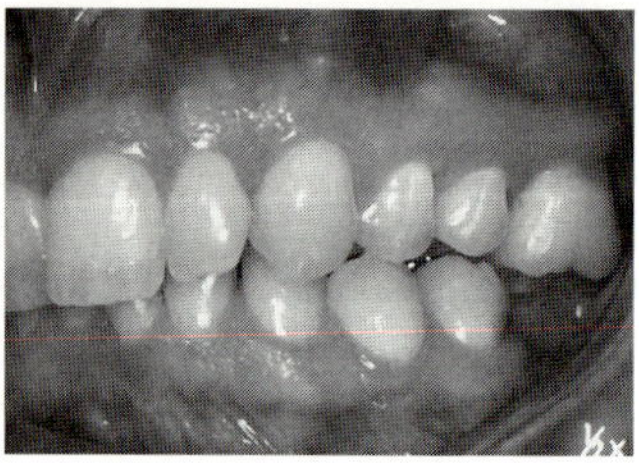
c

Abb. 11.**13 a – c** Bei jungen Patienten ist nach Lappenoperationen vielfach mit einer Regeneration des Weichgewebes zu rechnen.
a 28-jährige Patientin mit fortgeschrittener Parodontitis.
b Situation 6 Wochen nach chirurgischer Therapie: erhebliche Rezessionen, insbesondere Verlust der Interdentalpapille zwischen den Zähnen 22 und 23.
c Situation nach 3 Jahren: entzündungsfreie Gingiva, vollständige Regeneration der Papillen.

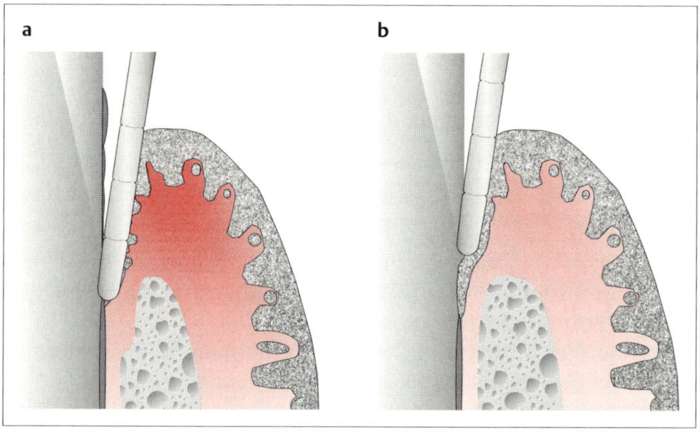

Abb. 11.**14 a, b** Klinischer Attachmentgewinn nach Lappenoperation.
a Situation vor dem Eingriff. Parodontalsonde durchfährt Reste des Saumepithels und wird erst durch suprakrestale Bindegewebsfasern gestoppt.
b Nach der Behandlung ist das entzündliche Infiltrat verschwunden. Es hat sich ein langes Saumepithel ausgebildet, das etwa auf Höhe der ursprünglichen parodontalen Läsion ansetzt. Bei entsprechendem Sondierungsdruck durchfährt die Sonde das Saumepithel nicht. Ein (scheinbarer) Attachmentgewinn wird suggeriert.

- Durch das operative Trauma wird der Zahn zunächst beweglicher:
  - Die Zahnbeweglichkeit nimmt allerdings im Laufe der Zeit wieder ab.
  - Nach der Therapie sollte der Zahn mindestens so fest werden wie vor der Operation.
- Differenzierte postoperative Ergebnisse nach Lappenoperationen:
  - in flachen Taschen sind leichte Attachmentverluste zu erwarten
  - in 4 – 6 mm tiefen Taschen mäßige Attachmentgewinne von etwa 1 mm
  - in $\geq$ 7 mm tiefen Taschen z. T. erhebliche klinische Attachmentgewinne von durchschnittlich mehr als 2,5 mm (Abb. 11.**15**)
  - kein oder kaum neues *bindegewebiges Attachment* nach konventionellen Lappenoperationen:

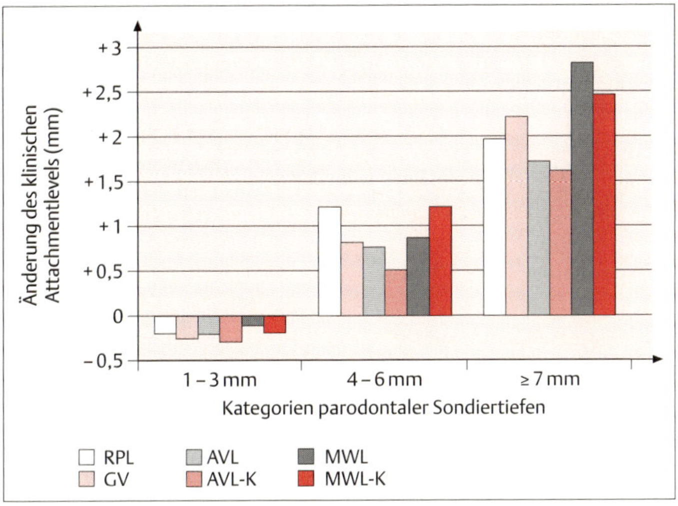

RPL Scaling + Wurzelglättung
GV Gingivektomie
AVL apikaler Verschiebelappen
MWL modif. Widman-Lappen
-K kombiniert mit Knochenresektion

Abb. 11.**15** Änderungen der Attachmentlevel 6 Monate post operationem. Mittlere Ergebnisse nach unterschiedlichen Therapiemodi. Bei flachen Taschen bis 3 mm traten grundsätzlich leichte Attachmentverluste auf. Bei mittleren Taschen von 4 – 6 mm wurden durchschnittliche Attachmentgewinne von 0,5 – 1 mm beobachtet, während bei tiefen Taschen die Widman-Technik mit mehr als 2,5 mm Attachmentgewinn am besten abschnitt (nach Westfelt et al. 1985).

- Vielmehr bildet sich ein epitheliales Attachments aus (langes Saumepithel).
- **Merke:** Ein langes Saumepithel ist grundsätzlich ein erwünschtes Therapieziel nach konventioneller Parodontalbehandlung; vorliegende Erkenntnisse zeigen, dass es *kein* locus minoris resistentiae ist.

– Knochenauffüllung von Knochentaschen:
  - eine Annäherung des Knochens an die vormals bakteriell besiedelte Wurzeloberfläche ist frühestens nach 6 – 12 Monaten röntgenologisch zu beobachten (Abb. 11.**16**)
  - je mehr Knochenwände vorhanden sind, umso größer die zu erzielende Auffüllung
  - kann allerdings nur bei vollständiger Plaquefreiheit erwartet werden (Abb. 11.**17**).

➤ Die Analyse von 3 **systematischen Übersichtsartikeln** zum Effekt chirurgischer versus nichtchirurgischer Depuration der Wurzeloberflächen bei chronischer Parodontitis von Heitz-Mayfield (2005) ergab:

a 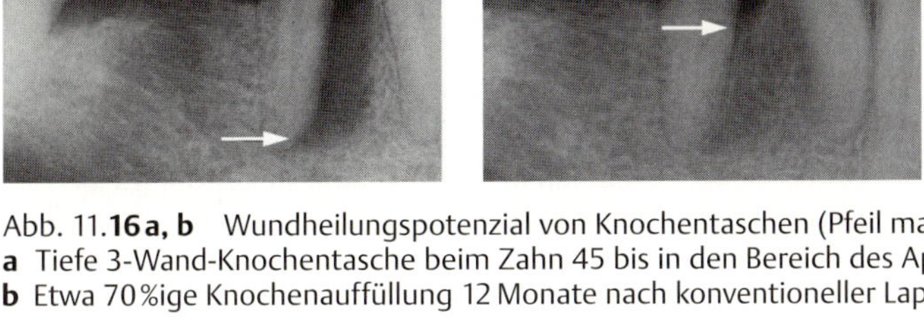 b

Abb. 11.**16 a, b** Wundheilungspotenzial von Knochentaschen (Pfeil markiert den Defektboden).
a Tiefe 3-Wand-Knochentasche beim Zahn 45 bis in den Bereich des Apex.
b Etwa 70 %ige Knochenauffüllung 12 Monate nach konventioneller Lappenoperation.

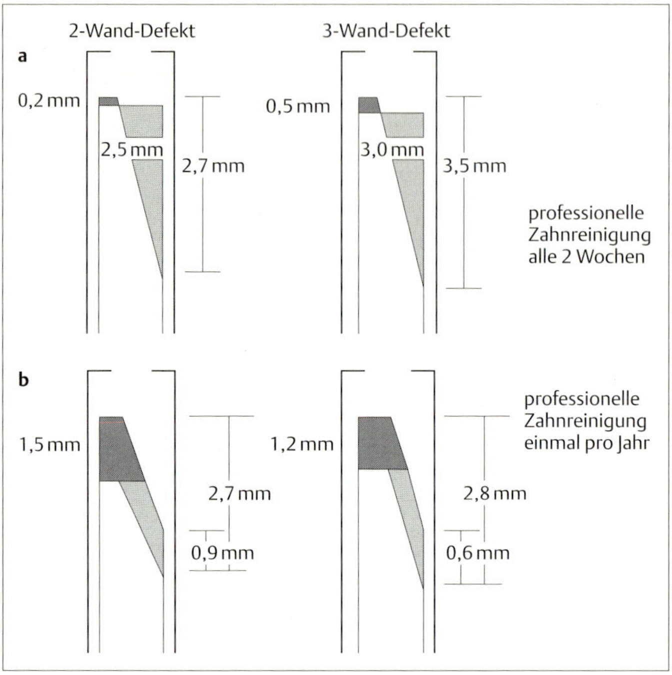

Abb. 11.**17 a, b** Knochenanbau nach Lappenoperation ist vor allem in 2- und 3-Wand-Knochentaschen zu erwarten.
a Rosling et al. (1976) beobachteten nach 12 Monaten bei außerordentlich sorgfältiger Plaquekontrolle mit professioneller Zahnreinigung im Abstand von 2 Wochen nur geringe Verluste am Limbus alveolaris und weitgehende Auffüllung (■).
b Fanden die Kontrollen nur einmal im Jahr statt, wurde allerdings praktisch keine Auffüllung gefunden, während sich Knochenabbau am Limbus alveolaris zeigte (■).

- Generell sind nach 12 Monaten größere Reduktionen der Sondiertiefen nach chirurgischer Depuration zu erwarten, wobei in einer der 3 Metaanalysen der Unterschied bei flachen Taschen (1 – 3 mm) nicht signifikant war.
- Größere Attachmentgewinne nach chirurgischer Depuration werden bei mäßig (4 – 6 mm) tiefen und (7 mm und mehr) tiefen initialen Taschen erzielt. In einer der 3 Metaanalysen waren nach 12 Monaten Attachmentverluste in flachen Taschen (1 – 3 mm) signifikant größer als bei nichtchirurgischer Intervention (Abb. 11.**18**).

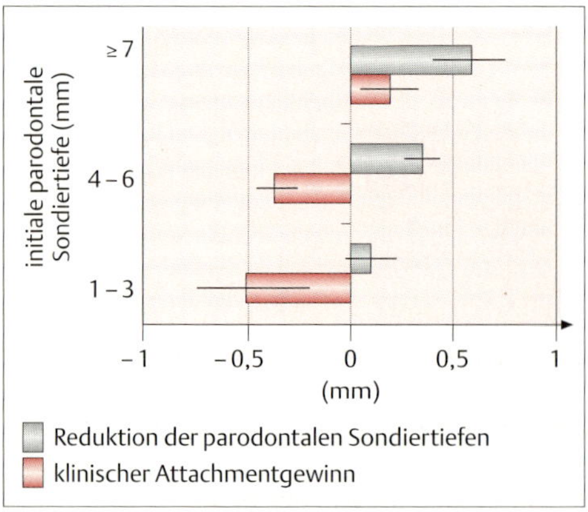

Abb. 11.**18** Ergebnisse einer Metaanalyse von 5 randomisierten kontrollierten Studien zum Vergleich chirurgischer und nichtchirurgischer Parodontaltherapie (Heitz-Mayfield et al. 2002) nach 12 Monaten (gewichtete mittlere Differenzen chirurgisch – nichtchirurgisch, 95 %-Konfidenzintervalle). Deutlich ausgeprägtere Reduktionen der parodontalen Sondiertiefen bei initialer parodontaler Sondiertiefe von 4 – 6 mm und darüber nach chirurgischer Parodontaltherapie. Deutlichere Gewinne klinischen Attachments bei Taschen > 6 mm nach chirurgischer Parodontaltherapie. Attachmentverluste bei initial flachen Taschen.

Allgemeines

- Bis vor etwa 20 Jahren stand die Kontrolle der parodontalen Infektion im Mittelpunkt der Behandlung. Parodontalchirurgische Maßnahmen hatten in 1. Linie folgende Ziele:
  - einen *Zugang* zu der von Mikroorganismen besiedelten Wurzeloberfläche zu schaffen
  - die *Ökologie* in der Läsion so zu ändern, dass eine Rekolonisation verzögert wird.
- Derart behandelte Läsionen heilen unter weitgehendem Erhalt des entzündungsbedingten anatomischen Defekts ab. Parodontale *Defektheilung* geht einher mit:
  - Reduktion der parodontalen Sondiertiefe
  - scheinbarem Gewinn an parodontalem Attachment
  - röntgenologisch erkennbarer Auffüllung von Knochendefekten.
- Ob eine *Regeneration* des Zahnhalteapparates möglich ist, lässt sich nur nach Biopsie anhand *histologischer Präparate* nachweisen, was in aller Regel beim Menschen nur experimentell unter strikter Beachtung ethischer Gesichtpunkte zu realisieren ist.
- Unter biologischer und funktioneller parodontaler Regeneration wird verstanden:
  - *neues Wurzelzement* auf einer vormals bakteriell besiedelten Wurzeloberfläche
  - senkrecht dazu einstrahlende prinzipielle Fasern eines *neuen parodontalen Ligaments*, die in *neuem Alveolarknochen* inserieren.
- Damit Regeneration stattfinden kann, müssen einige wichtige Voraussetzungen erfüllt sein:
  - Anwesenheit von Progenitorzellen
  - Wiederherstellung einer biokompatiblen Wurzeloberfläche
  - Ausschluss des Epithels bei der Wundheilung
  - Stabilisierung des Wundbereichs.

Anwesenheit von Progenitorzellen

- Parodontale Regeneration setzt aktive Zellleistungen von Vorläufer- oder Progenitorzellen voraus, die proliferieren, in den Wundbereich wandern, sich differenzieren und schließlich Extrazellulärmatrix-Komponenten synthetisieren.
- Progenitorzellen, die den parodontalen Defekt besiedeln, haben spezifische Fähigkeiten zur Bildung von Zement, Knochen und Desmodont. Sie werden vermutet im:
  - Restparodont
  - angrenzenden Alveolarknochen
  - Blutstrom.

Wiederherstellung einer biokompatiblen Wurzeloberfläche

- Exponierte Wurzeloberflächen weisen *pathologische Veränderungen* auf:
  - Zerstörung der Sharpey'schen Fasern im Wurzelzement
  - Hypermineralisierung von Zement und/oder Dentin
  - Eindringen von Toxinen und Bakterien in Zement und vor allem Dentin.
- Um die Wurzeloberfläche für den Organismus wieder biologisch akzeptabel zu machen, ist es notwendig, sie gründlich zu bearbeiten:
  - Scaling und Wurzelglättung beseitigt Bakterien und ihre Toxine
  - Eine gründliche Entfernung der Schmierschicht als Folge der Instrumentierung kann z. B. mit Citronensäure, Tetracyclinlösung oder EDTA erfolgen.
- In einer **Metaanalyse** analysierte Mariotti (2003) 15 Studien, in denen klinische und histologische Effekte einer Wurzelkonditionierung mit Citronensäure, Tetracyclin oder EDTA bei Patienten mit chronischer Parodontitis untersucht worden waren. Auf der Basis der derzeitigen Datenlage ist bei Anwendung der genannten Chemikalien *kein* zusätzlicher Attachmentgewinn zu erwarten.

Ausschluss des Epithels

- Gingivaepithel ist das Gewebe mit der höchsten Proliferationsrate:
  - Proliferation während der initialen Phase der Wundheilung an der Innenseite des Lappens nach apikal; Epithelzellen erreichen bereits nach 1 Woche den ursprünglichen Boden der Läsion.
  - Anlagerung an die Zahnoberfläche über epithelialen Haftmechanismus.
  - **Merke:** Epithel verhindert, dass das Bindegewebe die Wurzeloberfläche erreicht.
- Das regenerative Potenzial verschiedener Bindegewebe des Parodonts differiert erheblich:
  - Ein Kontakt des *gingivalen Bindegewebes* mit der Wurzeloberfläche hat *Resorptionen* zur Folge.
  - Gerät *Knochengewebe* in Kontakt mit der Wurzeloberfläche, kommt es zur *Ankylose*.
  - Lediglich das *Desmodont* enthält Zellen, die auf der Wurzeloberfläche zu *Zementogenese* und Ausbildung von *desmodontalen Fasern* führen können.
- Auf der Basis dieser im Wesentlichen in Tierexperimenten gewonnenen Erkenntnisse wurde das biologische Prinzip der *gesteuerten Geweberegeneration* (GTR, siehe weiter unten) entwickelt:
  - Demnach hängt das Ergebnis der Wundheilung von den Zellen ab, die den Wundbereich besiedeln.
  - Ein Ausschluss des Epithels von der Wundheilung, z. B. mit Hilfe von Membranen, kann Zellen aus dem Desmodont eine koronale Proliferation auf der Wurzeloberfläche ermöglichen.

Wundstabilisierung

- Im Allgemeinen ist die Wundheilung nach Setzen einer Schnittwunde ein präzise vorhersagbarer Prozess, dessen frühe (stündliche) und mittelfristige (tägliche) Ereignisse seit langem im Detail bekannt sind:
  - Wundheilung beginnt mit der Einwanderung chemotaktisch angezogener Zellen, die die Wunde von Geweberesten, fremdem Material und Mikroorganismen reinigen.
  - Sie endet mit der Produktion und Reifung einer Extrazellulärmatrix, die die Wundränder überbrückt, Zellen und Gefäße stützt und die Widerstandskraft gegen funktionelle Belastungen wiederherstellt.
  - Epithelien überbrücken rasch das aus Fibrin bestehende, ausreifende Koagulum.
- 3 überlappende Phasen der Wundheilung werden unterschieden:
  - *Entzündungsphase*:
    - Einwanderung von neutrophilen Granulozyten, die die Wunde von Bakterien und traumatisiertem Gewebe reinigen.
    - Makrophagen leiten die Reparation ein.
  - *Bildung von Granulationsgewebe*:
    - Mediatoren der Makrophagen initiieren Angiogenese und Zellproliferation im Wundbereich, was die Ausbildung eines Granulationsgewebes zur Folge hat.
    - Proliferierende Zellen bewegen sich innerhalb des Fibrinnetzes und lagern eine lockere Extrazellulärmatrix aus Kollagen, Fibronectin und Proteoglykanen ab.
    - Es kommt zur Kontraktion der Matrix unter dem Einfluss von Zell-zu-Zell- und Zell-zu-Matrix-Kontakten.
  - Phase der *Reifung und Remodellation des Granulationsgewebes*:
    - zunehmende Widerstandskraft gegenüber funktionellen Reizen
    - kann mehrere Wochen bis Monate andauern.

- *Wundstabilisierung* ist der kritische Punkt während aller initialen Wundheilungsvorgänge, insbesondere auch nach Parodontalchirurgie:
  - Das Blutgerinnsel unter dem parodontalen Lappen ist besonders empfindlich gegenüber Zugkräften.
  - Reißt der Fibrinfilm, proliferiert Epithel rasch nach apikal.
- **Merke:** Die Wundheilung im Bereich des Parodonts ist außerordentlich kompliziert:
  - Der Gingivarand stößt auf eine avaskuläre, hypermineralisierte, feste Wurzeloberfläche.
  - In aller Regel ist daher ein Abriss des Fibringerinnsels nach sehr kurzer Zeit unvermeidlich.
  - Die nachfolgende apikale Epithelproliferation verhindert eine Regeneration von Desmodont, Wurzelzement und Alveolarknochen.
- 2 sich ergänzende Konzepte bestimmen im Wesentlichen alle Maßnahmen zur Förderung einer parodontalen Regeneration:
  - Verhinderung der apikalen Proliferation des Epithels:
    - In der Vergangenheit waren wiederholte Kürettagen während der Wundheilung oder die Exzision von Gingiva mit und ohne freie Bindegewebstransplantate beschrieben worden.
    - Zurzeit wird das Epithel im Allgemeinen durch mechanische Barrieren von der Wundheilung ausgeschlossen.
  - Stabilisierung des Fibrinfilms durch:
    - Wurzelkonditionierung, z.B. mit Citronensäure, Tetracyclin oder EDTA
    - koronale Reponierung und Fixierung des Mukoperiostlappens
    - nichtresorbierbare und resorbierbare Membranen
    - Knochen und Knochenersatzmaterialien (Tabelle 11.**3**)
    - auf Fibrin-Fibronectin basierende Gewebekleber.

Knochenersatzmaterialien

- Knochenersatzmaterialien können sehr unterschiedliche Eigenschaften aufweisen:
  - Förderung der *Osteogenese:* Neubildung und Entwicklung von Knochen
  - *Osteoinduktion:* Induktion einer Knochenbildung durch residente Progenitorzellen
  - *Osteokonduktion:* bei allen inerten Füllmaterialien, bei denen bestenfalls eine Knochenanlagerung erwartet werden kann.

Tabelle 11.**3** Knochen und Knochenersatzmaterialien

Menschlicher Knochen	• autogen – extraoral – intraoral • allogen – gefriergetrockneter Bankknochen – demineralisierter gefriergetrockneter Bankknochen
Knochenersatzmaterialien	• xenogen – bovines Hydroxylapatit – Calciumcarbonat aus Korallen • alloplastisch – Polymere – Keramik – β-Tricalciumphosphat – Hydroxylapatit – bioaktives Glas

- *Autogener Knochen* (autografts): osteokonduktiv, osteoinduktiv; bei Transplantation vitaler Osteoblasten ist Osteogenese möglich.
  - Entnahmebereiche:
    - extraoral, z. B. Beckenkamm
    - intraoral: mandibuläre Symphyse, Ramus, Exostosen, Tuberbereich
  - Nachteil: erhöhte Morbidität, da 2. oder sogar extraoraler Operationsbereich.
- *Allogener Knochenersatz* (allografts): z. B. gefriergetrockneter Bankknochen (FDBA, freeze-dried bone allograft); demineralisierter, gefriergetrockneter Bankknochen (DFDBA, demineralized freeze-dried bone allograft)
  - osteokonduktiv; kann Knochen- und Zementbildung durch Differenzierungsfaktoren (BMP, bone morphogenetic proteins) induzieren.
  - **Merke:** Osteoinduktive Aktivität von DFDBA kann erheblich zwischen verschiedenen Knochenbanken und zwischen Material derselben Knochenbank schwanken.
  - **Cave:** Restrisiko einer Infektion mit HIV, Creutzfeld-Jakob-Erkrankung; unerwünschte Immunreaktionen sind nicht völlig auszuschließen.
- *Alloplastische Materialien* (alloplasts):
  - Synthetische Materialien:
    - Hydroxylapatit (HA)
    - Tricalciumphosphat (TCP)
    - bioaktive Gläser: amorphe Partikel aus Calciumphosphaten, Natriumsalzen, Silikon (z. B. PerioGlas); Osteoblasten sollen die Oberfläche besiedeln und das sich langsam auflösende Material durch Knochen ersetzen.
  - Xenogene Materialien (xenografts):
    - chemisch behandelter, vollständig anorganischer boviner Knochen (Bio-Oss): zur Knochenaugmentation in Kombination mit z. B. resorbierbarer Kollagenmembran (GBR, guided bone regeneration)
    - Calciumcarbonat aus Korallen (Coralline)
  - **Merke:** Alloplastische Materialien sind im Wesentlichen osteokonduktiv; Knochen oder Zementbildung wird nicht induziert.
- Im Rahmen notwendiger Knochenaugmentation vor allem zur Fixierung von Implantaten kann die erforderliche Menge autogenen Knochens durch Zusatz von synthetischen Materialien (z. B. Bio-Oss) reduziert werden.
- In 2 **systematischen Übersichtsartikeln** (Trombelli et al. 2002, Reynolds et al. 2003) wurden randomisierte kontrollierte Studien analysiert, in denen der Einsatz von *Knochenersatzmaterialien* mit der *konventionellen Lappenoperation* verglichen wurde:
  - Der Einsatz von Knochenersatzmaterialen führt nach 12 Monaten in der Regel zu größeren Gewinnen klinischen Attachments, deutlicheren Reduktionen der parodontalen Sondiertiefen und deutlicherer Auffüllung von Knochendefekten als konventionelle Lappenoperationen.
  - Die beträchtliche Variabilität der Resultate einzelner Untersuchungen sowohl bei demselben als auch bei unterschiedlichen Materialien verhindert die Abschätzung des tatsächlichen Behandlungseffekts.
  - Aufgrund fehlender Langzeitergebnisse ist zurzeit unklar, ob die Prognose für den einzelnen Zahn bei Einsatz von Knochenersatzmaterialien verbessert wird. Desgleichen liegen keine verlässlichen Daten zu unerwünschten Nebenwirkungen oder zum Kosten-Nutzen-Verhältnis vor.

Wachstums- und Differenzierungsfaktoren

- *Wachstumsfaktoren* sind mitogene Polypeptide, die lokal oder systemisch *Wachstum* und *Funktion* unterschiedlicher Zellen beeinflussen können:
  - autokrine Wirkung: Wachstumsfaktoren sezernierende Zellen werden selber beeinflusst
  - parakrine Wirkung: Kontrolle der Zahl bestimmter Zielzellen und ihrer Produkte.
- *Differenzierungsfaktoren* kontrollieren den *Phänotyp* bestimmter Zellen:
  - Vorläuferzellen entwickeln sich unter dem Einfluss von Differenzierungsfaktoren zu funktionsfähigen, reifen Zellen.
  - Unter dem Einfluss von BMP (bone morphogenetic proteins) können sich z. B. aus undifferenzierten Mesenchymzellen Osteoblasten entwickeln.
  - BMP sind Mitglieder der TGF-β-Superfamilie: BMP-2, -3, -4, -6, -7 sind in der Lage, Knochen-/Knorpelbildung zu induzieren.
- Zukünftig ist der Einsatz humaner, gentechnologisch hergestellter Wachstums- und Differenzierungsfaktoren im Rahmen eines Bioengineerings denkbar (Tabelle 11.**4**).
- Thrombozytenreiches Plasma:
  - Hohe Konzentration von Blutplättchenwachstumsfaktor PDGF (platelet-derived growth factor) und TGF-β stimulieren Knochenwachstum und Bildung von parodontalem Gewebe.
  - Anreicherung im Eigenblut des Patienten mittels Zellseparator.

Wurzelkonditionierung mit Schmelzmatrixproteinen

- Während der Zahnentwicklung sezernieren Zellen der Hertwig'schen Epithelscheide Schmelzmatrixproteine (Amelogenine):
  - Voraussetzung für die Bildung von azellulärem Fremdfaserzement auf der Wurzeloberfläche
  - Therapeutischer Ansatz: Um die Regeneration parodontaler Gewebe zu stimulieren, werden entwicklungsgeschichtliche Vorgänge imitiert.
- Schmelzmatrixproteine werden aus Zahnkeimen des Schweins gewonnen (Emdogain)
  - Emdogain ist pharmakologisch sicher, insbesondere nicht immunogen
  - wird auf die mittels EDTA vorbehandelte Wurzeloberfläche aufgetragen.

Tabelle 11.4 Aktivität von Wachstums- und Differenzierungsfaktoren (nach Cochran & Wozney 1999)

Faktor	Fibroblastenproliferation	Osteoblastenproliferation	Synthese von Extrazellulärmatrixproteinen	Differenzierung von Mesenchymzellen	Vaskularisation
PDGF (platelet-derived growth factor)	++	++	–	–	+ (indirekt)
IGF (insulin-like growth factor)	+	++	++	–	–
BMP (bone morpogenetic proteins)	–	+/–	+/–	++	++ (indirekt)
TGF-β (transforming growth factor)	+/–	+/–	++	–	+ (indirekt)
FGF (fibroblast growth factor)	++	++	–	–	++

- Viel versprechende tierexperimentelle und klinische Resultate:
  - im Wesentlichen Bildung von zellulärem Eigenfaserzement
  - Gewinne an klinischem Attachment deutlich höher als nach konventioneller Lappenoperation; vergleichbar mit Ergebnissen nach Membranapplikation
  - Indikation bei infraalveolären parodontalen Defekten, Furkationsbefall bei Unterkiefermolaren und zur Rezessionsdeckung
  - Langzeitergebnisse deuten auf Stabilität des gebildeten neuen Knochens und parodontalen Attachments.
- In 3 **systematischen Übersichtsartikeln** von Trombelli et al. (2002), Giannobile & Somerman (2003) und Esposito et al. (2004) war der Effekt von Emdogain im Vergleich zu Lappenoperationen und gesteuerter Geweberegeneration untersucht worden:
  - In Metaanalysen, in denen Lappenoperationen mit und ohne Emdogain verglichen wurden, fand man deutlichere Attachmentgewinne (mittlere gewichtete Differenzen von etwa 1 mm) und Reduktionen der Sondiertiefen.
  - Gesteuerte Geweberegeneration hatte im Vergleich mit Emdogain eine deutlich größere Reduktion der Sondiertiefe um etwa 0,6 mm zur Folge, aber auch ausgeprägtere Rezessionen von etwa 0,5 mm.
  - Wegen der Heterogenität der Ergebnisse der randomisierten kontrollierten Studien sollten diese gewichteten Mittelwerte allerdings nicht generalisiert werden.

Membranen

- Zur Stabilisierung des Wundbereichs und zum Ausschluss des Epithels bei der Wundheilung werden zurzeit vor allem operationstechnische Tricks angewendet (Abb. 11.**19**):
  - sog. gesteuerte Geweberegeneration (GTR, guided tissue regeneration) unter
  - Einsatz von nichtresorbierbaren oder resorbierbaren Membranen (Tabelle 11.**5** u. 11.**6**).
- Membranen der 1. Generation aus gerecktem Polytetrafluorethylen (ePTFE, Gore-Tex Periodontal Material) galten lange als Standard in der regenerativen Parodontalbehandlung:
  - müssen allerdings nach 4–6 Wochen während eines Zweiteingriffs entfernt werden
  - Gefahr der Infektion durch bakterielle Besiedelung der Membranoberfläche
  - Membran neigt zu Kollaps über dem Defekt
  - Weiterentwicklungen mit Titanverstrebung ermöglichen leichte Regeneration auch bei horizontalem Knochenabbau.
- Resorbierbare Membranen machen Zweiteingriff zur Membranentfernung überflüssig. Klinisch wurden ähnliche Resultate wie bei nichtresorbierbaren Membranen beobachtet:
  - menschliches Kollagen, z. B. lyophilisierte Dura mater (allogenes Material), oder xenogenes Rinderkollagen:
    - unkontrollierte, rasche Resorption
    - Materialien sind möglicherweise immunogen; Sensibilisierung gegen eigenes Kollagen ist nicht auszuschließen
    - Restrisiko für Krankheitsübertragung
  - Polyglycolid, Polylactid oder Kopolymere aus diesen aliphatischen Polyestern (Resolut Regenerative Material, Guidor Matrix Barrier, Vicryl-Netz):
    - biokompatible, sichere Materialien
    - spezielles Design gewährleistet Steifheit der Membran und Gewebeintegration
    - ausreichende Funktionsdauer, z. T. auf bis zu 6 Monate verlängert.

Tabelle 11.5 Anforderungen an optimale Barriere zur gesteuerten Geweberegeneration

Anforderungen	Bemerkungen
Sicherheit	Zulassung der zuständigen Ämter (US-amerikanische FDA, entsprechende nationale bzw. internationale Zulassungsbehörden)
Biokompatibilität	Material darf nicht toxisch sein, sollte keine immunologischen oder entzündliche Reaktionen auslösen
Dichter zervikaler Verschluss	möglichst in die Membran inkorporierte Nähte
Adapation im Bereich des Alveolarknochens	Anschmiegen des Materials an den Knochen
Platzhalterfunktion und Stabilität	kein Kollaps über dem Defekt; Steifheit der Membran soll Wundbereich ausreichend stabilisieren
Gewebeintegration	durch Einwachsen von Bindegewebe auf der Außenfläche der Membran
Permeabilität für Gewebeflüssigkeit und Wachstumsfaktoren	zurzeit spekulativ
Funktionsdauer	mindestens 6 Wochen, längere Resorptionszeit möglicherweise von Vorteil
Einfache Handhabung	

Tabelle 11.6 Synthetische Barrieren zur gesteuerten Geweberegeneration

Material	Zusammensetzung	Steifheit, Platzhalterfunktion	Biologisch abbaubar	Gewebeintegration	Bemerkungen
Gore-Tex Periodontal Material	gerecktes Polytetrafluorethylen (ePTFE)	ziemlich gut	nein	kaum	bisher längste klinische Erfahrung
Gore-Tex Periodontal Material, Titanium-Reinforced	ePTFE, Titanverstrebungen	sehr gut	nein	kaum	zur Rezessionsdeckung; möglicherweise zur Behandlung von horizontalem Knochenabbau
Vicryl Parodontal-Netz	Polyglycolid/Polylactid (9 : 1)	nein	ja	kaum	gewebte Barrieren werden innerhalb von 1 – 3 Monaten resorbiert
Mempol	Polydioxanon	gut	ja	ja	besondere Struktur auf der Außenfläche der Membran soll Gewebeintegration gewährleisten
Resolut Regenerative Material	Polylglycolid/Polylactid	gut	ja	ja	Resorption beginnt nach 4 Wochen und endet vor Ablauf von 6 Monaten
Gore Osseoquest	Polyglycolid/Polylactid/Trimethylencarbonat	gut	ja	ja	Funktionsdauer länger als 6 Monate; Einsatz vor allem zur gesteuerten Knochenregeneration
Atrisorb	Poly (DL)-lactid in biokompatiblem Träger aus *N*-Methyl-2-pyrrolidon	gut	ja	kaum	Membran wird individuell hergestellt; die zunächst flüssige Phase erhärtet unter dem Einfluss von Gewebeflüssigkeit; gute Adapation an den Defekt möglich
Guidor Matrix Barrier	Poly-DL-lactid/Poly-L-lactid, Acetyl-tributylcitrat als Weichmacher	gut	ja	ja	doppellagige Membran mit größeren Perforationen auf der Außenfläche zur bindegewebigen Integration und kleineren auf der Innenseite zur Permeation von Gewebeflüssigkeit

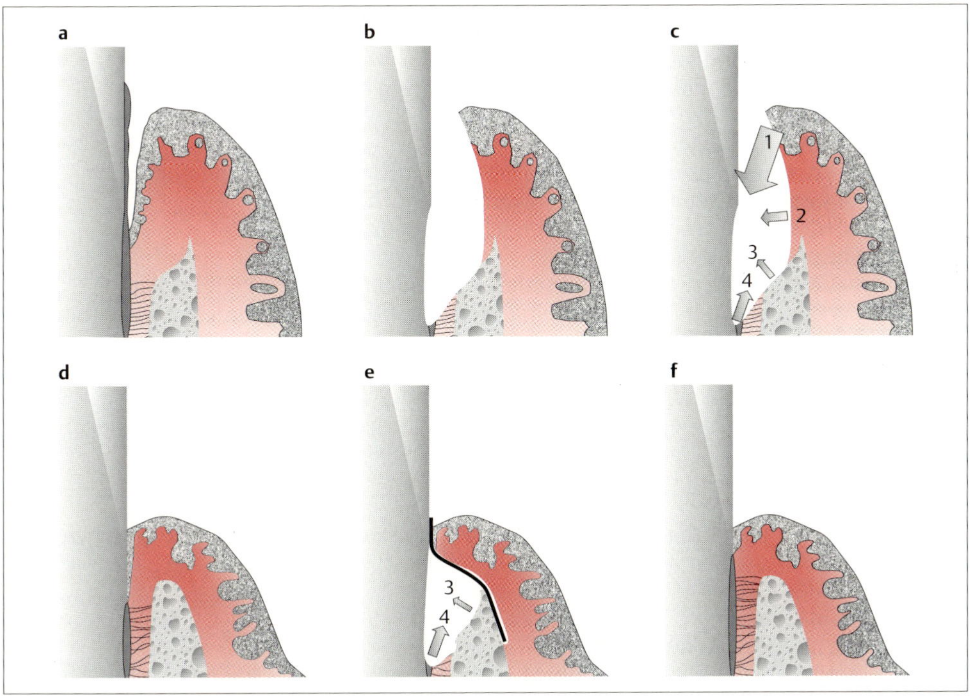

Abb. 11.**19 a–f** Derzeitiges Paradigma der parodontalen Wundheilung.

a Präoperative Situation mit Knochentasche.

b Nach Lappenbildung Entfernung des Granulationsgewebes, Scaling und Wurzelglättung.

c Epithel (1) hat größte Proliferationsrate, gefolgt von gingivalem Bindegewebe (2).

d Daher resultiert die ungestörte Wundheilung in einem langen epithelialen Attachment. Dieses verhindert, dass Zellen aus dem Knochen oder Desmodont die Wurzeloberfläche besiedeln. Gleichwohl kann sich die Knochentasche teilweise auffüllen.

e Durch Platzierung einer mechanischen Barriere (schwarz) bekommen Zellen des Alveolarknochens (3) und Fibroblasten aus dem parodontalen Ligament (4) die Chance, den Wundbereich zu besiedeln, der gleichzeitig vor Zugkräften geschützt wird.

f Diese gesteuerte Geweberegeneration erlaubt, dass sich auf der Wurzeloberfläche neues Wurzelzement und ein funktionierender Faserapparat eines neuen Desmodonts ausbildet.

Indikationen

- Mit gesteuerter Geweberegeneration sollen sich die lokale Morphologie des Defekts sowie die Funktion und Prognose einzelner Zähne deutlich verbessern lassen.
- Bei bestimmten parodontalen Läsionen sind in Bezug auf Attachmentgewinne bessere Ergebnisse zu erwarten als bei konventionellen Verfahren:
  - 2- und 3-wandige, mindestens 4 mm tiefe Knochentaschen
  - bukkale und linguale Furkationen II. Grades bei Unterkiefermolaren
  - alleinige bukkale Furkationen II. Grades bei Oberkiefermolaren
  - Knochendefekte nach operativer Weisheitszahnentfernung
  - tiefe parodontale Rezessionen der Miller-Klasse I oder II.

Kontraindikationen

- Allgemeine Kontraindikationen:
  - systemische Erkrankungen mit nicht vertretbarem Operationsrisiko
  - insuffiziente Mundhygiene
  - exzessiver Tabakkonsum.
- Spezielle Kontraindikationen betreffen eine ungünstige Defektmorphologie:
  - horizontaler Knochenabbau und einwandige Knochentaschen
  - verschiedene ossäre Läsionen im Bereich mehrwurzliger Zähne:
    - Furkationsbefall III. Grades
    - Furkationsbefall II. Grades bei distalen Furkationen von Oberkiefermolaren
    - Furkationsbefall bei Prämolaren und Weisheitszähnen (begründete Ausnahmen)
  - Rezessionen der Miller-Klasse III oder IV
  - „hoffnungslos" parodontal erkrankte Zähne:
    - kein proliferationsfähiges Desmodont vorhanden (?)
    - stark erhöhte Zahnbeweglichkeit, die mit normaler Wundheilung interferiert.

Vorgehen

- Es ist ein maximaler Erhalt des Weichgewebes zur Deckung der Membran anzustreben:
  - Desinfektion
  - Anästhesie
  - Schnittführung:
    - streng intrakrevikuläre Inzision
    - falls möglich, modifizierter (Abb. 11.**20**) oder vereinfachter Papillenerhaltungslappen (Abb. 11.**21**) nach Cortellini et al. (1995, 1999)
    - ggf. vertikale Inzisionen etwa eine Zahnbreite lateral des Defekts
  - Präparation eines Mukoperiostlappens; vollständige Darstellung des knöchernen Defekts
  - Kürettage des Granulationsgewebes
  - gründliches Scaling und Glättung der Wurzeloberflächen, evtl. Wurzelkonditionierung, z. B. mit Citronensäure, Tetracyclinlösung oder EDTA
  - passende Membran aussuchen und trimmen; die Membran sollte den Knochendefekt vollständig bedecken und etwa 2 mm überragen (Abb. 11.**22**)
  - enge Fixierung der Membran an den Nachbarzähnen mit Umschlingungsnaht
  - Lappenverlängerung nach vorsichtiger Durchtrennung des Periosts
  - Lappen mit horizontalen und vertikalen Matratzennähten (Abb. 11.**20**, 11.**21**) spannungsfrei über der Membran fixieren; lange Liegedauer der Nähte beachten
  - zusätzliche Knopfnähte mit feinem Nahtmaterial (5/0) zur besseren Adaptation der Wundränder.

Nachbehandlung

- Patient muss auf die heiklen Wundheilungsvorgänge aufmerksam gemacht werden.
- Postoperative Infektionsprophylaxe:
  - Keine routinemäßige Antibiotikaprophylaxe.
  - Patient spült zweimal täglich mit 0,1 – 0,2 %iger Chlorhexidinlösung für etwa 4 – 6 Wochen. Zähnebürsten ist im operierten Bereich zu unterlassen.
  - Während der ersten 2 Wochen Kontrolle der Wundheilung im Abstand von 2 – 3 Tagen. Ggf. vorsichtige Entfernung von Plaque im Bereich des Gingivarandes.
  - Bei Freiliegen der Membran sollte der Patient 2-mal täglich 1 %iges Chlorhexidingel applizieren. Keinesfalls sollte eine sekundäre Deckung versucht werden.

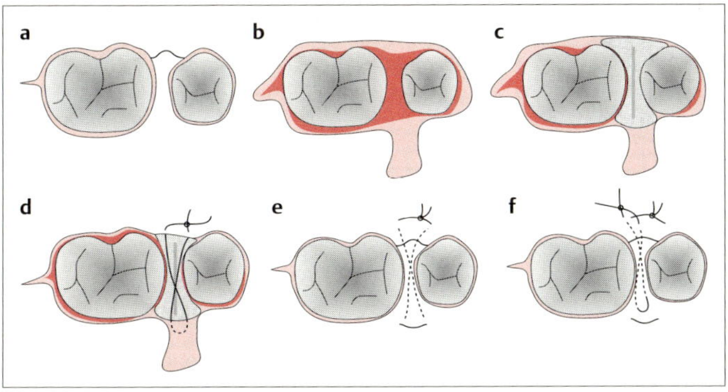

Abb. 11.**20 a – f** Modifizierter Papillenerhaltungslappen (Cortellini et al. 1995).
a Semilunare Inzision zum Erhalt der palatinalen Papille.
b Mobilisierung der Papille.
c Titanverstärkte Membran platziert. Anschließend Durchtrennung des bukkalen Periosts zur spannungsfreien Verlängerung des bukkalen Lappens.
d Mit horizontaler Matratzennaht wird die palatinale Papillenbasis breit gefasst.
e Der bukkale Lappen kann über der Membran fixiert werden.
f Mit vertikaler Matratzennaht wird ein vollständiger Wundverschluss erreicht.

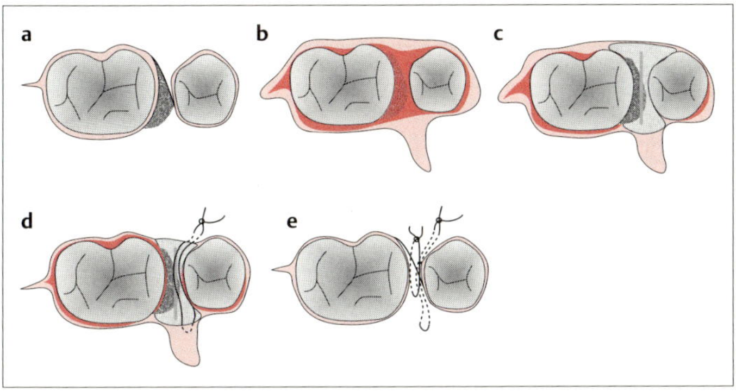

Abb. 11.**21 a – e** Ein vereinfachter Papillenerhaltungslappen (Cortellini et al. 1999) ist bei engen interdentalen Verhältnissen (vor allem im Frontzahnbereich) indiziert und wenn ein knöcherner Defekt lediglich im Bereich *eines* Zahnes vorliegt.
a Die schräge Inzision beginnt beim betroffenen Zahn am bukkalen Übergang in den Approximalbereich und erreicht den zentralen Bereich der Papille am Nachbarzahn.
b Ein voller Lappen wird präpariert.
c Die titanverstärkte Membran wird getrimmt und über dem Defekt platziert. Das bukkale Periost wird an der Basis des bukkalen Lappens durchtrennt, damit dieser spannungsfrei verlängert werden kann.
d Eine interne horizontale Matratzennaht (Aufhängenaht) verläuft von der Basis des keratinisierten Gewebes bukkal am nicht betroffenen Zahn zum lingualen/palatinalen Lappen. Die Naht reibt an der approximalen Wurzeloberfläche und hängt auf dem approximalen Knochenrand.
e Primärverschluss der Wunde wird je nach vorhandenem Platz mittels zweier Einzelknopfnähte oder einer vertikalen Matratzennaht erreicht.

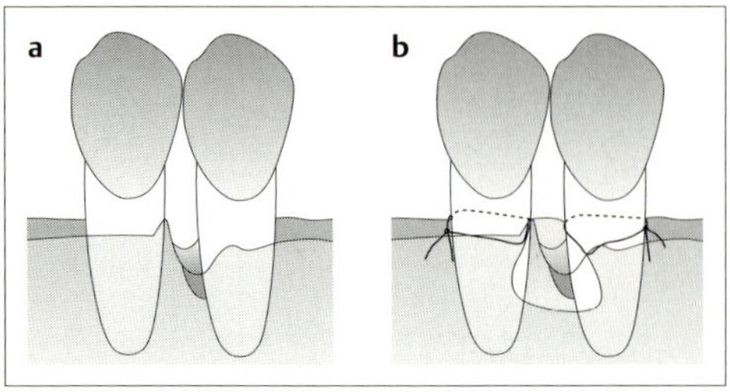

Abb. 11.**22** Platzierung der getrimmten Membran über der kombinierten 1-, 2- und 3-Wand-Knochentasche. Fixierung an den Nachbarzähnen mit Umschlingungsnähten.

- Nahtentfernung nach 4 – 6 Wochen.
- Bei Implantation einer nichtresorbierbaren Membran erfolgt die chirurgische Entfernung nach 4 – 6 Wochen:
  - intrakrevikuläre Inzision nach lokaler Anästhesie
  - Bildung eines kleinen Mukoperiostlappens
  - Durchtrennung der Umschlingungsnaht
  - Entfernung der Membran mit der Pinzette
  - vorsichtige Kürettage der Lappeninnenseite mit einer Universalkürette
  - Resposition und Fixierung des Lappens mit interdentalen Knopfnähten
  - falls eine Deckung nicht möglich ist, sollte interdental ein freies Gingivatransplantat zum Schutz des regenerierten Gewebes platziert werden (s. S. 204 ff).

Kritische Bewertung

- Eine übersteigerte Erwartungshaltung auf Seiten des Patienten sollte nicht gefördert werden:
  - Gesteuerte Geweberegeneration ist nie die „letzte Rettung" für den Erhalt eines Zahnes. Die Vorteile gegenüber konventioneller Therapie sind in vielen Fallen klinisch irrelevant.
  - Die Operationsmethode eignet sich zurzeit nur begrenzt für die tägliche Praxis:
    - relativ komplizierte Technik
    - postoperatives Ergebnis nicht zufrieden stellend vorhersehbar
    - stark eingeschränkter Indikationsbereich: Knochentaschen sollten eine Mindesttiefe von etwa 4 mm haben; Furkationsbefall 2. Grades bei Molaren (siehe unten).
  - Auslösung nicht unbedingt vorhersehbarer, überwiegend reparativer Vorgänge im Wundbereich:
    - möglicherweise insuffiziente Haftung des neuen Zements auf der Wurzeloberfläche
    - im Wesentlichen Bildung von zellulärem Eigenfaserzement ohne funktionelle Bedeutung.
  - Trotzdem günstige Ergebnisse in zahllosen Fallberichten (Abb. 11.**23**) und klinischen Untersuchungen (Abb. 11.**24**).
- **Systematische Übersichtsartikel** zum Effekt der gesteuerten Geweberegeneration (Murphy & Gunsolley 2003, Needleman et al. 2005) bei Knochentaschen:
  - Eine **systematische Übersicht** von 17 randomisierten, kontrollierten klinischen Studien (Needleman et al. 2005) kam zu folgenden Schlussfolgerungen:
    - Mittels gesteuerter Geweberegeneration konnten in 11 von 16 Studien, in denen Messungen der Attachmentlevel bei GTR als alleinige Maßnahme vorlagen, statistisch signifikant größere klinische Attachmentgewinne als mit konventioneller Lappenoperation erzielt werden. Zusätzliche Attachmentgewinne schwankten in einzelnen Studien zwischen 0,02 und 2,6 mm. Der mittlere zusätzliche Gewinn lag bei 1,22 mm.

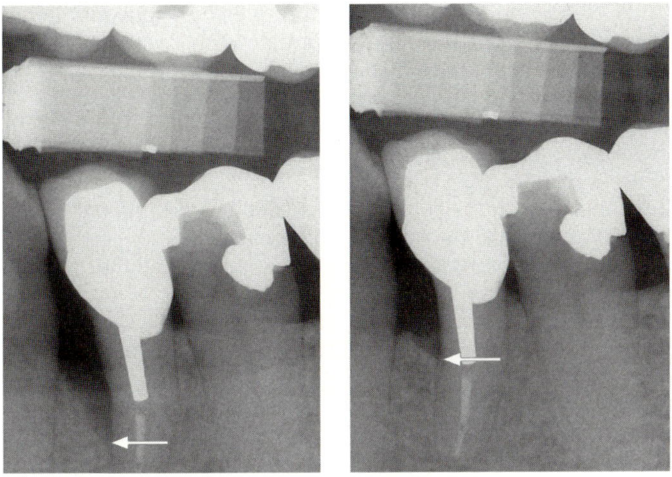
a b

Abb. 11.**23 a, b** Resultat nach regenerativer Parodontalbehandlung.

a 3-Wand-Knochentasche an Zahn 34. Gesteuerte Geweberegeneration unter Verwendung einer ePTFE-Membran.

b Situation 3 Jahre post operationem: Die Knochentasche hat sich zu etwa 70% knöchern aufgefüllt. Der Pfeil markiert den Defektboden.

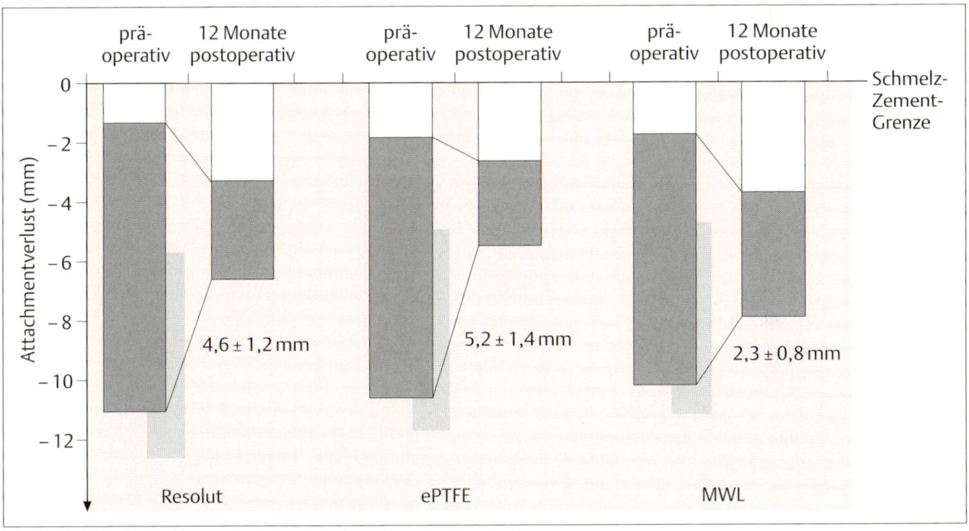

Abb. 11.**24** Vergleich der postoperativen Resultate nach 12 Monaten bei Knochentaschen nach Verwendung resorbierbarer Membranen (Resolut) und nichtresorbierbarer ePTFE-Membranen zur gesteuerten Geweberegeneration und konventioneller Lappenoperation (modifizierter Widman-Lappen, MWL) (Cortellini et al. 1996). Bei gesteuerter Geweberegeneration vergleichbare Attachmentgewinne von durchschnittlich etwa 5 mm, vor allem im Bereich der Knochentasche (■) Deutlich schlechtere Ergebnisse bei konventioneller Lappenoperation (durchschnittlich etwas über 2 mm). ePTFE-Membranen führten zu geringeren Rezessionen (□). ■ = Sondiertiefe.

  - 11 Patienten müssten mit GTR behandelt werden, um im Vergleich zu konventioneller Lappenoperation eine zusätzliche Stelle mit einem Attachmentgewinn von 2 mm oder mehr zu erzielen (number needed to treat, NNT = 11).
  - GTR hat signifikant geringere Rezessionen zur Folge.
- In einer **Metaanalyse** von 3 Studien (Murphy & Gunsolley 2003) konnten keine Unterschiede in den klinischen Variablen zwischen *nichtresorbierbaren und biologisch abbaubaren Membranen* gefunden werden.
- Eine **Metaanalyse** von 2 Studien (Needleman et al. 2005), in denen die *Kombination von GTR und Knochenersatzmaterialien mit konventioneller Lappenoperation* verglichen wurde, ergab einen zusätzlichen Attachmentgewinn und deutlichere Reduktionen der Sondiertiefen von durchschnittlich etwa 1,25 mm.
- Eine **Metaanalyse** von 7 Studien (Murphy & Gunsolley 2003) zum Vergleich von *alleiniger GTR und der Kombination von GTR mit Knochenersatzmaterialien* konnte keinen zusätzlichen Effekt einer Kombinationstherapie nachweisen.

➤ In beiden systematischen Übersichten differierten die Ergebnisse in den einzelnen Studien beträchtlich. Die Heterogenität der Ergebnisse schränkt die Möglichkeit einer Generalisierbarkeit im Praxisalltag ein.

➤ Langzeitergebnisse aus randomisierten kontrollierten Studien zum Effekt gesteuerter Geweberegeneration, die insbesondere auch patientenzentrierte Variablen (unerwünschte Nebenwirkungen, Kosten-Nutzen-Verhältnis, Ästethik) untersuchen, stehen aus. Es ist unklar, ob die Prognose für den Zahnerhalt durch gesteuerte Geweberegeneration tatsächlich verbessert wird.

➤ Offene Fragen betreffen vor allem:
- Patientenselektion
- geeigneten Defekttyp
- Operationstechnik, z. B. Papillenerhaltungslappen.

Allgemeines

- Aufgrund des erschwerten Zugangs und bizarrer Strukturen im Furkationsbereich macht die Behandlung der Furkationsparodontitis seit jeher große Schwierigkeiten.
- **Merke:** Bei Einbruch der Parodontitis in die Furkation verschlechtert sich die Prognose für den Zahn drastisch.
- Je nach Zahntyp und Grad des Furkationsbefalls, aber auch in Abhängigkeit von zahlreichen allgemeinen Faktoren (Verlaufsform der Parodontitis, Alter, Gesundheitszustand, Compliance des Patienten etc.) kommen unterschiedliche Verfahren der Behandlung in Frage:
  - konservative Verfahren, d. h. die mechanische Bearbeitung der infizierten Wurzeloberfläche mit oder ohne Odontoplastik
  - resektive Maßnahmen: Wurzelamputation, Hemisektion, Prämolarisierung, Tunnelierung
  - parodontale Regeneration.

Morphologische Grundbegriffe

- **Anatomischer Wurzelkomplex** (Abb. 11.**25**): apikal der Schmelz-Zement-Grenze liegender Teil des Zahnes.
- **Wurzelkegel:** konstante morphologische Einheit. 2 oder mehr Wurzelkegel können auf einer bestimmten Höhe der Wurzel gespalten sein.
- **Wurzelkomponente** (betrifft ausschließlich Molaren):
  - der Wurzelkomplex der Oberkiefermolaren besteht aus 3 Wurzelkomponenten
  - der Wurzelkomplex von Unterkiefermolaren besteht aus 2 Wurzelkomponenten
  - jede Wurzelkomponente setzt sich aus 2 oder maximal 3 Wurzelkegeln zusammen.
- **Spaltungsstrukturen:**
  - *Furkation* – interradikuläre Einziehung bei vollständiger Trennung der Wurzelkegel oder Wurzeln
  - *Wurzelfurche* bei unvollständiger Trennung.

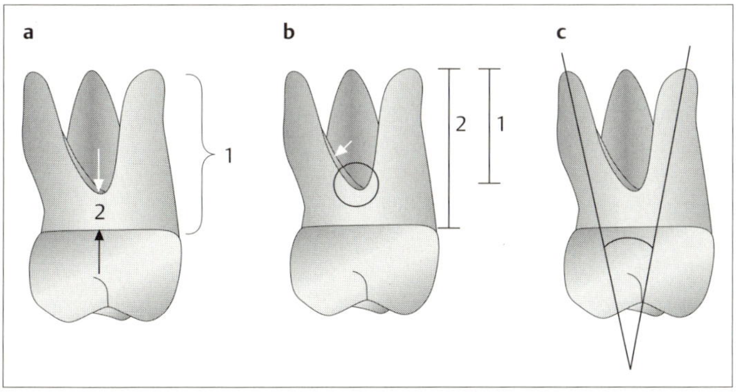

Abb. 11.**25 a – c** Anatomischer Wurzelkomplex.
a Der Wurzelkomplex (1) ist der Teil des Zahnes, der sich apikal der Schmelz-Zement-Grenze befindet. Der Wurzelstamm (2) ist der Teil des Wurzelkomplexes, der sich von der Schmelz-Zement-Grenze bis zum Furkationseingang erstreckt.
b Spaltungsgrad: Verhältnis der furkoapikalen (1) zur zervikoapikalen Ausdehnung des Wurzelkomplexes (2); vollständige Trennung der Wurzeln (○): interradikuläre Einziehung (Furkation); Spaltungsstruktur mit unvollständiger Trennung (Wurzelfurche, weißer Pfeil).
c Divergenzgrad der Wurzeln.

- **Wurzelstamm:** Teil des Wurzelkomplexes, der koronal der Furkation liegt.
- **Furkationseingang:** Übergang zwischen dem vertikalen und horizontalen Teil der interradikulären Einziehung.
- **Fornix:** Dach der Furkation.
- **Spaltungsgrad** zweier Wurzelkegel oder zweier Wurzeln: maximale furkoapikale Ausdehnung im Verhältnis zur maximalen zervikoapikalen Ausdehnung der Wurzeln.
- **Divergenzgrad:** Winkel, der durch die zervikale Hälfte zweier Wurzelkegel oder zweier Wurzeln gebildet wird.

Strukturen im Furkationsbereich

- Im Furkationseingang finden sich häufig *paraplastische Schmelzbildungen* (Produkte abgespaltener Schmelzorgane der Hertwig'schen Epithelleiste), die die Bakterienproliferation begünstigen und im Sinne einer Odontoplastik entfernt werden sollten:
  - Schmelzsporne, werden je nach Größe klassifiziert:
    - Klasse I: kleine Extensionen im Bereich des Wurzelstammes
    - Klasse II: mittlere Sporne bis zum Furkationseingang
    - Klasse III: ausgedehnte Lanzetten bis in den eigentlichen Furkationsraum.
  - Schmelzinseln, Schmelztropfen und Schmelzperlen.
- *Ausgeprägte Zementbildung* (zelluläres Gemischtfaserzement) im Furkationsbereich:
  - variabel hoher Zementkamm bei zweiwurzligen Prämolaren
  - zentraler Zementwulst bei unteren Molaren in mesiodistaler Richtung
  - T-förmiger Zementwulst bei oberen Molaren.
- *Bizarres Mikrorelief*, fördert die Kolonisation und Ausbreitung von Bakterien:
  - Vertiefungen, Nischen
  - akzessorische Pulpakanäle
  - blinde Öffnungen.

Konservative Furkationsbehandlung

- Instrumentelle Bearbeitung der Wurzeloberflächen, meist im Rahmen einer Lappenoperation:
  - Küretten (z. B. Columbia 4 R/4 L, Langer SL17/18, spezielle Furkationsküretten SQMD1, SQBL1, Abb. 11.**26**)
  - ggf. Hirschfeld-Feilen
  - fein- (40 µm) und feinstkörnig (15 µm) diamantierte rotierende Instrumente
  - schallbetriebene sog. Airscaler.
- Indikation:
  - Furkationsbefall I. und beginnenden II. Grades
  - Schmelzsporne und Schmelzperlen.

a
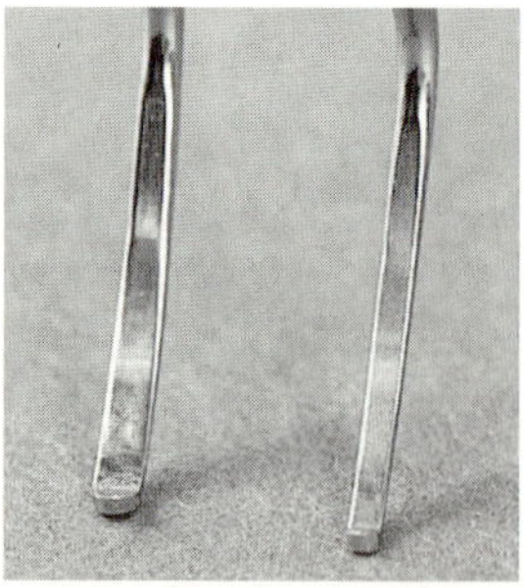
b
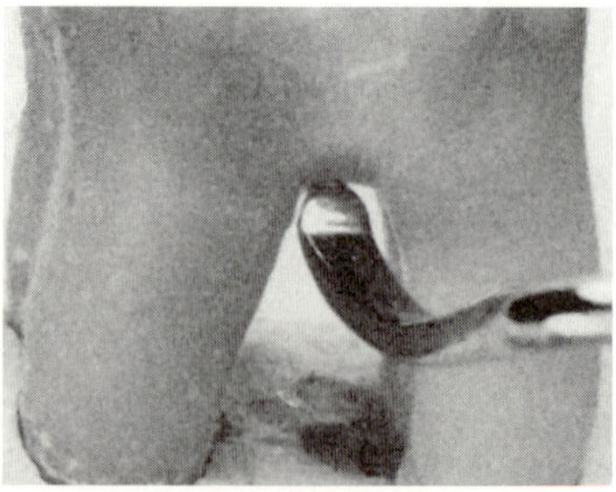

Abb. 11.**26 a, b** 1,3 und 0,9 mm breite, spezielle Küretten nach Quétin (**a**) zur gründlichen Bearbeitung des Fornix der Furkation (**b**).

- Konservative Maßnahmen haben bei fortgeschrittenem Befall nur eine vorübergehende Verbesserung der Situation zur Folge:
  - Insbesondere horizontale Attachmentgewinne sind bei fortgeschrittenem Furkationsbefall nach konventionellen parodontalchirurgischen Maßnahmen nicht zu erwarten:
    - schlechte Zugänglichkeit der Furkation
    - Möglichkeit einer raschen bakteriellen Wiederbesiedelung.
  - Daher regelmäßige Kontrollen und ggf. Nachbehandlungen.

Wurzelamputation und Hemisektion

- Wurzelamputation und Hemisektion haben dann eine Bedeutung, wenn strategisch wichtige Zähne auf jeden Fall erhalten werden sollen.
- Breiter Indikationsbereich, der sich nicht auf parodontale Erkrankungen beschränkt:
  - *parodontal:*
    - Furkationsbefall II. und III. Grades
    - im Wesentlichen bei 1. und 2. Molaren
  - *endodontal:*
    - nicht aufzubereitender Wurzelkanal
    - nicht zu entfernender Wurzelstift
  - *iatrogen:*
    - Instrument lässt sich nach Fraktur nicht aus dem Wurzelkanal entfernen
    - Perforation im Bereich der Furkation
    - intraalveoläre Perforation im mittleren Wurzeldrittel
  - sonstige Gründe:
    - unbehandelbare Karies im Wurzel- oder Furkationsbereich
    - selten im Rahmen kieferorthopädischer Behandlung (fraktionierte Extraktion).
- Definitionen:
  - **Wurzelamputation:** Entfernung einer oder mehrerer Wurzeln unter weitgehender Erhaltung des Kronenanteils; meist nur bei Oberkiefermolaren möglich
  - **Hemisektion:** Entfernung einer Wurzel bei gleichzeitiger Entfernung des entsprechenden Kronenanteils; in der Regel bei Unterkiefermolaren.
- Sorgfältige *Planung* – keinesfalls sollten diese Maßnahmen ad hoc durchgeführt werden:
  - adäquate endodontische Versorgung ausreichend lange vor der geplanten Resektion:
    - um bei Schmerzzuständen eine Differenzialdiagnose stellen zu können
    - zur Berücksichtigung von Komplikationen bei der endodontischen Behandlung.
  - Vitalamputation vermeiden:
    - hat praktisch immer eine chronische oder sogar akute Pulpitis zur Folge
    - später notwendige ordnungsgemäße Aufbereitung könnte Schwierigkeiten bereiten.
  - Normalerweise wird die Wurzel mit der größten parodontalen Destruktion entfernt; bei auftretenden Problemen während der endodontischen Behandlung muss gelegentlich umdisponiert werden.
- Vorgehen bei der Wurzelamputation (Abb. 11.**27**):
  - Desinfektion
  - Anästhesie
  - Präparation eines Mukoperiostlappens zur Darstellung des gesamten Furkationsbereichs
  - Entfernung des Granulationsgewebes
  - Separation der zu entfernenden Wurzel mit nadelförmigem, diamantiertem Schleifkörper:
    - ständige ausreichende Kühlung mit steriler physiologischer Kochsalzlösung
    - cave: Beschädigung der zu erhaltenden Wurzeln

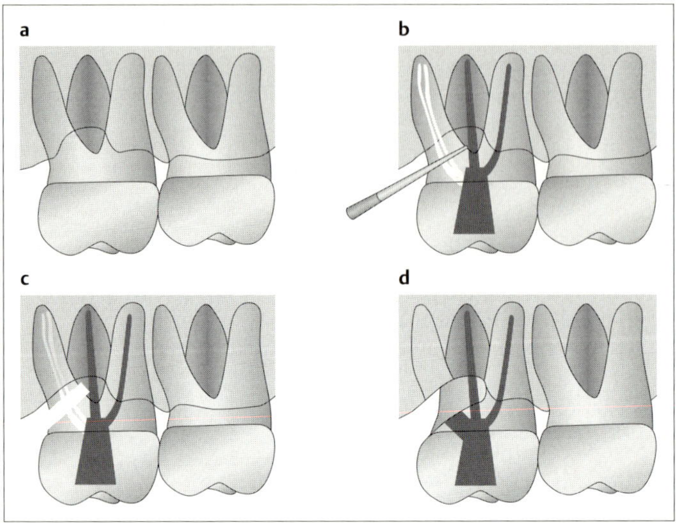

Abb. 11.**27 a – d** Wurzelamputation.

a Fortgeschrittener bukkal-mesialer Furkationsbefall bei 1. Molaren im Oberkiefer. Die mesiale Wurzel soll entfernt werden.

b, c Wurzelkanalbehandlung, medikamentöse Einlage in den mesialen Kanälen. Nach Aufklappen und Entfernen des Granulationsgewebes wird die mesiale Wurzel mit nadelförmigem Diamantschleifkörper unter ständiger Kühlung mit steriler physiologischer Kochsalzlösung vom Rest des Wurzelkomplexes separiert.

d Nach vorsichtiger Ostektomie kann die Wurzel mit einem schmalen Hebel oder mit der Wurzelzange leicht entfernt werden. Angeschnittener Wurzelkanal wird mit Kompositfüllung versorgt.

    • definitives Abtrennen der Wurzel vom Rest des Wurzelkomplexes mit Raspatorium oder schmalem Hebel; Patient auf Knackgeräusch vorbereiten
  - ggf. Osteoplastik mit Knochenfeile nach Schluger oder Universalkürette
  - Entfernung der Wurzel mit schmalem Bein'schen Hebel oder Wurzelzange
  - Glätten des Amputationsstumpfes mit fein- (40 µm) und feinstkörnig (15 µm) diamantierten Schleifkörpern; auf ausreichende Kühlung achten
  - Scaling und Wurzelglättung im Furkationsbereich
  - Lappen reponieren, evtl. nach Durchtrennung des Periosts koronal mobilisieren
  - wenn möglich dichter Nahtverschluss
  - grundsätzlich Parodontalverband (CoePak) legen.
- ➤ Versorgung des angeschnittenen Wurzelkanals mit Komposit.
- ➤ Übliche postoperative Infektionsprophylaxe (Mundspülungen mit 0,1 – 0,2 %iger Chlorhexidinlösung) und Nachbehandlung.
- ➤ Restaurative Versorgung:
  - Je nach vorhandener Zahnsubstanz wird meist eine (Teil-)Überkronung erforderlich.
  - Auftretende Probleme mit der Morphologie des Restzahnes sind zu berücksichtigen.
  - Bei kariesfreiem Zahn ist lediglich die okklusale Zugangskavität zu versorgen.
- ➤ Vorgehen bei der Hemisektion eines Unterkiefermolaren (Abb. 11.**28**):
  - Desinfektion
  - Anästhesie
  - vor Aufklappung sollte der Kronenanteil bis zum Boden des Pulpakavums getrennt werden

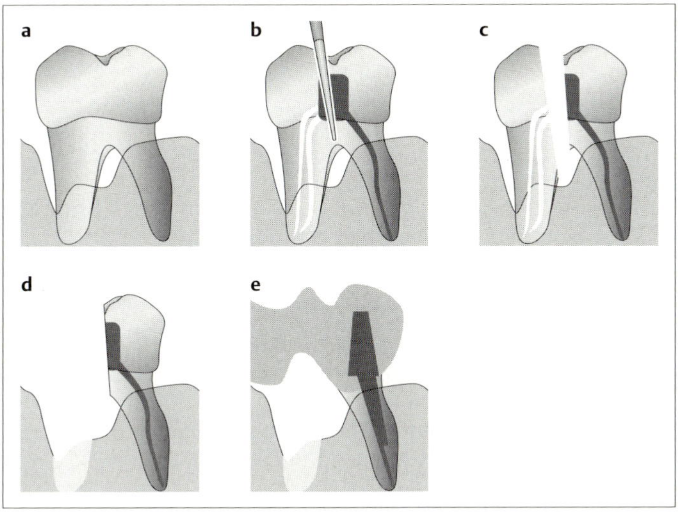

Abb. 11.**28 a – e** Hemisektion.
a Fortgeschrittener Furkationsbefall bei 1. Molaren im Unterkiefer. Die mesiale Wurzel soll entfernt werden.
b Wurzelkanalbehandlung, medikamentöse Einlage in den mesialen Kanälen. Der Kronenteil kann bis etwa zum Boden des Pulpakavums vor der Bildung eines Mukoperiostlappens durchtrennt werden (auf Kosten des zu entfernenden Teils).
c Endgültige Separation der beiden Zahnteile.
d Entfernung mit der Wurzelzange.
e Restaurative Versorgung mit einer Brücke.

  - großzügige Präparation auf Kosten der zu entfernenden Wurzel; Richtung evtl. durch eine in die Furkation eingeführte gerade Parodontalsonde vorgeben
  - Präparation eines Mukoperiostlappens
  - weitere Separation der Zahnteile mit nadelförmigem, diamantiertem Schleifkörper:
    - ständige ausreichende Kühlung mit steriler physiologischer Kochsalzlösung
    - definitives Abtrennen der Wurzel vom Rest des Wurzelkomplexes mit dem Raspatorium oder einem schmalen Hebel
  - Entfernen des Zahnteils mit der Wurzelzange.
  - Entfernen des Granulationsgewebes; sorfältiges Scaling und Wurzelglättung
  - Glätten der angeschliffenen Zahnsubstanz mit fein- (40 µm) und feinstkörnig (15 µm) diamantierten Schleifkörpern; auf ausreichende Kühlung achten
  - Situationsnähte
  - Parodontalverband (CoePak) legen.
- Übliche postoperative Infektionsprophylaxe (Mundspülungen mit 0,1 – 0,2 %iger Chlorhexidinlösung) und Nachbehandlung.
- Restaurative Versorgung nach etwa 3 – 4 Monaten.
  - Versorgung mit gegossenem Stiftaufbau
  - Einbeziehen des hemisezierten Zahnes in eine Brückenkonstruktion. In seltenen Fällen kann der Restzahn auch mit einer Einzelkrone versorgt werden.
- Kritische Beurteilung:
  - Resektive Maßnahmen verbessern nicht per se die Prognose für den Zahnerhalt.

- Vor allem technische Probleme bei der restaurativen Versorgung haben bei resektiven Maßnahmen einen ungünstigen Einfluss auf die Langzeitprognose:
  - Behandlungsfehler bei der endodontischen Versorgung mit sofortigem Verlust des Zahnes: Wurzelfraktur, Perforation
  - endodontische Behandlungsfehler mit der Gefahr späterer Komplikationen: unzureichende Aufbereitung, insuffiziente Wurzelfüllung
  - Retentionsverlust der Restauration.
- **Merke:** Relative Einzelrisiken multiplizieren sich mit jedem Behandlungsschritt. Nur bei korrektem Vorgehen kann langfristiger Zahnerhalt erwartet werden.

Prämolarisierung

➤ Die Prämolarisierung kommt ***nur bei Unterkiefermolaren*** zur Anwendung:
- Nach Wurzelkanalbehandlung Trennung der Wurzeln mit dem Diamantschleifer
- Versorgung beider Wurzeln mit Aufbauten und Kronen.
- Bei Engstand und endständigem Zahn kann möglicherweise vorher eine orthodontische Distalisierung erfolgen; anschließend Versorgung mit einer Brücke.

➤ Indikationen:
- Furkationsbefall II. oder III. Grades bei 1. Molaren im Unterkiefer. Approximaler Knochen soll weitgehend erhalten sein.
- Voraussetzung ist ein Divergenzgrad von mehr als 30°.

Tunnelierung

➤ Operative Vergrößerung des Furkationsbereichs soll tägliche Reinigung ermöglichen. Voraussetzungen:
- exzellente Mundhygiene des Patienten
- geringe Kariesanfälligkeit; ggf. orale Belastung mit Mutans-Streptokokken und Laktobazillen sowie Pufferkapazität und Speichelfließrate bestimmen
- regelmäßiges Recall, ausgezeichnete Compliance.

➤ Indikation wie bei der Prämolarisierung:
- fortgeschrittener Furkationsbefall II. oder III. Grades bei 1. (selten 2.) Molaren im Unterkiefer; approximaler Knochen muss weitgehend erhalten sein
- Divergenzgrad zwischen den Wurzeln > 30°.

➤ Kontraindikationen:
- geringer Divergenzgrad
- hohe Kariesanfälligkeit; **cave:** Wurzelkaries im Furkationsbereich
- unklare Mitarbeit des Patienten.

➤ Vorgehen bei der Tunnelierung eines Unterkiefermolaren (Abb. 11.**29**):
- Desinfektion
- Anästhesie
- Inzisionen:
  - bukkal intrakrevikuläre Inzision
  - lingual etwa 1/2 mm paramarginal
  - bukkale Entlastungsinzisionen begrenzen den Lappen etwa 1/2 Zahnbreite mesial und distal des zu behandelnden Zahnes nach lateral
- Präparation eines Mukoperiostlappens:
  - bukkal bis über die mukogingivale Grenze
  - lingual bis über den Knochenrand.
- Entfernen des Granulationsgewebes

- vorsichtige Ostektomie im Furkationsbereich mit Knochenfeilen (Abb. 11.**30**):
  - zunächst grazilere Sugarman-Feile; später größere Schluger-Feile
  - ggf. können auch langsam rotierende Rosenbohrer eingesetzt werden; für ausreichende Kühlung mit steriler physiologischer Kochsalzlösung ist zu sorgen
- Scaling und Wurzelglättung:
  - Entfernung aller bakteriellen Ablagerungen
  - vollständige Entfernung des supraalveolären Desmodonts und Wurzelzements, um ein Wiederanwachsen des Bindegewebes (re-attachment) zu verhindern

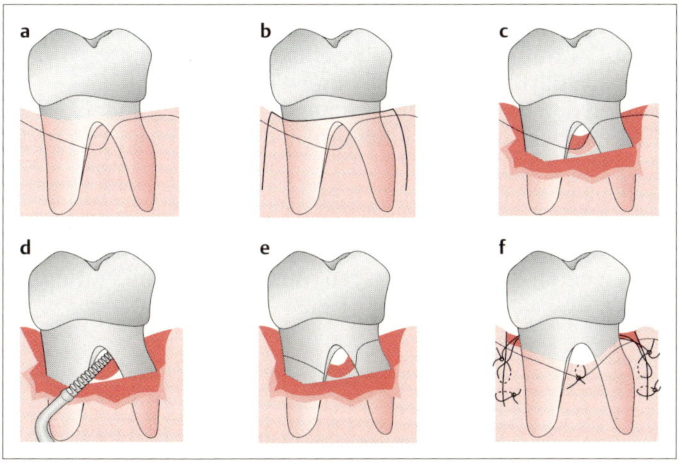

Abb. 11.**29 a – f** Tunnelierung.
a Durchgängige Furkation bei 1. Unterkiefermolaren. Approximaler Knochen weitgehend erhalten.
b Intrakrevikuläre Inzision, lateral vertikale Inzisionen.
c Präparation eines Mukoperiostlappens, Entfernung des Granulationsgewebes.
d Osteoplastik mit Knochenfeile nach Sugarman (vgl. Abb. 11.**30 b**).
e Nach Erweiterung des Furkationsbereichs müssen desmodontale Fasern und Wurzelzement entfernt werden, um ein Reattachment zu verhindern.
f Nahtverschluss: Periostnähte (vgl. Abb. 11.**31 b**) zur apikalen Fixierung des Lappens, interradikuläre Naht, Kreisnähte für die vertikalen Inzisionen.

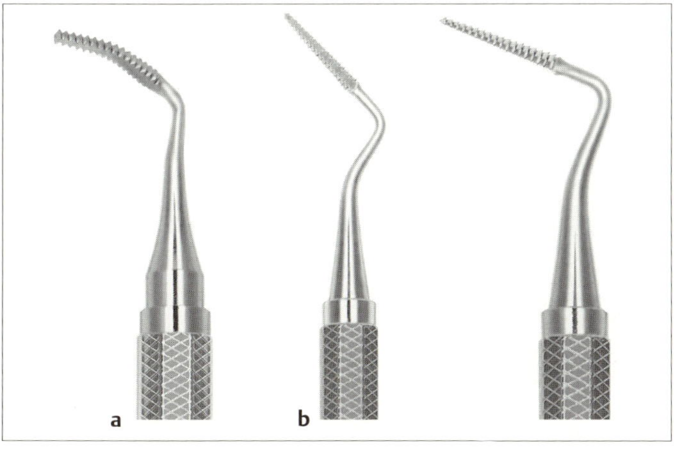

Abb. 11.**30 a, b** Knochenfeilen nach Schluger (**a**) und nach Sugarman (**b**).

- apikale Reposition des bukkalen Lappens, Fixierung mit Periostnaht (Abb. 11.**31**)
- lingual Kürzung des Lappens zur Freilegung der Furkation
- Parodontalverband (CoePak):
  - sichert die Position der Weichgewebe
  - hält den Furkationsbereich offen.

➤ Übliche postoperative Infektionsprophylaxe (Mundspülungen mit 0,1 – 0,2 %iger Chlorhexidinlösung) und Nachbehandlung.

➤ Kritische Beurteilung:
- Im Rahmen einer Tunnelierung wird die ungünstige Morphologie des Furkationsbereich derart geändert, dass eine tägliche Reinigung durch den Patienten möglich wird.
- Mit Zahnüberempfindlichkeit und sogar pulpitischen Beschwerden ist zu rechnen:
  - breitflächige Eröffnung der Dentintubuli, da das unregelmäßig strukturierte Wurzelzement im Furkationsbereich vollständig entfernt werden muss
  - akzessorische Kanäle können den Furkationsbereich mit der Pulpa verbinden.
- **Merke:** Hypersensibilität interferiert mit der Compliance des Patienten; unerwünschte Folgen sind:
  - Weichteilverschluss mit der Notwendigkeit einer erneuten Operation
  - ausgedehnte Wurzelkaries; stellt in aller Regel Extraktionsgrund dar.
- Alternierende Applikation von 1 %igem Fluoridgel (abends) und 1 %igem Chlorhexidingel (morgens); kann mit geeigneten Bürstchen erfolgen (Abb. 11.**32**). Ultima ratio: Devitalisierung des Zahnes.

Regenerative Maßnahmen

➤ Indikationen:
- Unterkiefermolaren mit mäßig weit fortgeschrittenem bukkalen oder lingualen Befall
- evtl. Oberkiefermolaren mit Befall II. Grades bei bukkalen (mesialen?) Furkationen.

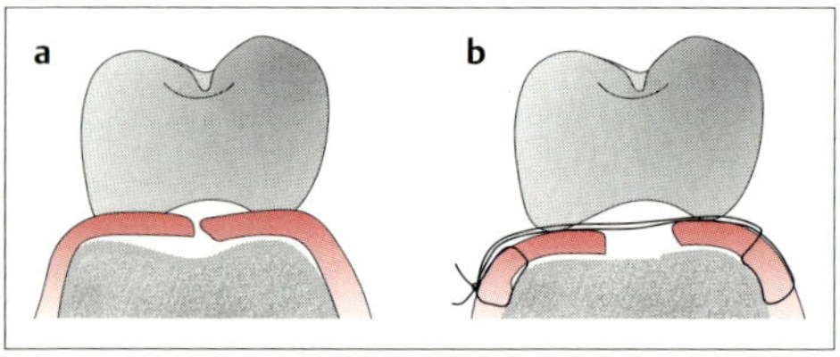

Abb. 11.**31 a, b** Geplant ist die apikale Verschiebung des Mukoperiostlappens nach Ostektomie (**a**). Periostnaht zur Fixierung des bukkalen und lingualen Lappens in apikaler Position (**b**).

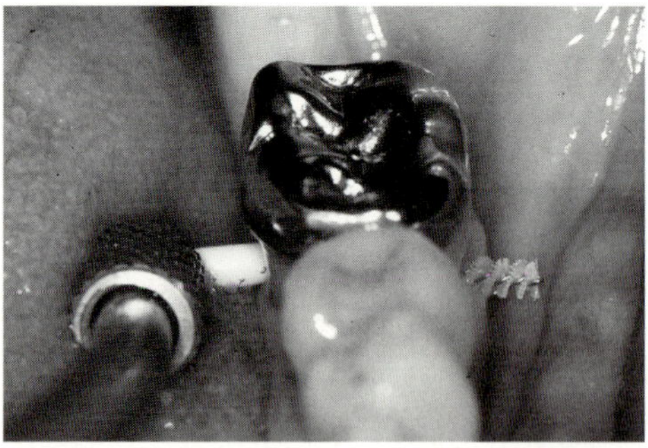

Abb. 11.**32** Der tunnelierte Molar muss täglich mit Zwischenraumbürstchen gereinigt werden (unter Umständen den zentralen Bereich der Furkation von bukkal und lingual überlappend reinigen), um den Bereich offen zu halten, bakterielle Ablagerungen zu entfernen und 1 %iges Fluorid- bzw. Chlorhexidingel zu applizieren.

- Kontraindikationen:
  - *allgemeine Kontraindikationen*:
    - schwere systemische Erkrankungen
    - mangelnde Mitarbeit des Patienten
    - exzessiver Tabakkonsum
  - *lokale Kontraindikationen*:
    - Furkationsbefall I. Grades, falls nicht zusätzlich eine tiefe Knochentasche vorliegt
    - durchgängige Furkationen
    - komplizierter Furkationsbefall bei Oberkiefermolaren ohne Chance eines vollständigen Debridements (z. B. Befall II. Grades bei distopalatinalen Furkationen)
    - Kombination mit weit fortgeschrittenem approximalem Knochenabbau.
- Vorgehen (Abb. 11.**33 a – f**):
  - Desinfektion
  - Anästhesie
  - Inzisionen – zur Deckung der Membran ist die weitgehende Erhaltung des Weichgewebes anzustreben:
    - intrakrevikuläre Inzision bukkal und lingual/palatinal
    - laterale Begrenzung des Lappens durch bukkale Entlastungsinzisionen, wenn möglich etwa 1/2 Zahnbreite mesial und distal des zu behandelnden Zahnes
  - Präparation des Mukoperiostlappens bis über die mukogingivale Grenze

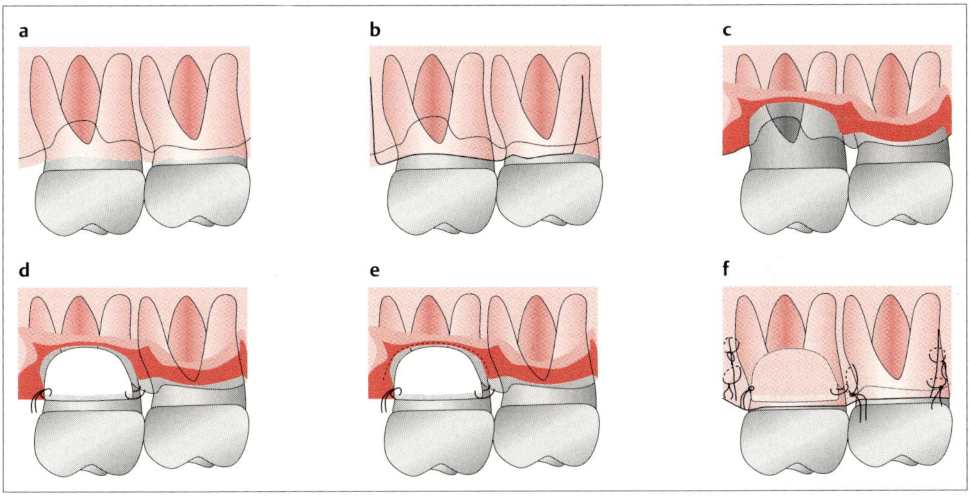

Abb. 11.**33 a – f** Regenerative Furkationsbehandlung.

a Bukkaler Furkationsbefall II. Grades bei einem 1. Molaren im Oberkiefer. Günstige Voraussetzung für gesteuerte Geweberegeneration: kein approximaler Knochenabbau, mesiale und distale Furkation parodontal nicht erkrankt.

b Intrakrevikuläre Inzision, lateral vertikale Inzisionen.

c Präparation des Mukoperiostlappens, Entfernung des Granulationsgewebes, Scaling und Wurzelglättung.

d Passende Membran wird getrimmt und mit Schlingnaht am Zahn befestigt. Die Membran überragt den krestalen Knochen um 2 – 3 mm.

e Durchtrennung des Periosts an der Lappenbasis. Scharfe Präparation eines gespaltenen Lappens zur Lappenverlängerung.

f Der Lappen kann jetzt spannungsfrei und passiv nach koronal verlagert werden. Dichter Nahtverschluss: vertikale Matratzennaht und weitere kleine Kreisnähte approximal, Kreisnähte für die vertikalen Insizionen.

- vollständige Entfernung des Granulationsgewebes:
  - Darstellung des Furkationsdefekts und der umgebenden Knochentaschen
  - bei ungünstiger Morphologie (kommunizierende Furkationen, approximaler Knochenabbau bis apikal des Furkationseingangs, tiefe Knochentaschen) sollte besser umdisponiert werden: Tunnelierung oder Hemisektion, ggf. Extraktion
- Scaling und Wurzelglättung:
  - entscheidet im Wesentlichen über Erfolg oder Misserfolg der Operation
  - **Merke:** Spezielle operationstechnische Tricks haben keinerlei Bedeutung, wenn die Infektion nicht vollständig beherrscht werden kann.
  - Ggf. vorsichtige Erweiterung des Furkationseingangs (Osteoplastik), um Zugang zu den furkalen Wurzeloberflächen zu erlangen.
  - Universalküretten zur Bearbeitung des Fornix der Furkation (z. B. Columbia 4 R/4 L, Langer-Kürette SL17/18); spezielle Furkationsküretten (SQBL1, SQMD1)
  - Airscaler in Verbindung mit diamantierten Schleifkörpern (15 µm).
- Membranauswahl, Trimmen der Membran:
  - Membran sollte den Knochenrand apikal etwa 2 – 3 mm überragen
  - Fixierung am Zahn mittels Schlingnaht; der Knoten sollte approximal liegen
- vollständige spannungsfreie Deckung der Membran:
  - Durchtrennung des Periosts an der Lappenbasis
  - weitere scharfe Präparation eines gespaltenen Lappens
  - ermöglicht spannungsfreie Verlängerung des Lappens nach koronal
- dichter Nahtverschluss über der Membran:
  - interdental vertikale Matratzennaht (vgl. Abb. 11.**10**, Abb. 11.**33 f**)
  - zusätzliche Kreisnähte zur weiteren Adaptation der Wundränder
  - Versorgung der vertikalen Inzisionen mit Kreisnähten
- keinen Parodontalverband applizieren.

➤ Nachbehandlung:
- keine routinemäßige Verordnung von Antibiotika
- postoperative Kontrollen während der ersten 2 Wochen im Abstand von 2 – 3 Tagen
- ggf. vorsichtige Entfernung bakterieller Ablagerungen im operierten Bereich; bei Freiliegen der Membran keinesfalls sekundäre Deckung versuchen
- postoperative Infektionsprophylaxe:
  - kein Zähnebürsten im operierten Bereich für etwa 4 – 6 Wochen
  - chemische Plaquekontrolle: 2-mal täglich Mundspülungen mit 0,1 – 0,2 %iger Chlorhexidinlösung
  - sollte die Membran nach einigen Tagen oder Wochen freiliegen, 2-mal täglich Applikation von 1 %igem Chlorhexidingel mit Wattestäbchen
- falls eine nichtresorbierbare Membran gelegt wurde, erfolgt der Zweiteingriff zur Entfernung nach 4 – 6 Wochen (s. S. 188).

➤ Kritische Beurteilung:
- Durch gesteuerte Geweberegeneration kann bei strikter Einhaltung der Indikation die Prognose furkationsbefallener Zähne möglicherweise verbessert werden (Abb. 11.**34**).
- In vergleichenden klinischen Studien wurde ein besserer Heilungsverlauf beobachtet:
  - bei Unterkiefermolaren mit Furkationsbefall II. Grades (bukkal oder lingual)
  - bei isoliertem bukkalem Furkationsbefall II. Grades bei Oberkiefermolaren
  - schlüssellochförmige Furkationen mit kleinem Querschnitt eignen sich am besten
  - vergleichbare Ergebnisse bei resorbierbaren und nichtresorbierbaren Membranen
  - Alleiniger oder zusätzlicher Einsatz von Knochenersatzmaterialien (z. B. demineralisierter gefriergetrockneter Bankknochen) oder die Wurzelkonditionierung z. B. mit Citronensäure hatten keine zusätzliche Verbesserung zur Folge.

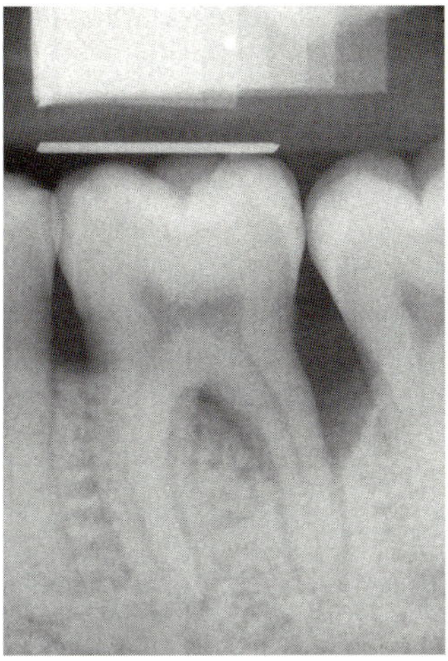
a
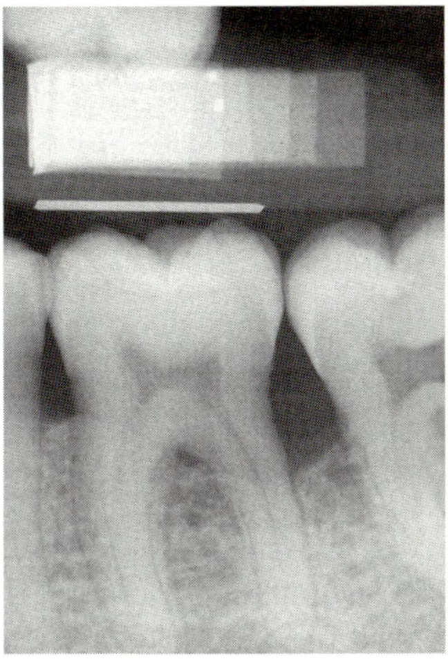
b

Abb. 11.**34 a, b** Gesteuerte Geweberegeneration.
a Furkationsbefall II. Grades und dreiwandige Knochentasche bei Zahn 36. Regenerative Maßnahme (Implantation einer synthetischen, biologisch abbaubaren Membran).
b Weitgehende knöcherne Auffüllung der Furkation und der Knochentasche 24 Monate post operationem.

- **Merke:** Nur die Rückführung des fortgeschrittenen Furkationsbefalls zu einem leichten Grad-I-Befall kann als Erfolg gewertet werden. Derartige Restzustände können im Rahmen der unterstützenden Nachsorgetherapie stabilisiert werden.

➤ In **systematischen Übersichtsartikeln** von Jepsen et al. (2002) und Murphy & Gunsolley (2003) waren im Wesentlichen randomisierte kontrollierte Studien zur Wirkung der gesteuerten Geweberegeneration analysiert worden. Es ergaben sich die folgenden Schlussfolgerungen für die primäre Untersuchungsvariable horizontaler Attachmentgewinn während explorativer Lappenoperation (offen, im Rahmen einer „Re-Entry"-Operation) nach mindestens 6 Monaten:
- Eine **Metaanalyse** von 4 Studien (Jepsen et al. 2002) ergab bei Grad-II-Furkationsbefall von Unterkiefermolaren etwa 1,5 mm größere horizontale offene Attachmentgewinne im Falle von GTR; Ergebnisse der einzelnen Untersuchungen waren signifikant heterogen.
- Eine weitere **Metaanalyse** von 4 Studien (Jepsen et al. 2002) ergab etwa 1 mm größere horizontale offene Attachmentgewinne bei Grad-II-Befall von Oberkiefermolaren; signifikant heterogene Ergebnisse der einzelnen Untersuchungen.
- In Studien, in denen sowohl Unter- als auch Oberkiefermolaren behandelt wurden, waren die Unterschiede im offenen Attachmentgewinn kleiner und nicht signifikant (Jepsen et al. 2002).
- In einer **Metaanalyse** von 2 Studien bei Oberkiefermolaren mit separaten Ergebnissen für bukkale, mesiale und distale Furkationen (Jepsen et al. 2002) hatte GTR in mesialen Furkationen einen deutlich größeren Effekt als konventionelle Lappenoperation (mittlere Differenz von etwa 1,4 mm beim offenen Attachmentgewinn).
- In der **Metaanalyse** von Murphy & Gunsolley (2003) waren 5 Studien bei Furkationsbefall von Oberkiefer-, 4 Studien bei Unterkiefermolaren und 1 Studie für beide Zahntypen kombiniert worden. GTR führte zu deutlich besseren horizontalen offenen Attachmentgewinnen; die Ergbnisse der einzelnen Studien waren allerdings signifikant heterogen.
- Auf der Grundlage einer **Metaanalyse** von 5 Studien (Murphy & Gunsolley 2003) scheint die Kombinationstherapie von GTR und Knochenersatzmaterial im Vergleich zu alleiniger Behandlung mit Membranen zu deutlich größeren horizontalen offenen Attachmentgewinnen in Furkationen zu führen. Die Ergebnisse einzelner Studien sind allerdings signifikant heterogen.

- Der vollständige Verschluss einer Grad-II-Furkation mittels GTR ist nicht vorhersehbar; der Verschluss einer durchgängigen Furkation (Grad III) war bisher nicht beobachtet worden.
- Nach konventioneller Lappenoperation sind nur sehr begrenzt klinische Verbesserungen zu erwarten.

Mögliche Behandlungsstrategien

➤ Die Entscheidung für den einen oder anderen Therapiemodus bei furkationsbefallenen Zähnen wird im Wesentlichen durch folgende Faktoren bestimmt (Abb. 11.**35**):
  - Zahntyp und befallene Stelle
  - Grad des Furkationsbefalls
  - strategische Bedeutung des Zahnes
  - Willen und Fähigkeit zur Mitarbeit
  - der Frage, ob umfangreicher Zahnersatz geplant ist.

➤ Im Einzelfall hängt die Entscheidung von weiteren Faktoren ab:
  - *allgemeine Faktoren:*
    • Alter und Gesundheitszustand des Patienten
    • Verlaufsform der Parodontitis
    • explizite Wünsche des Patienten
  - *lokale Faktoren:*
    • an einzelnen Wurzeln noch vorhandener parodontaler Halteapparat
    • (präoperativ nicht zu bestimmende) Beweglichkeit einzelner Wurzeln
    • anatomisch-topographische Beziehung zwischen den Wurzeln
    • Karies und endodontische Situation.

➤ Eine effektive Behandlung furkationsbefallener *Prämolaren* ist weitgehend limitiert:
  - kleiner Spaltungsgrad des Wurzelkomplexes
  - sehr konische Wurzeln; bedingen oftmals stark erhöhten Lockerungsgrad
  - Prämolaren haben allerdings meist eine hohe strategische Bedeutung:
    • palliative Maßnahmen möglich: wiederholtes Scaling und Wurzelglätten
    • gelegentlich treten Probleme bei der Festlegung des geeigneten Extraktionszeitpunkts auf.

➤ Furkationsbefallene *Weisheitszähne* sollten aufgrund der meist geringen strategischen Bedeutung frühzeitig extrahiert werden (begründete Ausnahmen).

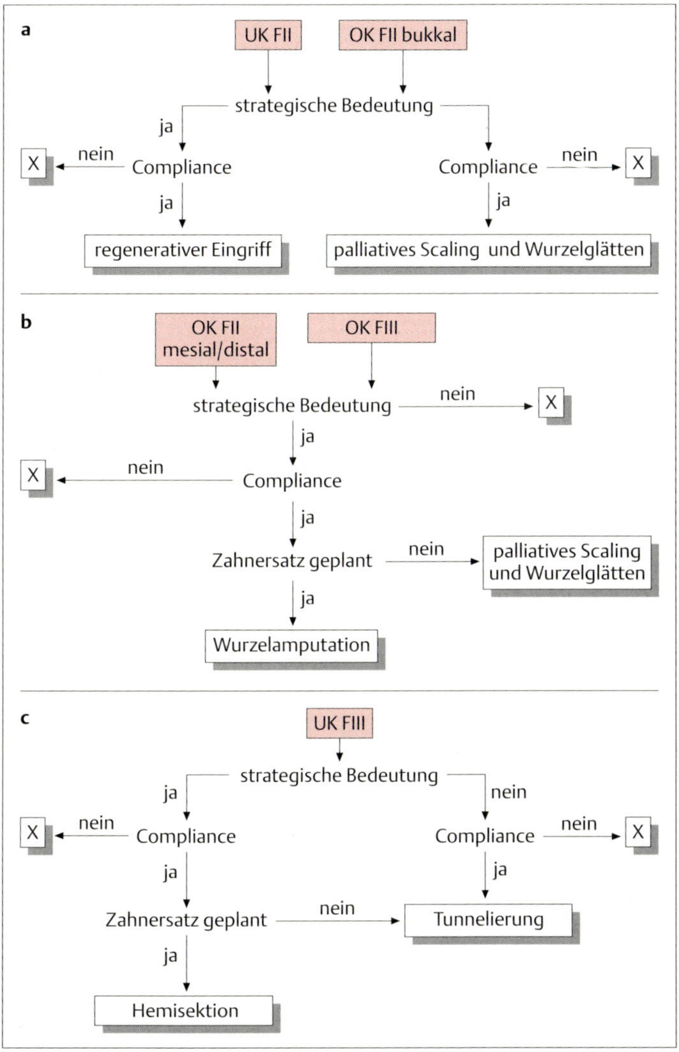

Abb. 11.**35 a – c** Endscheidungsdiagramme bei fortgeschrittenem Fukationsbefall.

a Fukationsbefall II. Grades bei Unterkiefermolaren und bukkalem Furkationsbefall oberer Molaren. Ist die Mitarbeit (Compliance) gesichert, sollte bei strategischer Bedeutung des Zahnes ein regenerativer Eingriff erfolgen. Andernfalls kann durch wiederholtes palliatives Scaling und Wurzelglätten die Prognose des Zahnes verbessert werden. Bei unzureichender Mitarbeit besser frühzeitige Extraktion.

b Mesialer oder distaler Furkationsbefall II. Grades oder durchgängige Furkation bei Oberkiefermolaren. Bei günstigen morphologischen und topographischen Voraussetzungen sowie guter Mitarbeit und geplantem Zahnersatz kann eine Wurzelamputation erwogen werden. In Ausnahmefällen bei isoliertem mesialem Grad-II-Befall auch regenerative Maßnahme.

c Durchgängige Furkation unterer Molaren. Spricht die lokale Situation nicht dagegen, kann bei geplantem Zahnersatz und gesicherter Mitarbeit des Patienten ein hemisezierter Zahn ohne Weiteres in die Planung des (festsitzenden) Zahnersatzes einbezogen werden. Bei weitgehend plaquefreiem Gebiss ist alternativ eine Tunnelierung mögliche, insbesondere dann, wenn keine umfangreiche prothetische Rekonstruktion geplant ist.

Allgemeines

➤ Funktionelle und ästhetische mukogingivale Störungen betreffen insbesondere:
  - nah marginal einstrahlende Lippen-, Wangen- und Zungenbändchen
  - ein flaches Vestibulum oris
  - eine schmale oder fehlende befestigte Gingiva
  - lokalisierte oder generalisierte parodontale Rezessionen.

➤ Definition: Unter mukogingivaler Chirurgie im engeren Sinne versteht man operative Techniken zur plastisch-chirurgischen Korrektur des den Zahn umgebenden Weichgewebes bzw. von dessen:
  - Morphologie
  - Position
  - Menge.

➤ Ziel der *plastischen Parodontalchirurgie* ist die Korrektur anatomischer, entwicklungsbedingter, traumatischer oder erkrankungsbedingter Defekte der Gingiva, der Alveolarmukosa und des Alveolarknochens, z. B.:
  - Verbreiterung der befestigten und keratinisierten Gingiva
  - Korrektur von Weichgewebedefekten der mukogingivalen Region
  - Korrektur von Defekten am Alveolarfortsatz
  - Taschenelimination unter weitgehendem Erhalt der keratinisierten Gingiva.

Verbreiterung der Zone keratinisierten Gewebes mit freiem Gingivatransplantat

➤ Es bestehen große inter- und intraindividuelle Unterschiede in der Gingivabreite:
  - Minimale Werte von durchschnittlich deutlich weniger als 3 mm finden sich vestibulär im Eckzahn-Prämolaren-Bereich des Unterkiefers.
  - Schmale Gingiva ist Normvariante und/oder Folge einer Rezession.
  - **Merke:** Schmale oder fehlende befestigte Gingiva sind per se keine Indikation für eine operative Verbreiterung:
    • Bei optimaler Mundhygiene kann der Gingivarand auch bei schmaler Gingiva entzündungsfrei und stabil gehalten werden
    • Allerdings kann die Mundhygiene in bestimmten Fällen erschwert sein.

➤ Indikationen:
  - flaches Vestibulum bei marginal ansetzenden Lippen- und Wangenbändchen
  - vor Rezessionsdeckung mittels koronalem Verschiebelappen
  - präprothetisch bei subgingivaler Präparation und dünner Gingiva
  - prä- oder periorthodontisch bei fazialer Bewegung von Unterkiefer-Frontzähnen durch den Alveolarknochen bei dünner oder fehlender befestigter Gingiva.

➤ Vorgehen (Tabelle 11.**7**, Abb. 11.**36 a – e**):
  - Desinfektion
  - Lokalanästhesie im primären Operationsbereich und am Foramen palatinum majus
  - Vorbereitung des periostalen Transplantatbetts:
    • supraperiostale Inzision mit Skalpell Nr. 15 an der mukogingivalen Grenze bis etwa eine Zahnbreite mesial und distal des zu behandelnden Zahnes
    • supraperiostale scharfe Präparation eines Mukosalappens. **Cave:** Schädigung des N. mentalis im Bereich der Unterkieferprämolaren
    • Entfernen aller Muskelansätze mit der Gingivaschere nach LaGrange
    • apikale Fixierung der Mukosa mit Rückstichnaht (resorbierbares Nahtmaterial 5/0)
    • empfehlenswert ist es, z. B. aus sterilem Verpackungspapier des Nahtmaterials eine Schablone zu schneiden, die in etwa dem Transplantatbett entspricht.

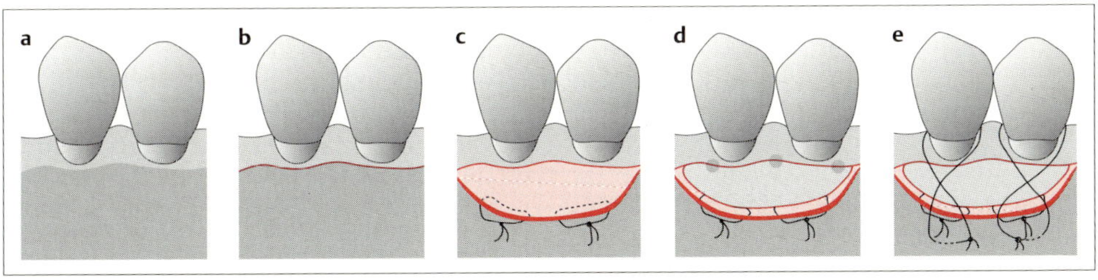

Abb. 11.**36 a – e** Freies Gingivatransplantat.
a Schmale Gingiva bei flachem Vestibulum.
b Supraperiostale Inzision an der mukogingivalen Grenze.
c Supraperiostale Präparation eines Transplantatbetts. Mukosalappen wird mit 2 Rückstichnähten mit resorbierbarem Nahtmaterial am Periost fixiert.
d Getrimmtes Gingivatransplantat wird nach Kompression mit Gazetupfer für etwa 2 min mit Histoacrylkleber am koronalen Rand an 2 – 3 Punkten fixiert.
e Alternativ kann das Transplantat mit 2 Korbnähten fixiert werden.

Tabelle 11.7 Standardinstrumentarium für mukogingivalchirurgische Eingriffe

Instrumente	**Beschreibung**	**Artikelnummer**
Mundspiegel	plan, oben aufliegende Rhodium-Beschichtung ∅ 22 mm	M4 C, Hu-Friedy
Parodontometer	Kalibrierung in Millimeterschritten oder 2 – 3-Millimeterschritten	PCPUNC15 oder PCP11, Hu-Friedy
Pinzetten	• zahnärztliche Pinzette • Fadenpinzette • feine, gebogene chirurgische Pinzette • anatomische Pinzette	• DP18 oder DP17, Hu-Friedy • SP20 Hu-Friedy • TPA, Hu-Friedy • TP31 oder TPG1, Hu-Friedy
Wangenhalter	Middeldorpf	RSMID2, Hu-Friedy
Skalpellhalter	gerader Skalpellhalter	10 – 130 – 05 E, Hu-Friedy
Scaler	Sichelscaler H6/H7	SH6/H7, Hu-Friedy
Küretten	• Frontzahnbereich: Gracey 1/2 • bukkale Flächen der Prämolaren: Gracey 7/8	• SG1/2 oder SAS1/2, Hu-Friedy • SG7/8 oder SAS7/8, Hu-Friedy
Raspatorium	Gingivaraspatorium	P24 GSP oder P8 D, Hu-Friedy
Nadelhalter	Castroviejo, gerade	NH5 024 R, Hu-Friedy
Scheren	Gingivaschere nach LaGrange	S14, Hu-Friedy

– Individuelle Entnahme eines Gingivatransplantats je nach Größe und Form des Transplantatbetts aus dem Bereich zwischen dem 2. Prämolaren und 2. Molaren oder dem Tuberbereich:
  • Schablone etwa 2 mm vom Gingivarand entfernt auf die Gaumenschleimhaut legen; Entnahme aus Regionen mit Rugae palatinae vermeiden
  • etwa 1,5 mm tiefe Umschneidung der Schablone
  • Schablone entfernen, Präparation eines etwa 1 – 1,5 mm dicken Transplantats
  • **Cave:** Verletzung der A. palatina. Die Arterie liegt weiter zentral und wesentlich tiefer. Eine Verletzung ist bei richtiger Vorgehensweise praktisch ausgeschlossen.

- Versorgung der Gaumenwunde mit Parodontalverband (CoePak), der interdental an den Zähnen fixiert wird. Ggf. Anfertigung einer Operationsplatte.
- Die Bindegewebeseite des Transplantats wird mit Gingivaschere oder Skalpell getrimmt, um:
  - vorhandenes Fettgewebe zu entfernen und eine gleichmäßige Dicke zu erreichen
  - um Größe und Form dem Transplantatbett anzupassen.
  - **Merke:** Im Bereich der Umschlagfalte soll eine etwa 1 mm breite Wundfläche unbedeckt bleiben.
- Zur Hämatomvermeidung Kompression des Transplantats im Wundbett für etwa 2 min mit in physiologischer Kochsalzlösung angefeuchtetem Gazetupfer.
- Punktförmige Fixierung am Gingivarand mit Gewebekleber (z. B. Histoacryl).
- Alternativ: Fixierung mit Korbnaht (Abb. 11.**36 e**).
- **Merke:** Das Transplantat sollte nicht direkt mit einzelnen Knopfnähten fixiert werden.
- Kein Parodontalverband. **Cave:** Dislokation und Verlust des Transplantats.

➤ Übliche postoperative Infektionsprophylaxe und Nachbehandlung:
- Zähnebürsten im Operationsbereich für etwa 2 – 3 Wochen unterlassen
- stattdessen Mundspülungen mit 0,1 – 0,2 %iger Chlorhexidinlösung
- palatinaler Verbandwechsel und Nahtentfernung nach 1 Woche, ggf. Zweitverband.

➤ Wundheilung und Epitheldifferenzierung erfolgen in 3 Phasen:
- *initiale Phase* (1. – 3. Tag):
  - Vitalerhaltung des Transplantats durch plasmatische Zirkulation
  - Transsudat des Wundbetts gelangt über Kapillarkräfte in das Transplantat
  - Epithel degeneriert und wird abgestoßen.
- *Revaskularisation* (2. – 11. Tag):
  - Kapillarproliferation von den Wundrändern her
  - Aufbau der Blutzirkulation; Anastomosenbildung
  - Zunahme des Stoffwechsels im Transplantat
  - amöboide Migration von Epithelzellen von den Rändern des Transplantats auf die vitale Transplantatoberfläche.
- *Maturation* (bis Ende der 6. Woche und danach):
  - Reduktion der Blutgefäße im Transplantat
  - Epithelreifung, Ausbildung einer Keratinschicht
  - Epitheldifferenzierung (wird durch das transplantierte Bindegewebe bestimmt).

➤ Kritische Beurteilung:
- Bei der Präparation des Transplantats soll auf gleichmäßige Dicke geachtet werden.
- **Merke:** Zu dünne Transplantate (unter 0,7 mm) neigen zu starker Schrumpfung.
- Transplantate definierter Dicke können auch maschinell mit einem speziellen Mukotom entnommen werden:
  - Nachteil: Mit dem Mukotom werden rechteckige Transplantate geschnitten.
  - Trimmen entsprechend der Größe und Form des Transplantatbetts erfolgt unter erheblichem Verschnitt.
- Gaumenwunde verursacht gelegentlich Beschwerden.
- Freie Gingivatransplantate haben bei eingeschränkter Indikation eine hohe Erfolgsquote:
  - Gelegentlich wird ein „creeping attachment" nach Elimination der unphysiologischen Muskelzüge beobachtet: apikale Proliferation der Gingiva.
  - **Merke:** Vom harten Gaumen stammende Transplantate erscheinen aufgrund der Orthokeratinisation der Mukosa deutlich heller als die Umgebung des Transplantats.

➤ Die supramarginale Platzierung eines freien Gingivatransplantats zur Deckung flacher (1 – 2 mm) Rezessionen kann in Einzelfällen zu akzeptablen Ergebnissen führen.

Vorgehen:
- Entepithelisierung des umliegenden Gewebes
- Gewinnung eines relativ dicken Gingivatransplantats (1,5 – 2 mm)
- supramarginale Platzierung und Kompression auf der Wurzeloberfläche
- Fixierung mit Korbnaht (Abb. 11.**36e**).

➤ Vestibulumextensionen ohne freies Schleimhauttransplantat (z. B. Operationsmethode nach Edlan-Mejchar) werden heute nur noch selten, vor allem präprothetisch zur Verbesserung des Prothesenlagers, durchgeführt.

Parodontale Rezessionen

➤ Multifaktorieller Ursachenkomplex:
- *primäre Ursachen*:
  - Entzündungen
  - Traumatisierung des Gingivarandes
- *prädisponierende Faktoren*:
  - prominent im Kiefer stehende Zähne
  - Dehiszenzen und Fenestrationen im Alveolarknochen
  - orthodontische Zahnbewegungen durch den Knochen nach labial
  - Remodellation des bukkalen Parodonts nach approximalem Attachmentverlust.

➤ Defensives Vorgehen bei der Behandlung parodontaler Rezessionen. Zunächst Überprüfung der praktizierten Mundhygiene. Häufig besteht eine Diskrepanz zwischen:
- Intensität/Häufigkeit und
- Effektivität des Zahnebürstens.

➤ Daher zunächst Etablierung einer optimalen Mundhygiene. **Merke:** Der Patient sollte mit angemessenem Aufwand in der Lage sein, die bakteriellen Ablagerungen effektiv zu entfernen, ohne sich dabei zu verletzen.

➤ Nach Abschluss der Hygienephase sorgfältige Dokumentation:
- Fotodokumentation
- Planungsmodelle, die den Ansatz der Bänder, das Vestibulum, parodontale Rezessionen, Zahnfehlstellungen und die Gingiva wiedergeben
- Rezessionsstatus (vgl. Abb. 7.**10**)
- ggf. Planung eines korrektiven mukogingivalchirurgischen Eingriffs.

Lateraler Verschiebelappen

➤ Indikationen für einen lateralen Verschiebelappen nach Grupe & Warren (1956) und Modifikationen:
- lokalisierte, flache Rezession der Miller-Klassen I oder II bei ausreichend breiter Gingiva lateral des zu behandelnden Zahnes
- vor allem bei Frontzähnen im Oberkiefer bei ausreichend tiefem Vestibulum.

➤ Kontraindikationen:
- Rezessionen der Miller-Klassen III oder IV
- mehrere nebeneinander liegende Rezessionen
- generell schmale Gingiva
- flaches Vestibulum, vor allem bei Unterkieferzähnen.

➤ Vorgehen (Abb. 11.**37**):
- Desinfektion
- Anästhesie
- gründliches Scaling der Wurzeloberfläche:
  - zur Entfernung mikrobieller Ablagerungen
  - zur Anfrischung der dem Mundmilieu ausgesetzten Zahnfläche.

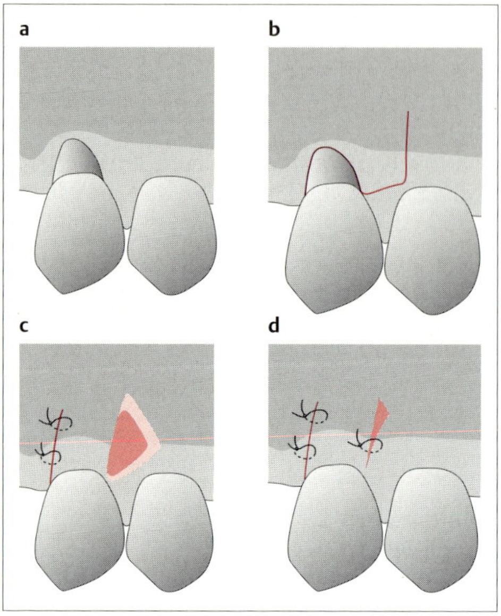

Abb. 11.**37 a – d** Lateraler Verschiebelappen.
a Singuläre Rezession bei ausreichend breiter Gingiva am Nachbarzahn.
b Gründliches Scaling der dem Mundmilieu ausgesetzten Wurzeloberfläche. Intrakrevikuläre Inzision am zu behandelnden Zahn, horizontale Inzision im Bereich der befestigten Gingiva und vertikale Inzision ins Vestibulum.
c Präparation eines Mukoperiostlappens, Durchtrennung des Periosts an der Lappenbasis, Mobilisation des Lappens und spannungsfreie Verschiebung über die Rezession. Vorsichtige Unterminierung der Wundränder im Bereich des exponierten Knochens.
d Fast vollständiger Nahtverschluss.

- Wurzelkonditionierung, auch bei koronalem Verschiebelappen und anderen Methoden der chirurgischen Wurzeldeckung:
  - zur Dekontamination der Wurzeloberfläche, Entfernung von Endotoxin und/oder bakteriellen Nebenprodukten
  - zur Entfernung der Schmierschicht
  - um eine Demineralisierung der Wurzeloberfläche und Freilegen der Kollagenmatrix zu erreichen
  - z.B. 1-minütige Konditionierung der Wurzeloberfläche mit Wattepellets, die mit Citronensäure (pH 1) oder gesättigter Tetracyclinlösung getränkt sind.
  - **Merke:** Es existieren keine überzeugenden Erkenntnisse, wonach eine Wurzelkonditionierung mit Citronensäure, Tetracyclin oder EDTA zu generell besseren klinischen Ergebnissen bei mukogingivalchirurgischen Maßnahmen zur Rezessionsdeckung führt.
- Inzisionen:
  - intrakrevikuläre Inzision im Bereich der Rezession zur Entfernung des Saumepithels
  - horizontale Inzision innerhalb der befestigten Gingiva lateral (meist distal) des zu behandelnden Zahnes
  - Begrenzung der horizontalen Inzision durch eine leicht schräge Inzision in die Alveolarmukosa; auf breite Lappenbasis achten.
- Präparation eines Mukoperiostlappens mit Mobilisierung bis über die mukogingivale Grenze:
  - Durchtrennung des Periosts und Präparation eines gespaltenen Lappens
  - spannungsfreie koronale/laterale Reposition des Lappens bis über die Rezession.
- Fixierung durch Knopfnähte.
- Die vorsichtige unterminierende Mobilisierung der Wundränder im Bereich der frei liegenden Knochenoberfläche ermöglicht meist einen weitgehenden Nahtverschluss auch im Bereich der vertikalen Inzision.
- Ein Parodontalverband sollte nicht platziert werden.

➤ Übliche postoperative Infektionsprophylaxe und Nachbehandlung.

Koronaler Verschiebelappen nach Vestibulumextension nach freiem Gingivatransplantat

- Indikationen für einen koronalen Verschiebelappen nach Gingivatransplantat nach Bernimoulin et al. (1975):
  - lokalisierte oder mehrere nebeneinander liegende Rezessionen der Miller-Klasse II bei flachem Vestibulum
  - **Merke:** Bei Rezessionen der Miller-Klasse I ist eine vorherige Verbreiterung der Gingiva nicht erforderlich.
- Kontraindikation:
  - Rezessionen der Miller-Klassen III oder IV.
- In einem Ersteingriff wird zunächst eine Vestibulumextension mit freiem Gingivatransplantat durchgeführt (vgl. Abb. 11.**36**).
  - **Merke:** Ein nach Vestibulumextension mögliches „creeping attachment" (nach Elimination von Muskelzügen kommt es zu einer koronalen Weichgewebeproliferation) sollte zunächst abgewartet werden.
  - Etwa 3 Monate später erfolgt die Rezessionsdeckung durch koronalen Verschiebelappen.
- Vorgehen (Abb. 11.**38**):
  - Desinfektion
  - Anästhesie
  - gründliche instrumentelle und ggf. chemische Bearbeitung der Wurzeloberfläche
  - Festlegung der neuen Papillenspitzen:
    - Rezessionstiefe mit der Parodontalsonde bestimmen
    - den entsprechenden Betrag von den Papillenspitzen im Operationsbereich subtrahieren
  - Inzisionen:
    - intrakrevikuläre Inzision im Bereich der Rezessionen zur Entfernung des Saumepithels
    - interdental horizontale Inzision zur Umschneidung der neuen Papillenspitze
    - Begrenzung des Operationsbereichs durch vertikale Inzisionen in die Alveolarmukosa

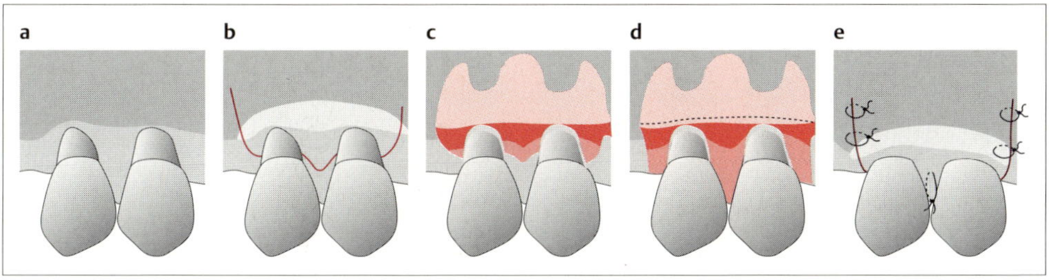

Abb. 11.**38 a – e** Koronaler Verschiebelappen.

a 2 nebeneinander liegende Rezessionen bei sehr schmaler Gingiva und flachem Vestibulum.

b Etwa 3 Monate vorher Vestibulumextension mit freiem Gingivatransplantat (vgl. Abb. 11.**36**). Schnittführung zur Mobilisierung eines Trapezlappens. In Abhängigkeit von der Rezessionstiefe neue Papillenspitzen festlegen. Begrenzende vertikale Inzisionen ins Vestibulum.

c Präparation eines Mukoperiostlappens.

d Entepithelisierung der Papillen zur Schaffung eines geeigneten Wundbettes. Durchtrennung des Periosts an der Lappenbasis, Mobilisation des Lappens und spannungsfreie Verschiebung über die Rezession.

e Nahtverschluss. Interdental sollte eine vertikale Matratzennaht erfolgen (vgl. Abb. 11.**10 a – d**).

- Präparation eines Mukoperiostlappens:
  - Mobilisierung bis über die mukogingivale Grenze
  - Durchtrennung des Periosts
  - Präparation eines gespaltenen Lappens
- spannungsfreie Mobilisation des Lappens nach koronal; Kompression mit in physiologischer Kochsalzlösung getränktem Gazetupfer für etwa 2 min
- sorgfältiger Nahtverschluss:
  - Knopfnähte bei lateralen Inzisionen
  - interdental vertikale Matratzennaht (vgl. Abb. 11.**11**)
- Ein Parodontalverband sollte nicht platziert werden.

➤ Übliche postoperative Infektionsprophylaxe und Nachbehandlung.

Koronaler Verschiebelappen mit Bindegewebstransplantat

➤ Indikationen für einen koronalen Verschiebelappen mit Bindegewebstransplantat nach Langer & Langer (1985):
- tiefe, singuläre Rezessionen der Miller-Klasse I oder II
- besonders bei dünner Gingiva.

➤ Kontraindikation:
- Rezessionen der Miller-Klassen III oder IV

➤ Vorgehen wie beim koronalen Verschiebelappen nach Bernimoulin et al. (1975), allerdings ohne vorherige Vertiefung des Vestibulums.

➤ Ausreichend dicke Bindegewebstransplantate können in 3 Bereichen der mastikatorischen Gaumenschleimhaut gewonnen werden (Abb. 11.**39**):
- Prämolarenbereich
- Bereich des 2. Molaren
- Tuberbereich

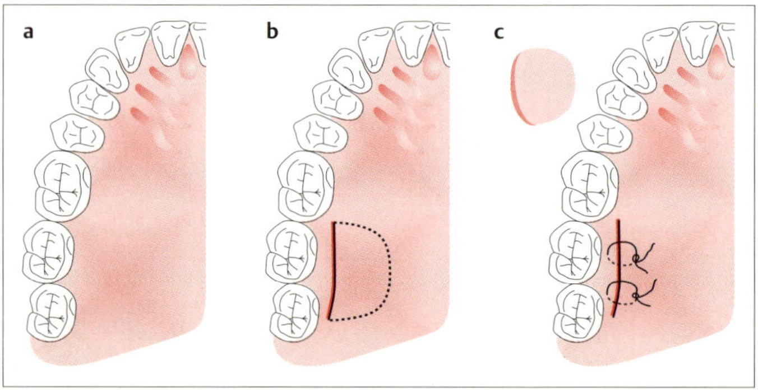

Abb. 11.**39 a – c** Bindegewebstransplantate.
a Die Topographie der Schleimhaut des harten Gaumens ist zu beachten: Ausreichend dicke Mukosa findet sich im Bereich der Prämolaren und im Bereich des 2. und 3. Molaren. Barriere über der palatinalen Wurzel des 1. Molaren.
b Entnahme eines Bindegewebstransplantats aus dem distalen Bereich. 1. Inzision senkrecht zur Zahnachse auf den Knochen. 2. Inzision unterminierend parallel zum Knochen. Mobilisierung des umschnittenen Transplantats und vorsichtige Entnahme (Müller et al. 1998).
c Nahtverschluss.

- **Merke:** Über der palatinalen Wurzel des 1. Molaren befindet sich eine anatomische Barriere:
  - Diese trennt Pars corporis glandulosa (reicht bis zum weichen Gaumen) von Pars corporis adiposa (im Prämolarenbereich).
  - Die Mukosa ist hier besonders dünn und eignet sich *nicht* zur Entnahme von Bindegewebstransplantaten.

➤ Vorgehen bei der Entnahme eines Bindegewebstransplantats:
- Anästhesie am Foramen palatinum majus
- Desinfektion
- Inzisionen:
  - etwa 2 mm vom Gingivarand entfernt ca. 1,5 cm lange, palatinale Inzision senkrecht zur Zahnachse bis auf den Knochen
  - unterminierende Inzision knapp unterhalb des Epithels zur Trennung des Bindegewebes
  - alternativ können auch 2 vertikale Inzisionen erfolgen, die die 1. Inzision begrenzen: Falltür-Lappen; **cave:** Verletzung der A. und/oder V. palatina
  - Die Präparation mit einem Doppelklingenskalpell nach Harris ergibt gleichmäßig dicke Bindegewebstransplantate mit kleinem Epithelkragen.
- Das Bindegewebe kann mit schmalem Raspatorium mobilisiert und mit einer Pinzette entnommen werden.
- Trimmen des Transplantats; Fixierung mit resorbierbaren Schlingnähten auf der Rezession
- koronale Mobilisierung des Mukoperiostlappens und spannungsfreie Fixierung mit vertikalen Matratzennähten
- Versorgung der Gaumenwunde mit Knopfnähten.

➤ Übliche postoperative Infektionsprophylaxe und Nachbehandlung.

Semilunarer koronaler Verschiebelappen

➤ Indikationen für einen semilunaren Verschiebelappen nach Tarnow (1986):
- lokalisierte, flache ($\leq$ 3 mm tiefe) Rezessionen der Miller-Klasse I
- vor allem bei Oberkieferzähnen.

➤ Kontraindikationen:
- $>$ 3 mm tiefe Rezessionen
- Rezessionen der Miller-Klassen III oder IV.

➤ Vorgehen (Abb. 11.**40**)
- Desinfektion
- Anästhesie
- gründliche instrumentelle und ggf. chemische Bearbeitung der Wurzeloberfläche
- Inzisionen:
  - intrakrevikuläre Inzision im Bereich der Rezession zur Entfernung des Saumepithels
  - semilunare Inzision apikal der Rezession in der Alveolarmukosa; der Abstand zum Weichgeweberand soll der Rezessionstiefe plus etwa 2 – 3 mm entsprechen
  - unterminierende Inzision zur Präparation eines gespaltenen Lappens
- spannungsfreie Mobilisation des gespaltenen Lappens nach koronal; Kompression mit in physiologischer Kochsalzlösung getränktem Gazetupfer für 2 – 3 min
- kein Nahtverschluss
- Parodontalverband (CoePak oder Barricaid) schützt den apikalen Wundbereich.

➤ Übliche postoperative Infektionsprophylaxe und Nachbehandlung.

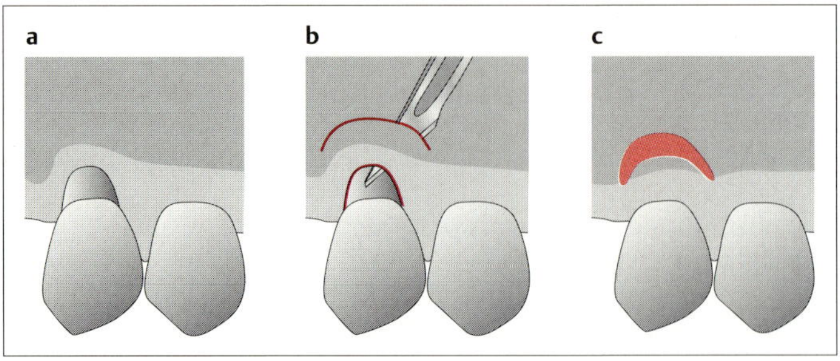

Abb. 11.**40** **a–c** Semilunarer koronaler Verschiebelappen.
a Singuläre Rezession der Miller-Klasse I. Scaling der freiliegenden Wurzeloberfläche und ggf. Konditionierung mit Citronensäure (pH 1) oder gesättigter Tetracyclinlösung.
b Semilunare Inzision im Vestibulum. Distanz zum Gingivarand beachten (Rezessionstiefe plus extra 2–3 mm). Scharfe Präparation eines Mukosalappens mit marginaler Perforation der Gingiva.
c Koronale Mobilisierung und Kompression mit Gazetupfer für etwa 3 min. Kein Nahtverschluss der apikalen Wunde.

Envelope-Technik

- Indikationen für die Envelope-(„Pouch"-)Technik nach Raetzke (1985):
  - lokalisierte, eher flache Rezessionen der Miller-Klassen I oder II
  - besonders bei dünner Gingiva.
- Kontraindikationen:
  - $\geq$ 3 mm tiefe Rezessionen
  - Rezessionen der Miller-Klassen III oder IV.
- Vorgehen (Abb. 11.**41**):
  - Desinfektion
  - Anästhesie
  - gründliche instrumentelle und ggf. chemische Bearbeitung der Wurzeloberfläche

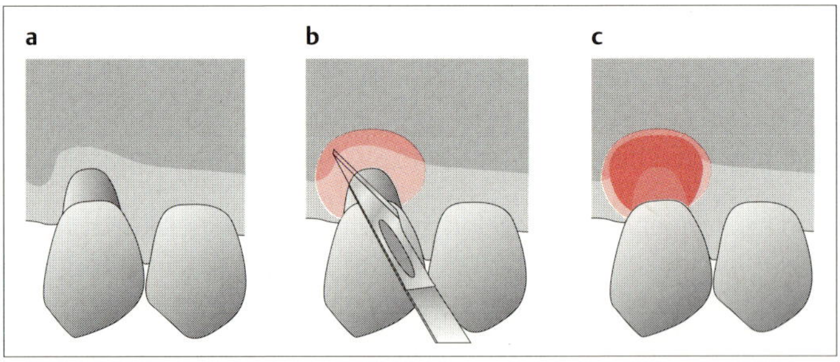

Abb. 11.**41** **a–c** Envelope-Technik.
a Singuläre Rezession der Miller-Klasse I. Scaling der freiliegenden Wurzeloberfläche und ggf. Konditionierung mit Citronensäure (pH 1) oder gesättigter Tetracyclinlösung.
b Intrakrevikuläre Inzision zur Entfernung des Saumepithels. Unterminierende, supraperiostale Präparation einer Tasche (envelope) zur Aufnahme des Bindegewebstransplantats.
c Transplantat liegt zum größten Teil innerhalb der Tasche. Fixierung mit Histoacryl-Gewebekleber.

- Inzisionen:
  - intrakrevikuläre Inzision zur Entfernung des Saumepithels
  - scharfe, unterminierende Präparation einer supraperiostalen Tasche im Umfeld der Rezession
- Gewinnung des Bindegewebstransplantats aus der mastikatorischen Mukosa des harten Gaumens (vgl. Abb. 11.**39**)
- das getrimmte Transplantat wird in die präparierte Tasche (envelope) gesteckt
- evtl. Fixierung mit Gewebekleber (Histoacryl)
- Versorgung der Gaumenwunde mit Knopfnähten.

➤ Übliche postoperative Infektionsprophylaxe und Nachbehandlung.

Gesteuerte Geweberegeneration

➤ Es werden besonders konzipierte Membranen zur Schaffung eines ausreichenden Raumes verwendet, in den Zellen aus dem umliegenden Desmodont proliferieren können:
- mit einem Titankreuz verstärkte ePTFE-Membran:
  - um Kollaps auf der Wurzeloberfläche zu vermeiden
  - Nachteil: nichtresorbierbare Membran, die während eines Zweiteingriffs nach 4–6 Wochen entfernt werden muss
- spezielle resorbierbare Membran mit Platzhalterfunktion: Guidor PPS.

➤ Indikationen:
- lokalisierte oder nebeneinander liegende, tiefe Rezessionen der Miller-Klassen I oder II
- insbesondere bei Eckzähnen und Prämolaren im Oberkiefer
- ggf. bei Vorliegen flacher Black-Klasse-V-Kavitäten, auch wenn bereits eine Restauration gelegt wurde (die Restauration wird vorher explorativ entfernt).

➤ Kontraindikationen:
- flache Rezessionen
- flaches Vestibulum
- Rezessionen der Miller-Klassen III oder IV.

➤ Vorgehen (Abb. 11.**42**):
- Desinfektion
- Anästhesie

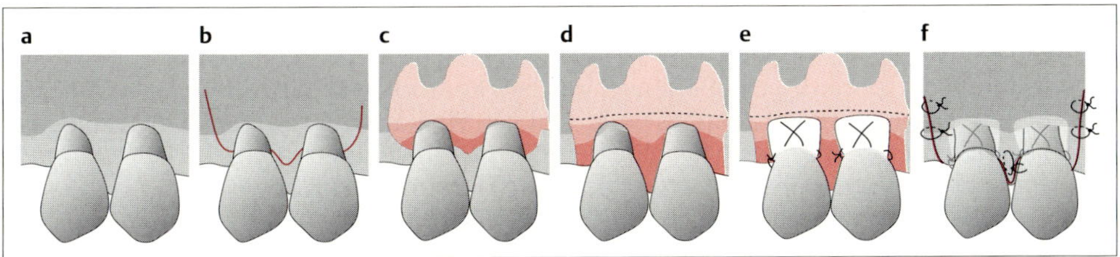

Abb. 11.**42 a–f** Rezessionsdeckung und gesteuerte Geweberegeneration.
a Nebeneinander liegende Rezessionen der Miller-Klasse I. Scaling der freiliegenden Wurzeloberfläche und ggf. Konditionierung mit Citronensäure (pH 1) oder gesättigter Tetracyclinlösung.
b–d Inzisionen, Lappenbildung und Periostdurchtrennung wie beim koronalen Verschiebelappen.
e Getrimmte, hier titanverstärkte ePTFE-Membranen sind mit Schlingnähten fixiert.
f Koronale Mobilisierung des Lappens und spannungsfreie Fixierung mit vertikaler Matratzennaht (interdental) und Knopfnähten (Entlastungsinzisionen). Membranen müssen nach 4–6 Wochen operativ entfernt werden.

- gründliche instrumentelle und ggf. chemische Bearbeitung der Wurzeloberfläche:
  - zur Anfrischung der dem Mundmilieu ausgesetzten Rezession
  - zur konkaven Gestaltung der Wurzelfläche, z. B. mit rotierendem, fein- oder feinstkörnig diamatiertem Schleifkörper (15 – 40 µm);
  - evtl. Konditionierung mit Citronensäure (pH 1), gesättigter Tetracyclinlösung oder EDTA
- Festlegung der neuen Papillenspitzen:
  - Rezessionstiefe mit der Parodontalsonde bestimmen
  - der entsprechende Betrag wird von den Papillenspitzen im Operationsbereich subtrahiert
- Inzisionen:
  - intrakrevikuläre Inzision im Bereich der Rezessionen zur Entfernung des Saumepithels
  - interdental horizontale Inzision zur Umschneidung der neuen Papillenspitze
  - Begrenzung der intrakrevikulären Inzision durch 2 leicht divergierende Inzisionen in die Alveolarmukosa
  - palatinal bzw. lingual intrakrevikuläre Inzision
- Präparation eines Mukoperiostlappen:
  - palatinal bzw. lingual werden lediglich die Papillen mobilisiert
  - vestibulär wird der trapezförmig umschnittenen Lappen bis über die mukogingivale Grenze mobilisiert
  - Periostdurchtrennung und Präparation eines gespaltenen Lappens
- Auswahl einer nichtresorbierbaren, titanverstärkten ePTFE-Membran oder einer speziellen resorbierbaren Membran:
  - Trimmen der Membran (soll Rezession und Dehiszenz apikal etwa 2 mm, lateral etwa 1 mm überlappen)
  - Fixierung der Membran durch Schlingnaht (ist bei Guidor-Membran integriert)
- spannungsfreie Mobilisation des vestibulären Lappens nach koronal
- sorgfältiger Nahtverschluss:
  - Knopfnähte bei lateralen Inzisionen
  - interdental vertikale Matratzennaht (vgl. Abb. 11.**11**) z. B. mit ePTFE-Nahtmaterial
- kein Parodontalverband.

➤ Postoperative Infektionsprophylaxe:
- **Merke:** keine routinemäßige Antibiotikaprophylaxe
- 2-mal täglich Mundspülung mit 0,1 – 0,2 %iger Chlorhexidinlösung für etwa 4 – 6 Wochen
- während der ersten 2 postoperativen Wochen Kontrolle der Wundheilung im Abstand von 2 – 3 Tagen; ggf. vorsichtiges Entfernen von Plaque im Bereich des Gingivarandes
- Wird die Membran freigelegt, sollte der Patient 2-mal täglich 1 %iges Chlorhexidingel applizieren. Keinesfalls sollte eine sekundäre Deckung versucht werden.

➤ Bei resorbierbarer Membran Nahtentfernung nach 2 – 3 Wochen.

➤ Falls eine nichtresorbierbare Membran implantiert wurde, chirurgische Entfernung nach 4 – 6 Wochen:
- intrakrevikuläre Inzision
- Präparation eines kleinen Mukoperiostlappens
- Durchtrennung der Schlingnaht
- Entfernung der Membran mit der Pinzette
- vorsichtige Kürettage der Lappeninnenseite
- koronale Reposition und Fixierung des Lappens mit interdentalen Knopfnähten.

Kritische Beurteilung der Rezessionsdeckung

- Vor allem in den letzten 20 Jahren sind neue Methoden und Modifikationen zur operativen Rezessionsdeckung entwickelt worden:
  - Rezessionen der Miller-Klassen I und II lassen sich generall mit verschiedenen Verfahren erfolgreich (80 – 100%) decken.
  - Bei Miller-Klassen III oder IV (approximale Attachmentverluste) sind keine zufrieden stellenden Ergebnisse zu erwarten.
  - Tiefe und vor allem breite Rezessionen lassen sich nicht so gut decken wie flache und schmale Läsionen.
  - Gesteuerte Geweberegeneration kann zu akzeptablen Ergebnissen (> 80% Deckung) führen.
  - Freie Bindegewebstransplantate sind vor allem bei flachen Rezessionen erfolgreich.
- Qualität der neuen dentogingivalen Verbindung:
  - Bei gesteuerter Geweberegeneration ist mit neuem bindegewebigem Attachment zu rechnen.
  - Die Wundheilung bei allen anderen Methoden zur Rezessionsdeckung resultiert im Wesentlichen in der Ausbildung eines langen Saumepithels.
  - Allerdings: Aufgrund der relativ großen Fläche, von der eine Regeneration ausgehen kann (apikal und lateral der Rezession), wurde auch bei koronalem Verschiebelappen teilweise neues bindegewebiges Attachment und neues Wurzelzement gefunden.
- Zunahme der Breite und vor allem Dicke der Gingiva:
  - bei Verwendung von Bindegewebstransplantaten und/oder koronalem Verschiebelappen nach vorheriger Verbreiterung des Vestibulums mit freiem Gingivatransplantat
  - hat vor allem bei Neigung zu Verletzungen präventive Bedeutung
  - keine Verbreiterung der Gingiva nach gesteuerter Geweberegeneration; resorbierendes Granulationsgewebe führt während der Abbauphase der Membran zu reversibler Verdickung des Gewebes.
- Der adjuvante Einsatz von Emdogain scheint zu besseren Resultaten bei Rezessionsdeckung mit koronalem Verschiebelappen zu führen.
- **Systematischer Übersichtsartikel** zur Rezessionsdeckung von Roccuzzo et al. (2002):
  - In 6 vergleichenden Studien führten Bindegewebstransplantate zu etwa 0,4 mm größerer Rezessionsdeckung als GTR, aber nicht zu größerem Gewinn klinischen Attachments.
  - In 2 vergleichenden Studien wurden vergleichbare Resultate bei koronalem Verschiebelappen und GTR erzielt.
  - Keine Unterschiede in 2 vergleichenden Studien mit resorbierbaren und nichtresorbierbaren Membranen.
- **Systematischer Übersichtsartikel** (Oates et al. 2003) und Metaanalysen (Al-Hamdan et al. 2003) von Studien, in denen chirurgische Interventionen zur Rezessionsdeckung unter Einsatz von resorbierbaren oder nichtresorbierbaren Membranen (GTR) mit konventionellen Methoden verglichen wurden, führten zu folgenden Schlussfolgerungen:
  - Etwa 0,3 mm geringere Rezessionsdeckung bei GTR; signifikant heterogene Ergebnisse in einzelnen Studien.
  - Bindegewebstransplantate führen, im Vergleich zu GTR, zu signifikant größeren Zunahmen keratinisierten Gewebes.
  - Wurzelkonditionierung mit Citronensäure, gesättigter Tetracyclinlösung oder EDTA hat bei GTR möglicherweise einen höheren Anteil kompletter Wurzeldeckung zur Folge.
  - GTR führte bei flachen Rezessionen häufiger zu vollständiger Deckung als bei tiefen Rezessionen.

Frenulektomie

- Operative Korrektur von Lippen- und Wangenbändchen (Abb. 11.**43 a**):
  - V-Y-Plastik
  - Z-Plastik
  - freies Gingivatransplantat (s. S. 204 ff).
- Indikationen:
  - vor oder während kieferorthopädischer Maßnahmen zum Diastemaschluss
  - bei Interferenz marginal ansetzenden Bänder mit:
    - einer effektiven Mundhygiene
    - Wundheilung nach parodontalchirurgischen Eingriffen.
- Vorgehen bei der V-Y-Plastik (Abb. 11.**43 b – d**):
  - Desinfektion
  - Anästhesie
  - Inzision:
    - V-förmige Umschneidung des Lippenbändchens
    - supraperiostale Präparation eines Mukosalappens und Durchtrennung der Muskelzüge
  - apikale Mobilisation des Lappens und Nahtfixierung.
- Vorgehen bei der Z-Plastik (Abb. 11.**43 e – f**):
  - Desinfektion
  - Anästhesie
  - Z-förmige Inzision durch das Bändchen
  - supraperiostale Präparation von 2 Dreiecklappen
  - die Position der beiden Lappen wird vertauscht
  - Nahtfixierung.
- Nach beiden Verfahren ist kein Parodontalverband erforderlich.
- Übliche postoperative Infektionsprophylaxe und Nachbehandlung.

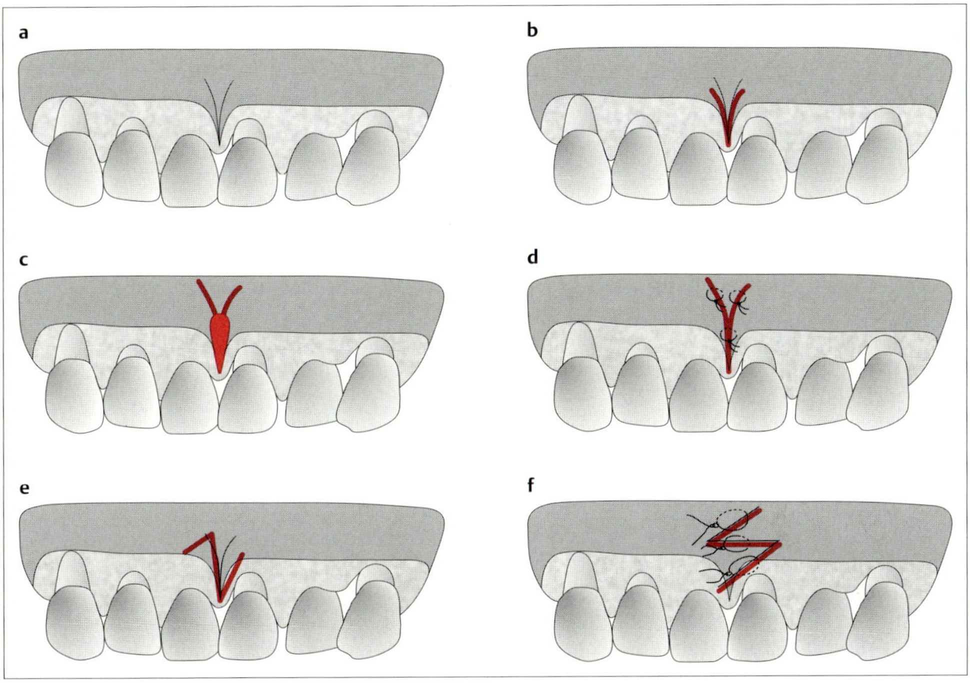

Abb. 11.**43 a – f** Frenulektomie.
a Geplante Entfernung eines nah marginal ansetzenden, störenden Lippenbändchens.
b – d V-Y-Plastik: (**b**) V-förmige Umschneidung (**b**); supraperiostale Präparation eines Mukosalappens und apikale Verschiebung (**c**); Nahtfixation der resultierenden Schenkel (Y; **d**).
e, f Z-Plastik: Z-förmige supraperiostale Inzision. Präparation von 2 dreieckigen Mukosaläppchen (**e**); Vertauschen der Läppchen und Nahtfixation (**f**).

Okklusales Trauma

- Okklusale Kräfte können diverse Strukturen des stomatognathen Systems in Mitleidenschaft ziehen:
  - marginales und apikales Parodont
  - Pulpa-Dentin-Komplex
  - Kauflächenkomplex
  - Kiefergelenk
  - neuromuskuläres System.
- Ursachenkomplexe für okklusale Traumen, die z. T. in Kombination auftreten, sind:
  - *psychische Spannungszustände:* bewirken häufig Parafunktionen wie Pressen und Knirschen
  - *okklusale Ursachen:* vorzeitige Kontakte und Interferenzen, Gleithindernisse
  - andere Formen funktioneller Belastung: *unphysiologische Belastung*, z. B. bei unzweckmäßigem Zahnersatz.
- Experimentelle Untersuchungen beim Menschen und in Tiermodellen ergaben folgende Resultate:
  - Ein okklusales Trauma vermag *nicht* entzündliche Veränderungen am marginalen Parodont auszulösen.
  - Bei exzessiven (Schaukel-)Kräften kann sich die Progression einer bestehenden Parodontitis allerdings beschleunigen.
  - Erhöhte Zahnbeweglichkeit beeinflusst die ökologischen Bedingungen in der Tasche, so dass bestimmte Parodontalpathogene überproportional proliferieren können.
  - **Merke:** Die ätiopathogenetische Bedeutung des parodontalen okklusalen Traumas wird eher gering eingestuft.
- Hinweise auf ein bestehendes parodontales okklusales Trauma sind:
  - starke Auslenkung des Zahnes während der Artikulation
  - zunehmende Zahnbeweglichkeit
  - Erweiterung des Parodontalspaltes am Limbus alveolaris und gelegentlich periapikal
  - **Merke:** Die Zunahme der Zahnbeweglichkeit bei vorliegenden Störkontakten ist im Wesentlichen Ausdruck einer *physiologischen Kompensation*: Der Zahn kann bei erhöhter Beweglichkeit den exzessiven Kräften während der Artikulation ausweichen.
- Die Auslenkung der Zahnkrone wird z. B. mit dem *Parodontometer* nach Mühlemann gemessen. Man unterscheidet 2 Arten der Zahnbeweglichkeit:
  - *Desmodontale (initiale) Zahnbeweglichkeit:* Bei kleinen Kräften bis etwa 1 N kommt es als Folge der Verlagerung des Zahnes im Parodontalspalt zu einer linear zunehmenden Auslenkung der Zahnkrone zwischen 0,05 und 0,1 mm.
  - *Parodontale (sekundäre) Zahnbeweglichkeit:* Bei Kräften bis 5 N wird die Zahnkrone durch Verformung und Kompression des Alveolarfortsatzes 0,08 – 0,15 mm ausgelenkt. Die sekundäre Zahnbeweglichkeit:
    - variiert von Zahntyp zu Zahntyp (Schneidezähne > Eckzähne > Prämolaren > Molaren)
    - ist bei Kindern größer als bei Erwachsenen
    - ist bei Frauen größer als bei Männern
    - nimmt gegen Ende der Schwangerschaft zu.
- Elimination des okklusalen Traumas im Rahmen der Parodontalbehandlung:
  - kleine orthodontische Maßnahmen
  - vorübergehende Eingliederung einer Okklusionsschiene zur Minimierung des Einflusses von schädlichen Parafunktionen
  - okklusales Einschleifen
  - semipermanente oder permanente Schienung von Zähnen
  - Stabilisierung des Restzahnbestandes und Ersatz verloren gegangener Zähne im Rahmen der endgültigen restaurativen Versorgung.

Okklusionsschiene

- Zur kurzfristigen Unterbrechung parafunktioneller Angewohnheiten bei bestehender Verspannung der Kiefer-Gesichts-Muskulatur:
  - Relaxierung der verspannten Muskulatur
  - Stabilisierung der Okklusion in zentrischer Relation
  - vor selektivem Einschleifen; vor umfangreicher restaurativer Kauflächengestaltung
  - **Merke:** Vor einer irreversiblen Änderung des Kauflächenkomplexes durch z. B. selektives Einschleifen sollte grundsätzlich eine Schienentherapie erfolgen.
- Herstellung einer Kunststoffschiene (z. B. Michigan-Schiene) für den Oberkiefer (bei Progenie auch Schiene im Unterkiefer möglich):
  - Schädel-Gelenk-bezügliche Montage der Kiefermodelle in teiladjustierbarem Artikulator
  - auf geringe, für den Patienten akzeptable Bisserhöhung achten
  - zentrische Stopps und Eckzahnführung aufbauen
  - interferenzfreies Gleiten der Zähne im Sinne einer „freedom in centric".
- Die Schiene soll in den ersten 3 Wochen ständig getragen werden.

Okklusales Einschleifen

- Die klinische Okklusionsanalyse ergibt gelegentlich Hinweise auf ein okklusales Trauma:
  - Leitsymptom ist die sich progressiv erhöhende Zahnbeweglichkeit.
  - Weitere Hinweise: fühl- und sichtbare Auslenkung des Zahnes in habitueller Okklusion und bei Artikulationsbewegungen.
  - **Merke:** Bei stark gelockerten Zähnen ergibt die Modellanalyse im Artikulator in aller Regel keine brauchbaren Informationen über das Vorliegen von Störkontakten.
- Zahnbeweglichkeit ist eine Funktion der:
  - Höhe des Alveolarknochens
  - Breite des Parodontalspaltes
  - Morphologie des Wurzelkomplexes.
- Daher ist eine sorgfältige Differenzialdiagnose erforderlich. **Merke:** Stark gelockerte Zähne aufgrund weit fortgeschrittenen Knochenabbaus können sich nach Einschleiftherapie nicht festigen.
- Zähne ändern bei progressiver Parodontitis häufig ihre Position:
  - Aufgrund des einseitigen Drucks des Granulationsgewebes im Bereich von Knochentaschen bewegt sich der Zahn weg von der parodontalen Läsion.
  - Die resultierende Okklusionsstörung kann zu einem parodontalen Trauma führen, bei dem der Zahn während der Funktion ständig in die eine oder andere Richtung bewegt wird (jiggling).
  - Derartige störende Kontakte sollten frühzeitig durch Einschleifen entfernt werden.
- Selektives Einschleifen erst *nach* abgeschlossener Parodontalbehandlung:
  - Entfernung störender Kontakte in zentrischer Okklusion
  - Elimination von Balancekontakten
  - Harmonisierung der Kontakte auf der Arbeitsseite.
- Mögliche Indikationen für okklusale Feinkorrekturen:
  - Prävention und Verringerung exzessiver Parafunktionen wie Pressen und Knirschen
  - Stabilisierung der Kauebene
  - Korrekturen nach kieferorthopädischer und vor restaurativer Behandlung
  - nur sehr selten parodontale Indikation
  - **Merke:** Eine durch selektives Einschleifen oder restaurative Maßnahmen herbeigeführte „ideale Okklusion" ist für sich genommen *kein* anzustrebendes Therapieziel.

Semipermanente Schienungsmaßnahmen

- Erhöhte Zahnbeweglichkeit als Folge eines reduzierten Parodonts ist solange akzeptabel, wie die Okklusion stabil und der Kaukomfort nicht beeinträchtigt sind.
- Bei ungünstigem Verhältnis der klinischen Krone zur Gesamtzahnlänge kann es während der Funktion zu erheblichen Kräften im Bereich des Limbus alveolaris und des Apex kommen (Abb. 11.**44**): *sekundäres okklusales Trauma.*
- Schienungsmaßnahmen führen in diesen Fällen wieder zu einer Reduktion der Breite des Parodontalspaltes, da die schädigenden Kräfte auf weitere Zähne verteilt werden.
- *Indikationen* für semipermanente Schienungsmaßnahmen:
  - weitgehende Reduktion des Zahnhalteapparates
  - progressive Zahnbeweglichkeit
  - Gefahr des Zahnverlusts während der Funktion.
- Vorgehen:
  - Verblockung mittels Komposit nach Anätzen größerer Schmelzareale des betreffenden Zahnes und der Nachbarzähne; bei bereits vorliegenden Kavitäten sind glegentlich Zahnseideligaturen oder die Armierung mit Draht- oder Kunststoffnetzen vorteilhaft.
  - Kleine, bewegliche Einheiten schaffen (Abb. 11.**45**). Bei Verbund von mehr als 3 Zähnen steigt die Frakturgefahr; Schiene bricht am relativ festen Zahn.
  - Okklusion beachten; bei Schienung von Oberkiefer-Frontzähnen kann eine ästhetisch unakzeptable Situation entstehen.
  - Parodontalhygiene gewährleisten: Reinigung mit Interdentalbürsten oder Zahnseide (Superfloss) darf nicht behindert werden.
- Schienen, die ästhetisch und funktionell nicht stören, können permanent in situ verbleiben.

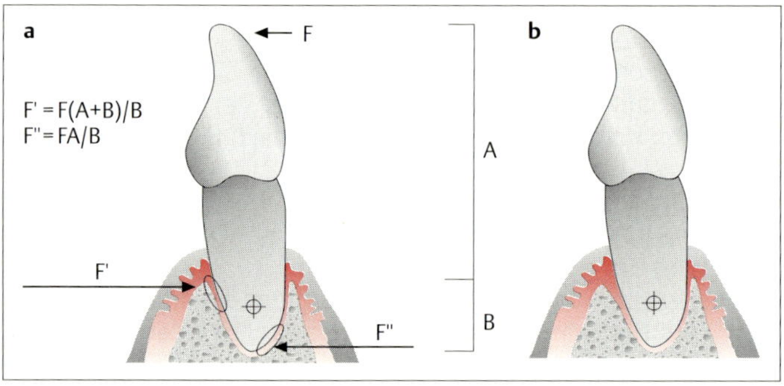

Abb. 11.**44 a, b** Sekundäres okklusales Trauma.
a Bei ungünstigem Verhältnis der Länge *A* der klinischen Krone zur Gesamtlänge *A+B* des Zahnes kommt es während der normalen Funktion zu erheblichen Kräften am Limbus alveolaris (F') und am Periapex (F"), die eine Schienung des Zahnes erforderlich machen können.
b Ist die parodontale Infektion unter Kontrolle, haben kompensatorische Knochenresorptionen im Bereich des Limbus alveolaris und periapikal jedoch auch hier zur Folge, dass der Zahn den schädlichen Kräften ausweichen kann, ohne dass Attachmentverluste zu befürchten sind. Klinisch kommt es zu einer weiteren Lockerung des Zahnes.

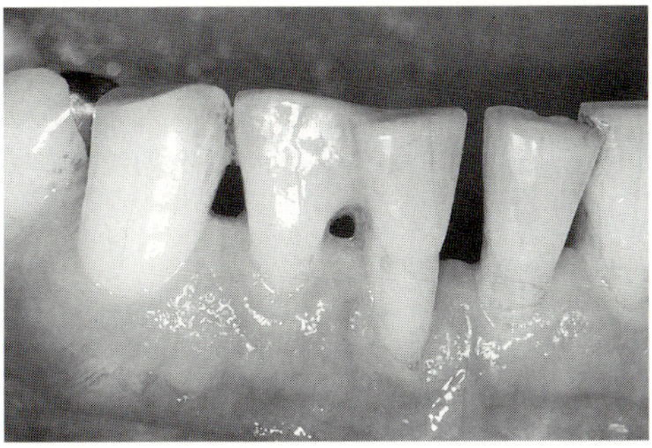

Abb. 11.**45** Schienung der Zähne 41 und 42 mittels Komposit.
Eine kleine, immer noch leicht bewegliche Einheit ist weniger frakturanfällig, da die Zähne bei funktioneller Belastung kompensatorisch ausweichen können. Die Parodontalhygiene ist gewährleistet.

Parodontal-/implantatprothetische Aspekte

- Aggressive Formen der Parodontitis führen meist zum frühzeitigen Verlust der Molaren. Der Restzahnbestand weist in der Regel eine stark erhöhte Zahnbeweglichkeit auf.
- Neben dem notwendigen Ersatz fehlender Zähne zur Wiederherstellung der Kaufunktion und der Verbesserung der Ästhetik steht bei der restaurativen Versorgung die Stabilisierung des Restzahnbestands im Vordergrund.
  - **Merke:** Erhöhte Zahnbeweglichkeit und fortgeschrittener Verlust des parodontalen Zahnhalteapparates sind per se keine Kontraindikationen für festsitzenden Zahnersatz.
  - Bei erhöhter Zahnbeweglichkeit kann der Kaumkomfort durch eine permanente Schienung im Rahmen eines Brückenverbandes beträchtlich verbessert werden.
  - Bei reduziertem Zahnbestand und ausgeprägter Zahnbeweglichkeit hat festsitzender Zahnersatz gegenüber herausnehmbaren Konstruktionen häufig erhebliche Vorteile:
    - größere Stabilität der Konstruktion
    - bessere Verteilung der Kaukräfte.
  - Vor allem ab der 6. oder 7. Lebensdekade sollte die Möglichkeit einer verkürzten Zahnreihe (Prämolarenokklusion) konsequent in Betracht gezogen werden (Abb. 11.**46**).
  - Eine Stabilisierung der Okklusion kann bei unilateral oder bilateral verkürzter Zahnreihe auch über distale Extensionen erreicht werden:
    - wenn möglich im Rahmen von zirkulären Brücken
    - bei unilateralen Brücken sollten mindestens 2 verblockte Pfeiler vorliegen
    - Kontraindikation bei geringer Retention der Brückenanker
    - Um Retentionsverlust zu vermeiden, weitgehend parallele Präparation der Pfeilerzähne mit Neigung entgegen des Extensionsgliedes.
  - **Unter Umständen** ist eine orthodontische Distalisierung des endständigen Prämolaren mit anschließender Brückenversorgung zu erwägen.
- Mit der restaurativen Versorgung sollte etwa 4 – 6 Monate nach Abschluss der parodontalchirurgischen Phase der Behandlung begonnen werden.
- *Vorgehen* bei der Herstellung von festsitzendem Zahnersatz in Gebissen mit erheblicher Zahnbeweglichkeit. Empfehlenswert ist ein zweizeitiges Vorgehen, bei dem zunächst ein Kiefer (hier z. B. der Oberkiefer) restauriert wird:
  - Planungsmodelle in teiladjustierbaren Artikulator Schädel-Gelenk-bezüglich in habitueller Okklusion montieren
  - ggf. Registrierung der Front-Eckzahn-Führung
  - Herstellung eines Registrierbehelfs aus Autopolymerisat im Artikulator; auf minimale Anhebung des Stützstifts achten

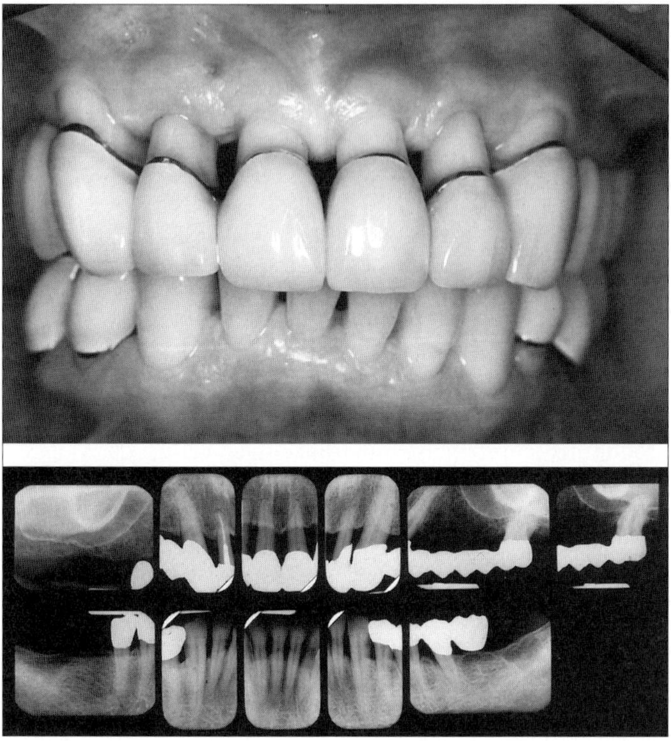

Abb. 11.**46** Patientin mit weit fortgeschrittenem Knochenabbau vor allem im Oberkiefer. Parodontalbehandlung und restaurative Versorgung abgeschlossen.

- Präparation der Pfeilerzähne; Präparationshöhe von mehr als 4 mm anstreben, um maximale Retention der Anker zu erreichen:
  - Ist bei langer klinischer Krone nach Parodontalerkrankung in der Regel realisierbar.
  - Vor allem bei stark divergierenden Pfeilerzähnen sind Devitalisierung, Wurzelkanalbehandlung und Eingliederung von Stiftaufbauten manchmal unumgänglich.
- Abformung:
  - Doppelmischabformung (Silikonabformmaterial) mit perforiertem Löffel
  - **Cave:** Hydrokolloidabformung. Zähne mit ausgesprochener Wurzeldenudation haben ein hohes Risiko einer irreversiblen thermischen Pulpaschädigung.
  - Vorsicht bei sehr fest werdenden, additionsvernetzenden Silikonen oder Polyethern: Probleme bei der Entfernung der Abformung aus dem Mund und beim Abziehen des Gipsmodells
- Alginatabformung des Gegenkiefers mit Rimlock-Löffel
- Herstellung der Meister- und Gegenkiefermodelle
- Bei stark gelockerten Zähnen ist es erforderlich, die Impressionen der Zahnreihen auf dem Registrierbehelf mit Hilfe des Meistermodells herzustellen:
  - Auftragen einer Zinkoxid-Eugenol-Paste (z. B. Temp-Bond) auf die Registrierplatte
  - gewässertes Meistermodell in die weiche Paste setzen
  - Paste aushärten lassen
- Kürzen der Impressionen mit dem Skalpell und Überprüfen der Passgenauigkeit im Mund des Patienten
- Registrierplatte auf der Gegenkieferseite einschleifen, bis es in zentrischer Okklusion lokal zu einer kleinen Perforation kommt (bedeutet minimale Sperrung)

- zentrisches Registrat:
  - auf die Unterkieferseite der Registrierplatte im Bereich der mittleren Schneidezähne etwas erhitzte, thermoplastische Kompositionsmasse auftragen
  - Unterkiefer in zentraler Relation gegen die eingesetzte Registrierplatte führen; frontaler Stopp in der thermoplastischen Masse soll Kontakt zur Registrierplatte gerade eben aufheben
  - Patient soll ohne Probleme sowohl geführt als auch selbständig in zentraler Relation in die Impressionen in der thermoplastischen Masse finden
  - im Seitenzahnbereich der Registrierplatte Zinkoxid-Eugenol-Paste auftragen; Platte im Oberkiefer einsetzen; Patient in zentrischer Relation schließen lassen; Impressionen der Unterkiefer-Seitenzähne erfolgen drucklos in der Registrierpaste
- nach Erhärten der Registrierpaste Entfernen der Platte; Beseitigen des frontalen Stopps mit dem Skalpell; Kürzen der Impressionen bis auf Höcherspitzenniveau
- Überprüfen der Passgenauigkeit von Meister- und Gegenkiefermodell
- Montage des Oberkiefermodells nach arbiträrer Gesichtsbogenübertragung
- Montage des Gegenkiefers mittels zentrischem Registrat
- Kontrolle der Montage anhand der klinischen Situation.

➤ Frakturrisiko bei der Herstellung des Brückenzahnersatzes berücksichtigen:
- auf ausreichende Dimensionen der Zwischenglieder achten; Parodontalhygiene gewährleisten
- Lotstellen vermeiden; stattdessen an geeigneter Stelle Geschiebe einplanen (Stress brechende Funktion)
- wenn möglich, Endpfeilerbrücken eingliedern; Anhänger sind grundsätzlich möglich, erhöhen aber das Risiko eines Misserfolges
- Kombinationen mit Implantaten sind vielfach die bessere Alternative (siehe unten).

➤ **Merke:** Subgingivale Kronenränder sind mit parodontaler Gesundheit nicht vereinbar:
- Im nicht sichtbaren Bereich sollte, wenn möglich, ein supragingivaler Kronenrand platziert werden (ggf. nach chirurgischer Kronenverlängerung).
- Im sichtbaren Bereich aus ästhetischen Gründen Kompromisse suchen:
  - Etwa 0,5 mm subgingivale, technisch perfekte Kronenränder (Randspalten bei etwa 50 µm) sind tolerabel.
  - *Biologische Breite* beachten: Zwischen dem Limbus alveolaris und dem Restaurationsrand soll eine ausreichende Distanz von 2,5 – 3 mm liegen; die biologische Breite ist bei Menschen mit schmaler und dünner Gingiva kleiner.
  - **Merke:** Bei Missachtung der biologischen Breite sind Attachmentverluste oder rezidivierende, häufig granulomatöse Entzündungen der Gingiva zu erwarten.

➤ Misserfolge nach Eingliederung festsitzender Konstruktionen zur Stabilisierung parodontal geschädigter Gebisse gehen praktisch ausschließlich auf technische und biophysikalische Faktoren zurück:
- Verlust der Retention der Anker
- Fraktur des Metallgerüsts
- Wurzelfraktur nach Eingliederung eines Stiftaufbaus
- **Merke:** Beste Voraussetzung für langfristige Erfolge ist in jedem Fall die Kontrolle der parodontalen Infektion.

➤ Ob festsitzender Zahnersatz mit oralen Implantaten kombiniert werden kann, ist umstritten:
- in der Regel kompliziertere Brückenversorgung
- erhöhtes Risiko der Intrusion des natürlichen Zahns bei beweglichem Verbund.

➤ Implantate weisen auch bei Patienten mit Parodontitis eine relativ hohe Erfolgsquote auf: Voraussetzungen:
- Beherrschung der parodontalen Infektion
- hohes Mundhygieneniveau.

- **Systematischer Übersichtsartikel** von Berglundh et al. (2002) zur Überlebensrate von Implantaten in teilbezahnten Patienten:
  - 14 klinische Studien mit mindestens 5-jähriger Dauer wurden identifiziert. 2,5% der Implantate gingen vor der Belastung und 3% während der Funktion verloren. Generell wurde das Ergebnis der Implantattherapie als gut eingestuft.
  - Es gibt derzeit keine überzeugenden Hinweise darauf, dass Kombinationen von Implantaten mit natürlichen Zähnen das Risiko für einen Implantatverlust signifikant erhöhen.
  - Im Vergleich zu parodontal resistenten Patienten ist bei weit fortgeschrittener chronischer oder generalisierter aggressiver Parodontitis der Knochenabbau allerdings beschleunigt. Verlustraten der Implantate sind höher.
- Implantatversorgungen bei parodontal anfälligen Patienten sind sorgfältig zu planen.
  - Neuere Ergebnisse deuten darauf hin, dass Rauchen, kurze Implantate und eine großzügigere Indikationsstellung bei parodontal anfälligen Patienten zu erhöhten Verlustraten führt.
  - Bei bereits vorliegenden Knochenresorptionen sind Kieferkamm-Augmentationen in aller Regel unumgänglich:
    - Standardverfahren ist die gesteuerte Knochenregeneration (GBR, guided bone regeneration) unter Einsatz von autogenem Knochen und Membranen
    - daneben allogene, xenogene, synthetische Knochenersatzmaterialien (s. S. 179 f)
    - neuerdings auch Distraktionsosteogenese
  - Sinusbodenelevation.
- **Systematische Übersichtsartikel** von Hämmerle et al. (2002) und Fiorellini & Nevins (2003) zu Überlebensraten von Implantaten nach lokalisierter Kieferkammaugmentation:
  - mittlere Überlebensraten der Implantate von 96% nach Kieferkamm-Augmentation mittels GBR (13 longitudinale Kohortenstudien, durchschnittlich mehr als 4 Jahre Beobachtung).
  - mittlere Überlebensraten der Implantate von 97% nach Distraktionsosteogenese (5 longitudinale Kohortenstudien, durchschnittlich nur 1 $^1/_2$ Jahre Beobachtung).
  - generell vergleichbare Ergebnisse wie bei Implantaten in natürlichem Knochen.
- **Systematischer Übersichtsartikel** von Wallace & Froum (2003) zu Überlebensraten von Implantaten nach Sinusbodenelevation:
  - Bei lateralem Fenster (Standardoperation) durchschnittliche Überlebensraten der Implantate von etwa 92% (Studien mit einer Mindestbeobachtungszeit von nur 12 Monaten).
  - Implantate mit rauer Oberflächenstruktur, Membranversorgung des lateralen Fensters und/oder partikulärem Knochenersatz haben positiven Einfluss auf die Überlebensraten.
  - Generell sind die Ergebnisse mit nichtaugmentierten Implantaten im posterioren Oberkieferbereich vergleichbar (hier Überlebensraten von etwa 95%).

- *Früh auftretende Implantatmisserfolge* manifestieren sich in unzureichender oder fehlender Osseointegration und sind in der Regel Folge:
  - unsachgemäßer Präparation des Implantatbetts
  - bakterieller Kontamination, von Komplikationen während der Wundheilung
  - fehlender primärer Stabilität
  - zu früher Belastung.
- *Spät auftretende Misserfolge* nach primär erzielter Osseointegration sind im Allgemeinen Folge einer exzessiven Belastung und/oder bakterieller Infektion.
- Behandlung der periimplantären Mukositis (erhöhte Sondiertiefen und Bluten nach Sondieren, aber kein Knochenabbau) (Abb. **11.47**):
  - Remotivation zu effektiver Mundhygiene
  - sub- und supragingivales Scaling mit speziellen Kunststoffscalern, um die Titanoberfläche nicht zu zerstören
  - topische Applikation von Chlorhexidinpräparaten, Mundspülungen mit 0,1 – 0,2%iger Chlorhexidinlösung
  - ggf. chirurgische Korrektur bei ungünstiger Weichgewebemorphologie.
- Behandlung der Periimplantitis (erhöhte Sondiertiefen, Bluten nach Sondieren, Knochenabbau) (Abb. **11.47**):
  - mechanische Reinigung mit Kunststoffscalern, Applikation von Antiseptika
  - ggf. topische Applikation eines Antibiotikapräparates mit kontrollierter Freisetzung, z.B. Actisite, Atridox
  - erst nach weitgehendem Abklingen der Entzündung chirurgische Korrektur der Weich- und Hartgewebemorphologie
    - resektiv
    - ggf. regenerativ. Merke: Während sich knöcherne Defekte wieder auffüllen können, ist eine Reosseointegration praktisch nicht möglich.
  - Bei Mobilität ist eine Explantation des Implantats unumgänglich.

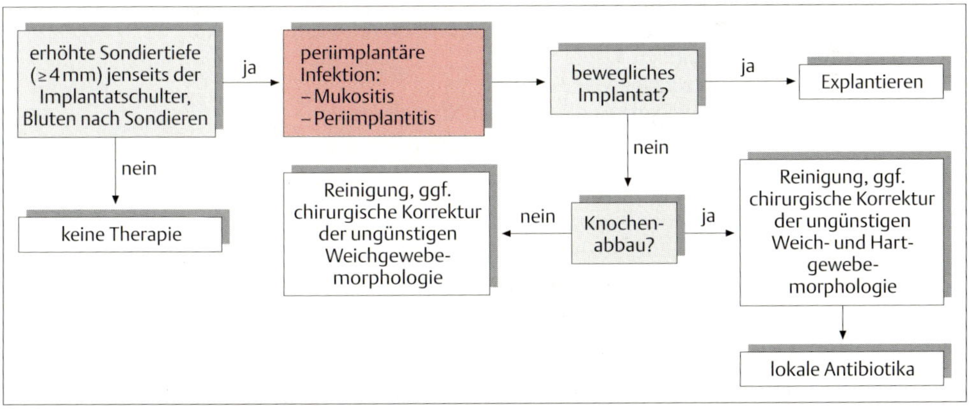

Abb. 11.**47** Entscheidungsdiagramm für periimplantäre Infektionen.
Bei Mukositis (erhöhte Sondiertiefe ohne Knochenabbau, Bluten nach Sondieren) sollte das Implantat mit speziellen Kunststoffscalern gereinigt werden. Eine chirurgische Korrektur der ungünstigen Weichgewebemorphologie sollte erwogen werden. Bei Periimplantitis (Knochenabbau) und beweglichem Implantat ist eine Explantation unumgänglich. Andernfalls ist eine chirurgische Korrektur der Weich- und Hartgewebemorphologie angezeigt. Unter Umständen Applikation eines Antibiotikapräparates mit kontrollierter Freisetzung des Medikaments (z. B. Actisite, Atrisorb).

Allgemeines

- Bei parodontal anfälligen Patienten besteht ein hohes Risiko für eine erneute Infektion mit *Parodontalpathogenen.* Nach Abschluss der korrektiven Phase ist daher eine lebenslange Nachsorgetherapie auf individueller Basis zu organisieren:
  - Nach der parodontalchirurgischen Phase erfolgen wöchentliche bis 2-wöchentliche Kontrollen des Heilungsverlaufs.
  - Parodontale Reevaluation nach 2 – 3 Monaten. Anschließend Beginn der *unterstützenden Nachsorgetherapie* (Phase III der Parodontalbehandlung).
- Risikoabschätzung, -kommunikation und -management sind die Eckpfeiler der unterstützenden Nachsorgetherapie. *Ziele* der früher Erhaltungstherapie genannten Phase III sind:
  - risikoorientierte Anamnese und Befundung
  - Remotivation des Patienten, kontinuierliche ärztliche Unterstützung
  - rechtzeitige, angemessene Intervention bei wiederauftretender Parodontitis
  - Vermeidung von Unter- oder Überbehandlung.
- **Merke:** Der langfristige Erfolg jeder Parodontalbehandlung hängt weniger von der im Einzelfall angewendeten parodontalchirurgischen Maßnahme oder den verwendeten Hilfsmitteln ab als vielmehr von der Qualität der unterstützenden Nachsorgetherapie.

Risikoabschätzung

- Bei der Behandlung der meisten komplexen, multifaktoriell verursachten, chronischen Krankheiten steht die *Reduktion* der schädlichen Einflüsse etablierter *Risikofaktoren* im Mittelpunkt. Dies betrifft natürlich auch die Parodontitis:
  - Ausbruch und Progression werden maßgeblich von Risikofaktoren bestimmt:
    - Risikofaktoren sind entweder *Teil der Kausalkette* oder *exponieren* den Betroffenen entsprechend.
    - **Merke:** Nach Ausbruch der Erkrankung führt die Elimination des Risikofaktors *nicht* in jedem Fall zur Heilung.
  - Beurteilung des Risikos für wiederauftretende Parodontalerkrankung auf 3 Ebenen:
    - Bestimmung des *lokalen Risikos*
    - Erfassung *dentitionsbezogener Risiken*
    - wenn möglich Modifikation *allgemeiner Risikofaktoren.*

Lokale Risikofaktoren

- *Rötung* und *Schwellung* der Gingiva sind kardinale Symptome der Entzündung und sollten bei jeder parodontalen Untersuchung eingehend beurteilt werden:
  - sichtbare Zeichen der entzündlichen Reaktion vor allem auf den supragingivalen Anteil der dentogingivalen Plaque
  - kommen als diagnostische Tests für parodontale Aktivität daher nicht in Frage.
- *Bluten nach Sondieren* bis auf den Boden des Sulkus oder der Tasche (Abb. 12.**1**):
  - einfach zu erhebender lokaler Befund
  - ergibt bei Verwendung einer druckkalibrierten Sonde (etwa 0,25 N, z. B. ClickProbe) einen zuverlässigen Eindruck über die lokale Entzündung im Bereich des Sulkus bzw. der gingivalen oder parodontalen Tasche
  - Beurteilung als *diagnostischer Test* für Attachmentverluste während der unterstützenden Nachsorgetherapie: *häufiges Bluten nach Sondieren* ist
    - wenig sensitiv (relativ viele falsch negative Befunde), aber relativ spezifisch (wenig falsch positive Befunde).
    - Ständiges Bluten nach Sondieren erhöht das Risiko für Attachmentverluste etwa 2- bis 3-mal; Abwesenheit von Bluten nach Sondieren signalisiert stabile Verhältnisse.

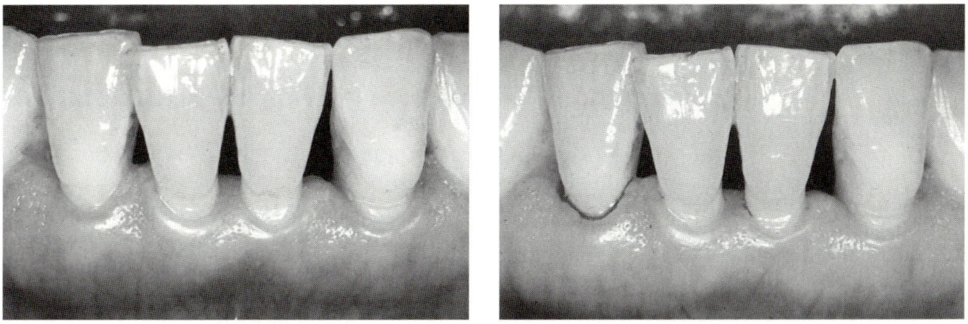

a b

Abb. 12.**1 a, b** Bluten nach Sondieren.
a Klinisch entzündungsfreie Verhältnisse.
b Profuse Blutung nach Sondierung bei Zahn 42 distal. Kleine Blutungspunkte bei Zahn 41 distal und Zahn 31 mesial. Häufiges Bluten nach Sondieren ist ein wenig sensitiver, aber relativ spezifischer Test für parodontale Aktivität nach erfolgter Therapie.

- *Purulentes Exsudat:*
  - ehemals namengebendes Symptom: Alveolarpyorrhö; Ausdruck eines an polymorphkernigen Granulozyten reichen Exsudats
  - wird während der unterstützenden Nachsorge eher selten beobachtet; wegen fehlender Sensitivität (viele falsch negative Befunde) kein prognostischer Indikator
  - purulentes Exsudat sollte immer therapeutische Maßnahmen nach sich ziehen.

➤ *Erhöhte Sondiertiefen.* Im Anschluss an die Parodontalbehandlung werden relativ häufig erhöhte Sondiertiefen > 3 mm beobachtet. Differenzialdiagnostische Unterscheidung:
  - Erhöhte Sondiertiefen aufgrund eines *langen Saumepithels* nach Parodontalchirurgie: keine entzündliche Veränderung, insbesondere kein Bluten nach Sondieren.
  - Erhöhte Sondiertiefen aufgrund parodontaler Taschen: entzündliche Veränderungen insbesondere Bluten nach Sondieren.
  - Stark erhöhtes Risiko für weitere Attachmentverluste besteht nur bei residualen, nach Sondieren blutenden parodontalen Taschen.
  - Daher kombinierte Befunde dokumentieren: Bluten nach Sondieren wird z. B. durch (rotes) Unterstreichen der Sondiertiefe gekennzeichnet (vgl. Abb. 7.**6**).

➤ *Offene Furkationen* verschlechtern die Prognose des betroffenen Zahnes vor allem bei gleichzeitig vorhandener erhöhter Zahnbeweglichkeit erheblich.

➤ Persistierende *Knochentaschen* haben ein leicht (etwa 30%) erhöhtes Risiko für weitere Attachmentverluste.

➤ Lokaler Nachweis von *Parodontalpathogenen:*
  - Zellzahlen > 10^4 für A. actinomycetemcomitans und > 10^5 für P. gingivalis können das Risiko für lokale Attachmentverluste stark erhöhen
  - mikrobiologischen Tests an einzelnen Zahnflächen verursachen allerdings erhebliche Kosten.

Dentitionsbezogene Risikofaktoren

➤ Anteil der plaquebedeckten Zahnflächen (nach Anfärbung mit Plaquerevelator). Anteil der nach Sondieren blutenden Gingivaeinheiten:
  - Während der unterstützenden Nachsorgetherapie werden hohe Anforderungen an die persönliche Mundhygiene des Patienten gestellt.
  - **Merke:** In plaqueinfizierten Gebissen ist nicht mit einem Stopp der Progression der Parodontitis zu rechnen.

- Der Anteil der nach Sondieren blutenden Gingivaeinheiten reflektiert den Entzündungszustand der Gewebe.
- Die *Relation zwischen beiden Parametern* kann das Risiko für weitere Attachmentverluste besser beschreiben (z. B. das Blutungs-Plaque-Verhältnis oder die flächenspezifische Assoziation):
  - geringer Anteil plaquebedeckter Zahnflächen, aber hoher Anteil von nach Sondieren blutenden Stellen = hohes Risiko
  - hohe Prozentwerte für supragingivale Plaque bei niedrigen Werten für Bluten nach Sondieren = eher geringes Risiko
  - **Merke:** Raucher haben bei vergleichbarer Plaquemenge in der Regel mehr Zahnstein als Nichtraucher. Bluten nach Sondieren tritt allerdings nicht so häufig auf: Maskierender Effekt des Rauchens kann zur Fehleinschätzung des Risikos führen.

➤ Zahl residualer Taschen, Zahl offener Furkationen:
- Vergrößerung der ökologischen Nische für obligat anaerobe Parodontalpathogene.
- **Merke:** Zahlreiche residuale parodontale Taschen ≥ 5 mm und offene, nicht angemessen behandelte Furkationen können das Parodontitisrisiko für die gesamte Dentition erhöhen.

➤ Intraorale Belastung der Mundhöhle mit Parodontalpathogenen:
- Eine gepoolte Probe der 4 tiefsten Taschen kann einen Überblick über die orale Belastung mit ausgewählten Parodontalpathogenen geben: z. B. A. actinomycetemcomitans, P. gingivalis, P. intermedia, T. forsythia und T. denticola.
- Informationsgewinn insbesondere bei:
  - aggressiven Formen
  - therapierefraktären Fällen chronischer Parodontitis
  - Der Nachweis einer persistierenden Infektion der Mundhöhle mit A. actinomycetemcomitans hat vor allem bei aggressiver Parodontitis prognostische Bedeutung (s. S. 101 ff).
- **Merke:** Mikrobiologische Tests sollen nicht routinemäßige durchgeführt werden. Ein möglicher Informationsgewinn muss in Relation zu den anfallenden Kosten gesehen werden.

➤ Zahnverlust durch Parodontitis. Das Risiko für weitere Zahnverluste ist erhöht, wenn bereits zahlreiche Zähne durch entzündliche Parodontitis verloren gegangen sind.
- **Merke:** Die Entscheidung für und gegen eine Extraktion wird nicht immer ausschließlich auf der Basis der Erhaltungsfähigkeit des Zahnes getroffen.
- Daher ist eine genaue Eruierung des Extraktionsgrundes notwendig.

➤ Abbau des Alveolarknochens in Relation zum Alter:
- hohes Risiko für weitere Attachmentverluste bei fortgeschrittenem generalisiertem Abbau des Alveolarknochens in jungen Jahren
- demgegenüber nur geringes Risiko bei leichtem bis mäßigen Knochenabbau im mittleren und hohen Lebensalter.

➤ Komplexe restaurative Versorgungen bergen eine Reihe von Risiken, die regelmäßig abgeschätzt werden müssen:
- okklusale Instabilität, insbesondere zunehmende Zahnbeweglichkeit
- Frakturanfälligkeit der Konstruktion; Anforderungen an die Parodontalhygiene
- Zahnfrakturen
- endodontische Probleme.

Allgemeine Risikofaktoren

- Aggressive und früh beginnende Formen der Parodontitis sind während der unterstützenden Nachsorgetherapie anders zu beurteilen als eher chronische Verläufe:
  - genetische Disposition (vgl. Tabelle 7.**4**)
  - persistierende Infektion mit schwer zu eliminierenden Parodontalpathogenen, z.B. A. actinomycetemcomitans.
- Einige systemische Erkrankungen sind wichtige Risikofaktoren der Parodontitis:
  - daher: ständige Aktualisierung der Anamnese insbesondere bei älteren Patienten
  - im Rahmen der unterstützenden Nachsorgetherapie Kooperation mit Fachärzten:
    - Diabetes mellitus metabolisch kontrollieren
    - ggf. hormonelle Substitution bei klimakterisch bedingter Osteoporose
    - enge Kooperation mit den behandelnden Ärzten bei bestehender HIV-Infektion.
- Risikofaktor Rauchen konsequent reduzieren:
  - Erfragen und Dokumentation des Rauchverhaltens (vgl. Tabelle 8.**4**)
  - ärztliche Beratung und Hilfestellung, falls der Patient sich überzeugen lässt, mit dem Rauchen aufzuhören.

Kommunikation

- Bekannte und vermutete Risiken für die Entstehung und Progression der marginalen Parodontitis (Tabelle 12.**1**) lassen sich im Rahmen von multidimensionalen Risikodiagrammen anschaulich darstellen (Abb. 12.**2**):
  - Visualisierung des individuellen Risikos
  - erleichterte Kommunikation mit dem Patienten:
    - Motivation zur erneuten Verbesserung der Mundhygiene
    - ggf. Änderung des Rauchverhaltens
  - ermöglichen die *gemeinsame Planung* des weiteren Vorgehens.

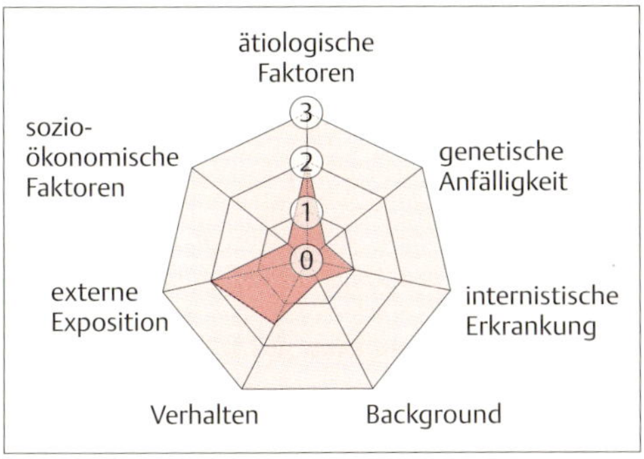

Abb. 12.**2** Multidimensionales Risikodiagramm zur Beurteilung komplexer Erkrankungen.
Die jeweiligen Sektoren repräsentieren Cluster unabhängiger Faktoren (vgl. Tabelle 12.**1**). Polygonzüge verbinden vergleichbare geringe (**1**), mäßige (**2**) und hohe Risiken (**3**). Das individuelle Risiko lässt sich so anschaulicher darstellen (nach Tonetti 1998). Derartige Risikodiagramme waren bisher noch nicht hinreichend validiert worden.
In diesem Beispiel eines parodontal erkrankten Patienten während der unterstützenden Nachsorgetherapie (im Uhrzeigersinn oben beginnend): durchschnittliche Mundhygiene, einige 5 mm tiefe residuale parodontale Taschen (**2**), negativer Interleukin-1-Genotyp (**0,5**), eingeschränkte Glucosetoleranz (**1**), männlicher Mitteleuropäer (**0,5**), beträchtlicher beruflicher Stress bei relativ effektiver Stressbewältigung (**1,5**), starker Raucher, etwa 20 Zigaretten/Tag, maßvoller Alkoholkonsum in Gesellschaft (**2**), Akademiker, überdurchschnittliches Einkommen (**0,5**).

Tabelle 12.1 Bekannte und vermutliche Risiken für Entwicklung und Progression der marginalen Parodontitis

Risiken	Beispiele	Relatives Risiko
Ätiologische Faktoren	• Schlechte Mundhygiene • Parodontalpathogene: – A. actinomycetemcomitans – P. gingivalis – T. forsythia	2 2–17
Genetische Anfälligkeit	• IL-1-Haplotyp • FcγRIIa 131 R/H Polymorphismus • FcγRIIIb NA1-NA2 Polymorphismus	2,5–6
Medikamente	• Immunsuppressiva: – Cyclosporin A – Tacrolimus • Ca^{2+}-Antagonisten	
Verhalten	emotionale Stressbewältigung	1,5–2
Hintergrundvariablen	• Alter • Geschlecht • Rasse	Anstieg im Alter Männer > Frauen Afrikaner > Asiaten > Kaukasier
Internistische Erkrankungen	• Diabetes mellitus • Osteopenie/Osteoporose	2,8–3,4
Externe Exposition	Rauchen	2,5–6
Sozioökonomische Faktoren	• Ausbildung • finanzielle Möglichkeiten	

➤ Mit entscheidend für eine lang andauernde Compliance des Patienten ist, ob die vorgeschlagenen Maßnahmen nachvollziehbar sind.

Risikomanagement

➤ Recallstunde:
  - *Befundung* (etwa 15 min):
    - Erhebung einer aktuellen Anamnese
    - intraorale, insbesondere parodontale Befundung (vgl. Abb. 7.**6** u. 7.**11**)
    - Risikoabschätzung
  - eingehende *Beratung* (etwa 15 min):
    - ggf. Motivation zur Verbesserung der Mundhygiene
    - ggf. Hilfestellung bei der Raucherentwöhnung
    - Besprechung des weiteren Vorgehens
  - *aktive Maßnahmen* (etwa 30 min):
    - supragingivales Scaling
    - subgingivales Scaling nur bei Sondiertiefen > 3 mm *und* Bluten nach Sondieren
    - **Merke:** Subgingivales Scaling in flachen Taschen führt zu Attachmentverlust; häufiger Substanzabtrag kann Überempfindlichkeit zur Folge haben.
    - Insbesondere offene Furkationen ggf. nach lokaler Anästhesie sorgfältig mit Hand-, Ultraschall- oder druckluftbetriebenen Instrumenten reinigen
    - Politur mit Polierpaste; Lokalfluoridierung mit hoch dosiertem Fluoridgel.

- Evtl. notwendige parodontalchirurgische Maßnahmen z. B. bei mehr als vier > 4 mm tiefen Taschen sollten in einer unabhängigen Sitzung vorgenommen werden.
- Recall in Relation zum individuellen Risiko:
  - bei *hohem Risiko* im Abstand von 2 – 3 Monaten:
    - kombinierte allgemeine und verhaltensbedingte Risiken
    - aufwendige parodontalprothetische Versorgungen
    - ständige Abgrenzung zum Parodontitisrezidiv erforderlich
    - Anteil der Patienten in parodontologischer Praxis nicht über 10%
  - bei *mäßigem Risiko* im Abstand von 4 – 6 Monaten:
    - einzelne gut beherrschbare Risiken
    - in Praxen mit parodontologischem Schwerpunkt etwa 60% der Patienten
  - Bei *geringem Risiko* reichen jährliche Kontrollen aus.
  - **Merke:** Überbehandlungen und Verunsicherung der Patienten sind zu vermeiden.

Systemisch angewendete Antibiotika

- Die unterstützende antimikrobielle Therapie basiert auf dem infektiösen Charakter der meisten entzündlichen Parodontalerkrankungen, deren Ursache offenbar eine begrenzte Zahl von Bakterien ist.
- Unterscheidung zwischen
  - gezielter, d. h. *mikrobiologisch orientierter* Chemotherapie nach Erregernachweis
  - *empirisch orientierter* Chemotherapie.
- Parodontale Infektionen sind keine lebensbedrohlichen Erkrankungen und lassen sich in den meisten Fällen ohne den Einsatz von Antibiotika beherrschen:
  - **Merke:** Bei der chronischen Parodontitis sollte, wenn überhaupt, grundsätzlich keine empirisch orientierte Chemotherapie erfolgen.
  - Bei aggressiven und therapieresistenten Fällen ermöglicht eine mikrobiologische Diagnostik (siehe S. 101 ff) den gezielten Einsatz von Antibiotika. Verantwortungsvoller Einsatz berücksichtigt:
    - mögliche *Resistenzbildung*
    - *Toxizität* der Antibiotika
    - Gefahr der *Sensibilisierung*.
- Vor der *unterstützenden* systemischen Antibiotikatherapie muss der dentogingivale Biofilm mechanisch zerstört werden – Scaling und Glätten der Wurzeloberflächen:
  - Die strukturierte Plaque im Bereich der Tasche ist bis zu 0,4 mm dick. Es ist nicht zu erwarten, dass ein Antibiotikum diese Massen auf den Wurzeloberflächen penetriert.
  - Aufgrund der hohen Bakterienzahl in parodontalen Taschen werden Antibiotika im Gingivaexsudat sehr schnell aufgebraucht.
  - Metabolismus und Teilungsrate der Bakterien im Biofilm sind stark eingeschränkt. Minimale Biofilm-Eradikationsraten der Antibiotika können daher 100- bis 1000fach über den in planktonischen Kulturen ermittelten minimalen Hemmkonzentrationen (minimum inhibition concentration, MIC) liegen.
  - Daher besonders große Gefahr der Entwicklung von Resistenzen.
- *Ziele* der unterstützenden systemischen Antibiotikatherapie:
  - Reduktion oder Elimination spezifischer Parodontalpathogene
  - möglichst keine grundlegende Änderung der physiologischen Flora
  - Vermeidung von Superinfektionen.
- Indikationen:
  - aggressive (Abb. 13.**1**), insbesondere früh beginnende Formen der Parodontis
  - therapieresistente Fälle chronischer Parodontitis (Abb. 13.**2**)
  - nekrotisierende ulzerative Gingivitis/Parodontitis, insbesondere bei Auftreten von Fieber und/oder Lymphadenitis
  - Parodontalabszess, insbesondere bei Auftreten von Fieber und/oder Lymphadenitis:
    - Um irreversible Verluste parodontaler Gewebe durch Inzisionen/subgingivales Scaling zu vermeiden, wurde auch eine zunächst ausschließliche Antibiotikatherapie mit Azithromycin bzw. Amoxicillin/Clavulansäure vorgeschlagen.
    - Erst nach Abklingen der akuten Symptomatik erfolgt die Standardtherapie, unter Umständen auch regenerative Maßnahmen.
  - Schwere Formen generalisierter Parodontitis bei systemischen Erkrankungen:
    - Dysfunktionen neutrophiler Granulozyten
    - Diabetes mellitus
    - HIV-Infektion mit $< 200/mm^3$ CD4-Zellen
  - Indikationen für eine Antibiotikaprophylaxe s. S. 121 ff.

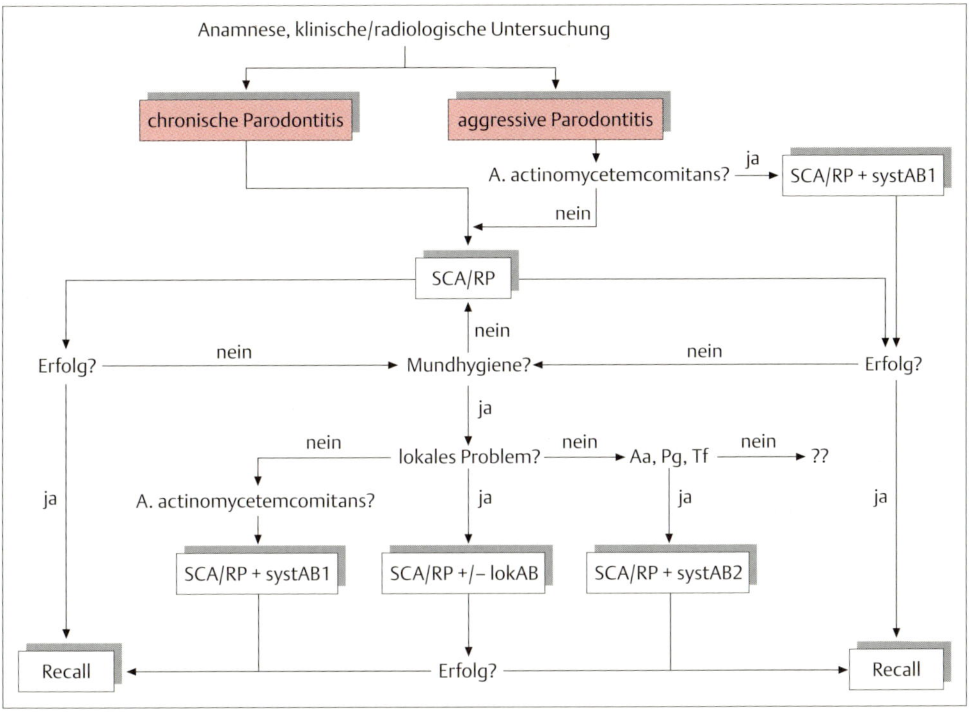

Abb. 13.**1** Entscheidungsdiagramm für eine mögliche, die instrumentelle Behandlung (SCA) unterstützende systemische (systAB) oder lokale Antibiotikatherapie (lokAB) bei chronischer oder aggressiver Parodontitis. Beachte die Möglichkeit einer anderen Erkrankung (z. B. maligne Erkrankungen, Langerhans-Zellhistiozytose, Mundschleimhaut-Erkrankungen, mit Korrosionsphänomenen assoziierte entzündliche Veränderungen etc.) bei negativem Erregernachweis (Aa: A. actinomycetemcomitans, Pg: P. gingivalis, Tf: T. forsythia) und scheinbar aggressiver Parodontitis.

- Bei chronischer Parodontitis ist zunächst zu prüfen, ob die Infektion nicht durch konventionelle Therapie kontrolliert werden kann; danach sorgfältige Analyse des relativen Misserfolgs:
  - Ist die Mundhygiene ausreichend?
  - Wurde der Furkationsbefall angemessen behandelt?
  - Raucht der Patient?
  - Liegt eine systemische Erkrankung vor?
- An ein unterstützend zur Parodontalbehandlung einzusetzendes Antibiotikum sind die folgenden Anforderungen zu stellen:
  - *Spezifität.* Es sollten möglichst keine Antibiotika verwendet werden, die in der Allgemeinmedizin als Reserveantibiotikum dienen.
  - *Effektivität.* Mikrobiologische Diagnostik (z. B. Kultur) mit Resistenzbestimmung verbinden. Antibiotika sollten bakterizid statt nur bakteriostatisch wirken.
  - *Substantivität.* Am Wirkort (in der parodontalen Tasche) muss das geeignete Antibiotikum in ausreichender Konzentration aufzutreten. **Merke:** Da Parodontalpathogene auf allen Schleimhäuten der Mundhöhle zu finden sind und selbst Epithelzellen invadieren, sollte das Antibiotikum auch in wirksamen Konzentrationen in den Speichel sezerniert werden (Tabelle 13.**1**)

Tabelle 13.1 Antibiotikakonzentrationen im Serum, Gingivaexsudat und Speichel nach Verabreichung von Standarddosen

Antibiotikum	Dosierung (mg)	Serumkonzentration (µg/ml)	Konzentration im Gingivaexsudat (µg/ml)	Konzentration im Speichel (µg/ml)
Penicillin	500	3	~0	~0
Amoxicillin	500	8	3–4	~0
Doxycyclin	200	2–3	2–8	0,5
Tetracyclin	500	3–4	5–12	0,1–0,3
Azithromycin	500	0,3–0,4	3,3–6,5*	2
Clindamycin	150	2–3	1–2	0,2–0,3
Metronidazol	500	6–12	8–10	6–12
Ciprofloxacin	500	1–2,5	2,5	1,3

* Konzentration im Gingivagewebe

- *Sicherheit.* Geringe Toxizität, kleines Risiko der Sensibilisierung.
- Möglichkeit der peroralen Anwendung. Parenteral oder intramuskulär zu verabreichende Antibiotika sind für ambulant behandelte Patienten nicht geeignet.
- *Stabilität.*

➤ Zur unterstützenden Therapie der Parodontitis können unter Berücksichtigung etwaiger Kontraindikationen folgende Antibiotika eingesetzt werden (Tabelle 13.**2**):
- *Penicilline:*
  - Interferieren mit der Zellwandsynthese der Bakterien.
  - Sind in vitro gegen die meisten Parodontalpathogene wirksam.
  - In der Tasche befindet sich allerdings in der Regel ausreichend Betalactamase (Penicillinase), die den Betalactamring der Penicilline spaltet und somit die Wirkung von Penicillin aufhebt; wird u. a. von einigen Parodontalpathogenen produziert.
  - **Merke:** Bei Einnahme von Penicillinen, die nicht betalactamasefest sind, kann eine unbehandelte Parodontitis exazerbieren; selbst multiple Parodontalabszesse sind möglich.
  - Penicilline werden praktisch nicht in den Speichel sezerniert.
- *Betalactamasefeste Penicilline:*
  - Das Breitspektrumpenicillin Amoxicillin wird mit der nicht antimikrobiell wirksamen, den Betalactamring tragenden Clavulansäure (z. B. Augmentan) oder Sulbactam (Unacid) kombiniert.
  - Betalactamasegruppen werden so irreversibel blockiert.
- *Tetracycline:*
  - Bakteriostatische Antibiotika mit breitem Wirkungsspektrum, die mit der Proteinsynthese der Bakterien interferieren.
  - Hohe Substantivität; systemisch verabreichtes Tetracyclin bindet im Bereich der Tasche an der Wurzeloberfläche und wird dort auch nach Absetzen freigesetzt.
  - Führt bei Tetracyclin-HCl und Doxycyclin-HCl zu etwa 2- bis 4-mal höheren Konzentrationen im Gingivaexsudat als im Blut (Abb. 13.**2**).
  - Bei Minocyclin ist eine noch höhere Konzentrierung möglich; ist nach systemischer Medikation auch im Speichel nachweisbar.

Tabelle 13.2 Empfohlene Dosierungen zur unterstützenden systemischen Antibiotikatherapie

Antibiotikum	Dosierung für Erwachsene (70 kg)	Dauer der Medikation
Tetracycline: • Tetracyclin-HCl • Doxycyclin-HCl • Minocyclin-HCl	 • 4 × 250 mg/d • 1 × 200 mg/d, danach 1 × 100 mg/d • 1 × 200 mg/d	 • 14–21 d • 1 d, 13–20 d • 14–21 d
Metronidazol	3 × 400 mg/d	7–10 d
Amoxicillin plus Clavulansäure (Augmentan)	3 × 500 mg/d	7–10 d
Ciprofloxacin	2 × 500 mg/d	7–10 d
Clindamycin	4 × 300 mg/d	7 d
Azithromycin	2 × 250 mg/d	3 d
Kombinationen: • Metronidazol plus Amoxicillin	 • 3 × 400 mg/d • 3 × 500 mg/d	 7–10 d
• Metronidazol plus Ciprofloxacin	• 2 × 500 mg/d • 2 × 500 mg/d	7–10 d

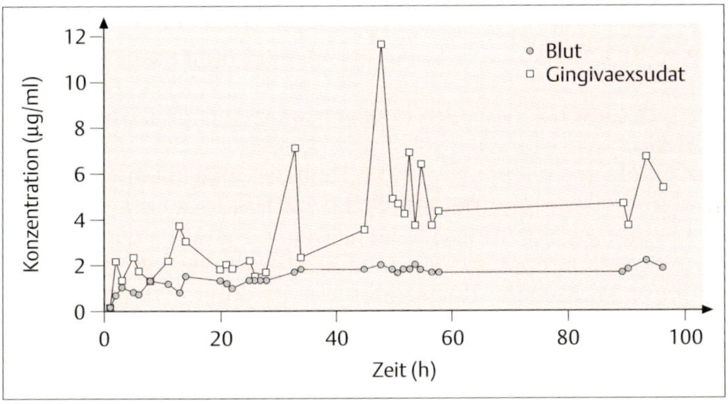

Abb. 13.**2** Verglichen mit erreichbaren Blutspiegeln werden im Gingivaexsudat etwa 2- bis 4-mal höhere Konzentrationen von Tetracyclin-HCl beobachtet. Dosierung: alle 6 Stunden 250 mg (nach Gordon et al. 1981).

- Andere Tetracycline können nach systemischer Verordnung therapeutischer Dosen praktisch nicht im Speichel nachgewiesen werden – wahrscheinlich der wichtigste Grund für die intraorale Persistenz von A. actinomycetemcomitans nach adjuvanter Tetracyclintherapie.
- Unabhängig von der antimikrobiellen Wirkung der Tetracycline kommt es zur Hemmung der Gewebekollagenase (siehe unten).

– *Nitroimidazolderivate:* Metronidazol, Ornidazol:
- Interferieren mit der Nucleinsäuresynthese der Bakterien; genauer Mechanismus unbekannt.
- Schmales Wirkungsspektrum gegen Protozoen (z. B. Trichomonaden) und obligat anaerobe Bakterien.
- Speichelkonzentration entspricht der Serumkonzentration.

  - Antibiotika der Wahl bei nekrotisierender ulzerativer Gingivitis/Parodontitis und therapierefraktären Infektionen mit obligat anaeroben Parodontalpathogenen.
  - Mutagenität und Kanzerogenität im Tierversuch, Alkoholunverträglichkeit.
- *Clindamycin:*
  - Interferiert mit Proteinsynthese.
  - Ist besonders wirksam gegen gramnegative, obligat anaerobe Bakterien.
  - Wird kaum in den Speichel sezerniert.
  - Zur unterstützenden Behandlung therapierefraktärer Fälle, die nicht mit E. corrodens (ist resistent) assoziiert sind.
  - **Cave:** pseudomembranöse Kolitis nach Superinfektion des Darmtrakts mit Clostridium difficile; kommt nur bei Unverträglichkeit anderer Antibiotika in Frage.
- *Azalide*, neue Generation der Makrolide, vor allem Azithromycin:
  - Antimikrobielle Aktivität gegen anaerobe und gramnegative Bakterien.
  - Erreicht hohe Konzentrationen im Speichel, in der Gingiva und im Knochen.
- *Quinolone*, z. B. Ciprofloxacin, Ofloxacin, Moxifloxacin:
  - Hemmung der DNA-Gyrase.
  - Ciprofloxacin mit exzellenter Aktivität gegen zahlreiche fakultativ anaerobe, gramnegative Bakterien (z. B. gegen den Problemkeim Pseudomonas aeruginosa).
  - Insbesondere Moxifloxacin hat ausgezeichnete pharmakokinetische Eigenschaften (hohe Speichelkonzentration, Penetration von neutrophilen Granulozyten und Epithelzellen) mit exzellenter Wirkung gegen A. actinomycetemcomitans.
  - **Merke:** Quinolone sollten wegen der Gefahr der Resistenzentwicklung nicht routinemäßig in der Zahnmedizin eingesetzt werden.
- Kombinationen:
  - Metronidazol und Amoxicillin vor allem bei parodontalen Infektionen mit A. actinomycetemcomitans
  - Bei Penicillinallergie kann in diesen Fällen ausnahmsweise Ciprofloxacin mit Metronidazol kombiniert werden.

➤ **Systematische Übersichtsartikel** von Herrera et al. (2002) und Haffajee et al. (2003) zu adjuvanter systemischer Antibiotikatherapie. **Metaanalysen** von Untersuchungen bei Patienten mit chronischer oder aggressiver Parodontitis zeigen:
- Eine das subgingivales Scaling begleitende systemische Antibiotikatherapie führt einheitlich zu größeren Gewinnen klinischen Attachments vor allem in tiefen parodontalen Taschen.
- Ähnliche Effekte bei einer Reihe unterschiedlicher Antibiotika wie Tetracyclin, Metronidazol, Spiramycin, Kombination von Amoxicillin und Metronidazol. Die Auswahl des geeigneten Antibiotikums muss auf der Basis anderer Faktoren (z. B. prädominierender Pathogene) erfolgen.
- Insbesondere Patienten mit aggressiver bzw. aktiver Parodontitis können von adjuvanter systemischer Antibiotikatherapie profitieren.

Lokale Anwendung antimikrobiell wirkender Substanzen

➤ Zur Anwendung lokaler Antiseptika in Mundspüllösungen und Zahnpasten siehe S. 141 ff.

➤ Ein wesentliches Charakteristikum der meisten Formen der Parodontitis ist ihr lokales, streng begrenztes Auftreten. Konsequentererweise besteht daher die Möglichkeit, lokal (topisch) wirksame antimikrobielle Medikamente einzusetzen.

➤ Um pharmakologisch wirksam zu sein, müssen lokal applizierte antimikrobielle Substanzen die folgenden Kriterien erfüllen:
- Das Medikament muss den gewünschten Ort, hier den Boden der Tasche, erreichen.
- Es muss in wirksamen Konzentrationen vorliegen.
- Es muss ausreichend lange vor Ort bleiben.

- Taschenspülung, Präparate mit verzögerter Freisetzung und Medikamente mit kontrollierter Freisetzung können zum Einsatz kommen (Abb. 13.**3**).
  - *Taschenspülungen* mit Hilfe stumpfer Kanülen oder spezieller Mundduschen, z.B. mit Iodpräparaten (Betaisodona) oder Chlorhexidinlösungen, zeigen nur geringe Wirkung:
    - Der Boden der Tasche wird nicht zuverlässig erreicht.
    - Die Verweildauer der eingesetzten Medikamente ist unzureichend.
  - Einem **systematischen Übersichtsartikel** von Hallman & Rees (2003) zufolge hat der Einsatz subgingivaler Irrigation mit Chlorhexidin oder Wasserstoffperoxid *keinen* zusätzlichen klinischen Effekt.
  - Präparate mit *verzögerter Freisetzung* des Medikaments können über längere Zeiträume eine bakterizide Wirkung entfalten:
    - 25% Metronidazolbenzoat in einem Gel aus Glycerylmonooleat und Sesamöl (Elyzol). Das Gel wird mit einer stumpfen Kanüle 2-mal im Abstand von 1 Woche appliziert und erhärtet unter dem Einfluss von Gingivaexsudat.
    - 2% Minocyclin-HCl in einer Salbe aus Hydroxyethylcellulose, Aminoalkylmethacrylat, Triacetin und Glycerin (Dentomycin, Periocline).
  - Präparate mit *kontrollierter Freisetzung* des Medikaments:
    - 25% Tetracyclin-HCl in einem nichtresorbierbaren Faden aus Kunststoffpolymer (Actisite), der mit speziellen Stopfern in die Tasche appliziert und nach 7–10 Tagen wieder entfernt wird. Sicherung des Fadens mit Cyanoacrylatkleber und/oder Parodontalverband. Bakterizide Tetracyclinkonzentrationen im Gingivaexsudat liegen für mindestens 1 Woche bei über 1000 µg/ml.
    - Gelatinechip mit 34% Chlorhexidin (PerioChip). Der biologisch abbaubare Chip ist 5 mm lang, 5 mm breit, etwa 1 mm dick und wird entsprechend der Taschenmorphologie zurechtgeschnitten. Bei einer Liegedauer von 1 Woche werden Chlorhexidinkonzentrationen im Gingivaexsudat von etwa 125 µg/ml erreicht.
    - 10% Doxycyclinhyclat in einem biologisch abbaubaren Träger aus Poly-DL-lactid und *N*-Methyl-2-pyrrolidon (Atridox).
    - Minocyclin in biologisch abbaubaren Mikroglobuli (Arestin). Konzentrationen im Gingivaexsudat von 340 µg/ml können für 2 Wochen aufrecht erhalten werden.
- Kritische Beurteilung: Insbesondere Präparate mit kontrollierter Freisetzung können alternativ zur instrumentellen Bearbeitung der Wurzeloberflächen eingesetzt werden:
  - während der unterstützenden Nachsorge bei ausgeprägter Dentinhypersensibilität
  - bei bereits aufgetretenem Hartsubstanzverlust durch wiederholtes Scaling.
  - **Merke:** Kombinationstherapie (Scaling und Wurzelglättung plus lokal antimikrobiell wirksame Medikamente) hat in den meisten Fällen keinen zusätzlichen Effekt, vor allem in tiefen parodontalen Taschen, die bisher nicht auf instrumentelle Therapie reagiert haben:
    - offene Furkationen
    - tiefe Knochentaschen.

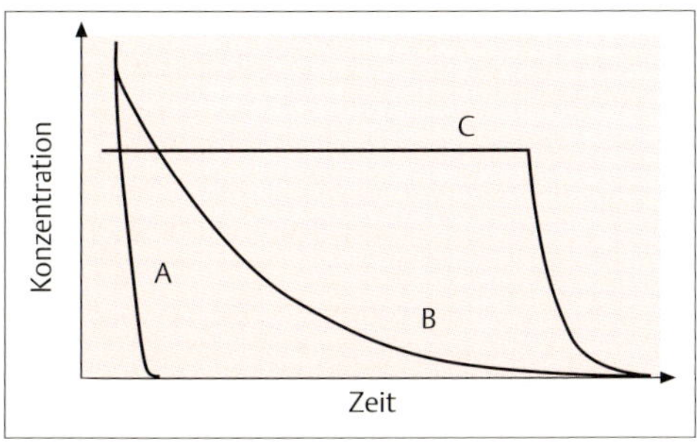

Abb. 13.**3** Clearance eines intrakrevikulär applizierten antimikrobiellen Medikaments (nach Tonetti 1996).
A: Taschenspülung.
B: Medikamententräger, der eine verzögerte Freisetzung gewährleistet.
C: kontrollierte Freisetzung des Medikaments.

- Allerdings: Parodontalpathogene besiedeln in der Regel nicht nur parodontale Taschen, sondern weite Bereiche der Mundhöhle.
- Insbesondere bei schwer zu eliminierenden, möglicherweise invasiven Bakterien wie A. actinomycetemcomitans ist eine lokale Antibiotikatherapie *nicht* indiziert.

➤ In einem **systematischen Übersichtsartikel** von Hanes & Purvis (2003) waren im Wesentlichen randomisierte kontrollierte Studien zum Vergleich der adjuvanten lokalen (topischen) Antibiotikatherapie analysiert worden:
- deutlichere Reduktionen der parodontalen Sondiertiefen bei adjuvantem Einsatz von Minocyclin-Salben (4 Studien) und Minocyclin-Mikroglobuli (3 Studien)
- deutlichere klinische Attachmentgewinne bei adjuvantem Einsatz von Chlorhexidin-Chip (4 Studien), Doxycyclin-Gel (2 Studien), Minocyclin-Mikroglobuli (1 Studie).

➤ **Metaanalysen** von Hung & Douglass (2002):
- Adjuvanter Einsatz lokaler Antibiotika führt zu deutlicheren Reduktionen (durchschnittlich 0,2 – 0,4 mm) der parodontalen Sondiertiefen.
- Relevante zusätzliche Gewinne klinischen Attachments sind nicht zu erwarten.

➤ In der **Metaanalyse** von Pavia et al. (2003) wurden die Effekte von lokal applizierten Tetracyclinpräparaten untersucht:
- Adjuvante Behandlung führt zu deutlich besseren Reduktionen der Sondiertiefe und mehr Gewinn klinischen Attachments, vor allem im weiteren Verlauf.
- Alleinige lokale Tetracyclinbehandlung hat bessere Resultate als Plazebo zur Folge; kein Unterschied zu alleinigem Scaling/Wurzelglättung.

Lokale antimykotische Therapie

➤ Diagnostik der oralen Candidosis:
- weiße, abwischbare Beläge oder diffuse erythematöse Areale
- Kultur von Abstrichen direkt auf Reisagar/Saboraud-Agar: Beurteilung nach 24 und 48 h bei Zimmertemperatur
- Zytologie von Abstrichen: Nachweis des Myzels, ggf. Hyphen in Epithelzellen
- bei chronischer Candidosis auch Biopsie und Serologie
- Mundwinkelrhagaden (anguläre Cheilitis) sind meist Koinfektion von C. albicans und Staphylococcus aureus.

➤ Verbesserung der Mund- und ggf. der Prothesenhygiene. Dies kann zunächst durch die Verwendung von Chlorhexidinpräparaten unterstützt werden.

➤ In hartnäckigen Fällen lokale antimykotische Therapie (Lutschtabletten, Spüllösung, Kaugummi, Gel, Salbe, Prothesenlack) oder systemisch:
- Polyene: Nystatin, Amphotericin B (topisch)
- Azole: Miconazol (topisch), Fluconazol (systemisch)

➤ Bei immunsupprimierten Patienten ist eine antimykotische Prophylaxe der oralen Candidosis indiziert. Erfolgt nicht gleichzeitig eine Sanierung des Darmtrakts, ist eine Reinfektion wahrscheinlich.

Inhibitoren der Gewebekollagenase

- Neuer Therapieansatz zur Unterstützung der instrumentell/mechanischen Parodontalbehandlung. Nutzt die inhibierende Wirkung der Tetracycline auf Matrixmetallproteinasen (vgl. Abb. 3.**9**) vor allem der neutrophilen Granulozyten:
  - Peritherapeutische, länger dauernde systemische Anwendung nicht antibakteriell wirkender Dosen von Tetracyclinderivaten wie Doxycylinhyclat (Periostat): 2-mal 20 mg/d für bis zu 9 Monate.
  - Risiko der Resistenzentwicklung?
- In einer **systematischen Übersicht** von Reddy et al. (2003) war die Frage gestellt worden, inwiefern parodontal erkrankte Patienten von einer medikamentösen Steuerung der Wirtsreaktion als alleinige Maßnahme oder in Kombination mit konventioneller Therapie profitieren:
  - Die lang dauernde Verabreichung subantimikrobieller Dosen von Doxycyclin in Verbindung mit subgingivalem Scaling und Wurzelglättung hatte statistisch signifikante Vorteile gegenüber alleiniger nichtchirurgischer Therapie
  - Eine **Metanalyse** von 5 bzw. 6 randomisierten kontrollierten Studien ergab größere Gewinne klinischen Attachments (0,4 – 0,45 mm) und Reduktionen der Sondiertiefen (etwa 0,45 mm) in mäßig tiefen (4 – 6 mm) oder tiefen (≥ 7 mm) parodontalen Taschen von fragwürdiger klinischer Relevanz.
- Zurzeit werden Tetracyclinderivate entwickelt, die nicht antimikrobiell wirkende und ausschließlich die Gewebekollagenase hemmen sollen.

Beeinflussung des Knochenmetabolismus

- Unterstützende Verabreichung von Biphosphonat (Allendronat) bei chronischer Parodontitis zur Beeinflussung des Knochenmetabolismus:
  - insbesondere bei erhöhtem Risiko für Osteoporose/Osteopenie
  - die kleine Zahl vorliegender Studien erlaubt allerdings zurzeit keine Empfehlung für die Praxis.

Nichtsteroidale Antiphlogistika

- Metaboliten der Arachidonsäure sind eng mit der Entwicklung entzündlicher Veränderungen am Parodont und der Modulierung und Regulation von Entzündungszellen verbunden:
  - NSAID – nichtsteroidale antiinflammatorische Medikamente; interferieren mit dem Cyclooxygenase-Pfad und somit der Produktion von Prostaglandinen (vgl. Abb. 3.**9**).
  - Prostaglandininhibitoren üben einen stark hemmenden Einfluss auf destruktive Prozesse während der akuten Entzündung aus.
- Der Effekt systemisch verabreichter NSAID wie Ibuprofen, Naproxen oder Flurbiprofen auf das posttherapeutische Ergebnis hält sich allerdings in Grenzen:
  - In einer **systematischen Übersicht** von Reddy et al. (2003) war die Frage gestellt worden, wie groß der Effekt einer antiinflammatorischen Therapie bei parodontal erkrankten Patienten allein oder in Kombination mit konventioneller Therapie ist:
    - In den 6 Studien zu Änderungen des alveolären Knochenniveaus konnte einheitlich ein signifikanter Vorteil der antiinflammatorischen Therapie festgestellt werden.
    - In 9 Studien, in denen klinische Attachmentlevel als primäre Variablen untersucht worden waren, fand man dagegen keine signifikanten Vorteile der antiinflammatorischen Therapie.
    - Ebenfalls keine Vorteile der antiinflammatorischen Therapie ergaben 8 von 10 Studien, in denen der Effekt auf parodontale Sondiertiefen oder andere sekundäre Variablen wie gingivale Entzündung untersucht worden war.
- Von einer routinemäßigen Verordnung ist aufgrund häufig auftretender Nebenwirkungen abzuraten:
  - gastrointestinale Beschwerden
  - Ulzera der Magen- und/oder Darmschleimhaut
  - Schädigung des hämatopoetischen Systems
  - erhöhtes Risiko kardiovaskulärer Ereignisse bei Dauerbehandlung mit selektiven COX-2-Inhibitoren (z. B. Rofecoxib).
- Selten auftretende postoperative Beschwerden (Schmerzen, Schwellungen) können unter Beachtung eventueller Kontraindikationen mit Paracetamol oder Ibuprofen kontrolliert werden:
  - Paracetamol: Erwachsenendosis 1- bis 4-mal 500 mg/d
  - Ibuprofen: Erwachsenendosis 1- bis 4-mal 200 mg/d
  - **Cave:** erhöhte postoperative Blutungsneigung bei Medikation von Acetylsalicylsäure (Aspirin).

Lokale Glucocorticosteroide

- Ausgeprägte antiinflammatorische und immunsuppressive Wirkung. Hemmung der frühen und späten entzündlichen Reaktionen:
  - Inhibition von Vasodilatation, Ödembildung, Exsudation neutrophiler Granulozyten
  - Unterdrückung von Kapillar- und Fibroblastenproliferation sowie Kollagenbildung
  - Verhinderung exzessiver Freisetzung lysosomaler Enzyme durch Stabilisierung der Zellmembran
  - Hemmung der Synthese proinflammatorischer Zytokine und von Mediatoren wie IL-1, TNF-α, PGE_2
  - hemmender Einfluss auf die Aktivierung von T-Lymphozyten.

- Kurzfristige lokale Anwendung von z. B. Prednisolon bei bakteriellen, akut entzündlichen, schmerzhaften Prozessen (z. B. Dontisolon P Mundheilpaste, Corti-Dynexan-Gel):
  - nekrotisierende ulzerative Gingivitis/Parodontitis
  - perikoronaler Abszess.
- Mittelfristige lokale Therapie schmerzhafter Formen des oralen Lichen planus:
  - 0,1 % Betamethasonvalerat und 0,05 % Vitamin-A-Säure in geeigneter Haftsalbe
  - in den ersten 3 Wochen 3-mal täglich auftragen, anschließend im Verlauf der nächsten Wochen langsam ausschleichen.

Literatur

1 Anatomie und Physiologie

Berkovitz BKB, Holland GR, Moxham BJ. Oral anatomy, histology and embryology. 3rd ed., Edinburgh: Mosby; 2002.
Bosshardt DD, Nanci A. Hertwig's epithelial root sheet, enamel matrix proteins, and initiation of cementogenesis in porcine teeth. J Clin Periodontol 2004; 31: 184 – 192.
Lindhe J, Karring T, Araujo M. Anatomy of the periodontium. In: Lindhe J, Karring T, Lang NP, eds. Textbook of clinical periodontology and implant dentistry. 4th ed., Oxford: Blackwell Munksgaard; 2003.
McNeal RL, Somerman MJ. Development and regeneration of the periodontium: parallels and contrasts. Periodontology 2000. 1999; 19: 8 – 20.
Schroeder HE. Biological problems of regenerative cementogenesis: synthesis and attachment of collagenous matrices on growing and established root surfaces. Int Rev Cytol 1992; 142: 1 – 59.
Schroeder HE. Orale Strukturbiologie. 5. Aufl., Stuttgart: Thieme; 2000.
Schroeder HE, ed. Biological structure of the normal and diseased periodontium. Periodontology 2000. 1997; 13: 7 – 148.
Wolf HF, Rateitschak KH, Rateitschak EM. Parodontologie. 3. Aufl. (Farbatlanten der Zahnmedizin, Band I.) Stuttgart: Thieme; 2004.

2 Parodontale Mikrobiologie

Carlsson J. Microbiology of plaque-associated periodontal disease. In: Lindhe J, ed. Textbook of clinical periodontology. 2nd ed. Copenhagen: Munksgaard; 1989: 129 – 152.
Fredricks DN, Relman DA. Sequence-based identification of microbial pathogens: a reconsideration of Koch's postulates. Clin Microbial Rev 1996; 9: 18 – 33.
Haffajee AD, Socransky SS. Microbial etiological agents of destructive periodontal diseases. Periodontology 2000. 1994; 5: 78 – 111.
Henderson B, Wilson M, Sharp L, Ward JM. Actinobacillus actinomycetemcomitans. J Med Microbiol 2002; 51: 1013 – 1020.
Lally ET, Kieba, IR, Golub EE, Lear JD, Tanaka JC. Structure/function aspects of Actinobacillus actinomycetemcomitans leukotoxin. J Periodontol 1996; 67: 298 – 308.
Macheleidt A, Müller HP, Eger T, Putzker M, Zöller L. Clonal diversity of Actinobacillus actinomycetemcomitans isolates from young adults with minimal periodontal disease. J Periodontal Res 1999; 34: 179 – 187.
Müller HP, Heinecke A, Borneff M, Knopf A, Kiencke C, Pohl S. Microbial ecology of *Actinobacillus* actinomycetemcomitans, Eikenella corrodens and Capnocytophaga spp. in adult periodontitis. J Periodont Res 1997; 32: 530 – 542.
Paster BJ, Boches SK, Galvin JL, Ericson RE, Lau CN, Levanos VA, Sahasrabudhe A, Dewhirst FE. Bacterial diversity in human subgingival plaque. J Bacteriol 2001; 183: 3770 – 3783.
Ramberg P, Sekino S, Uzel NG, Socransky SS, Lindhe J. Bacterial colonization during de novo plaque formation. J Clin Periodontol 2003; 30: 990 – 995.
Slots J, ed. Actinobacillus actinomycetemcomitans and Porphyromonas gingivalis in periodontal disease. Periodontology 2000. 1999; 20: 7 – 362.
Socransky SS. Criteria for the infectious agents in dental caries and periodontal disease. J Clin Periodontol 1979; 6 (Special Issue): 16 – 21.
Socransky SS, Haffajee AD, Dzink JL, Hillman JD. Associations between microbial species in subgingival plaque samples. Oral Microbiol Immunol 1988; 23: 1 – 7.
Socransky SS, Haffajee AD, Cugini MA, Smith C, Kent RL Jr. Microbial complexes in subgingival plaque. J Clin Periodontol 1998; 25: 134 – 144.
Socransky SS, Haffajee AD. Dental biofilms: difficult therapeutic targets. Periodontology 2000. 2002; 28: 12 – 55
Stoodley P, Sauer K, Davies DG, Costerton JW. Biofilms as complex differentiated communities. Ann Rev Microbiol 2002; 56: 187 — 209.
Van Winkelhoff AJ. Microbial specificity in periodontal disease. In: Shapiro S, Guggenheim B, eds. Oral biology at the turn of the century. Basel: Karger; 1999.
Zambon JJ. Periodontal diseases: microbial factors. Ann Periodontol 1996; 1: 879 – 925.

3 Pathogenese der plaqueinduzierten Parodontalerkrankungen

Bosshardt DD, Lang NP. The junctional epithelium: from health to disease. J Dent Res 2005; 84: 9–20.
Darveau RP, Tanner A, Page RC. The microbial challenge in periodontitis. Periodontology 2000. 1997; 14: 12–32.
Dixon DR, Bainbridge BW, Darveau RP. Modulation of the innate immune response within the periodontium. Periodontology 2000. 2004; 35: 53–74.
Gemmell E, Yamazaki K, Seymour GJ. Destructive periodontitis lesions are determined by the nature of the lymphocytic response. Crit Rev Oral Biol Med 2002; 13: 17–34.
Gemmell E, Seymour GJ. Immunoregulatory control of Th1/Th2 cytokine profiles in periodontal disease. Periodontology 2000. 2004; 35: 21–41.
Kinane D, Berglundh T, Lindhe J. Host-parasite interactions in periodontal disease. In: Lindhe J, Karring T, Lang NP, eds. Textbook of clinical periodontology and implant dentistry. 4th ed., Blackwell Munksgaard, Oxford; 2003.
Offenbacher S. Periodontal diseases: pathogenesis. Ann Periodontol 1996; 1: 821–878.
Page RC, Schroeder HE. Structure and pathogenesis. In: Schluger S, Yuodelis R, Page RC, Johnson RH, eds. Periodontal diseases. 2nd ed. Lea & Febinger: Philadelphia; 1990.
Page RC, Kornman KS, eds. The pathogenesis of periodontitis. Periodontology 2000. 1997; 14: 9–248.
Schroeder HE, Listgarten MA. The gingival tissues: the architecture of periodontal protection. Periodontology 2000. 1996; 13: 91–120.

4 Klassifikation der Parodontalerkrankungen

American Academy of Periodontology. International workshop for a classifaction of periodontal diseases and conditions. Ann Periodontol 1999; 4: 1–112.
Baelum V, Lopez R. Defining and classifying periodontitis: need for a paradigm shift? Eur J Oral Sci 2003; 111: 2–6.
Rees TD, ed. Disorders affecting the periodontium. Periodontology 2000. 1999; 21: 7–209.

5 Epidemiologie der Parodontalerkrankungen

Ainamo J, Barmes D, Beagrie G, Cutress T. Martin J, Sardo-Infiri J. Development of the World Health Organization (WHO) Community Periodontal Index for Treatment Needs (CPITN). Int Dent J 1982; 32: 281–291.
Albandar JM, Brunelle JA, Kingman A. Destructive periodontal disease in adults 30 years of age and older in the Unites States, 1988–1994. J Periodontol 1999; 70: 13–29.
Albandar JM, Kingman A. Gingival recession, gingival bleeding, and dental calculus in adults 30 years of age and older in the United States, 1988–1994. J Periodontol 1999; 70: 30–43.
Albandar JM, ed. Global epidemiology of periodontal diseases. Periodontology 2000. 2002; 29: 7–246.
Borell LN, Burt BA, Taylor GW. Prevalence and trends in periodontitis in the USA: from NHANES III to the NHANES, 1988 to 2000. J Dent Res 2005; 84: 924–930.
Carlos JP, Wolfe MD, Kingman A. The extent and severity index: a simple method for use in epidemiologic studies of periodontal disease. J Clin Periodontol 1986; 13: 500–505.
Hill AB. The environment and disease: association or causation? Proc R Soc Med 1965; 58: 295–300.
Lang NP. Commonly used indices to assess oral hygiene and gingival and periodontal health and disases. In: Lang NP, Attström R, Löe H, eds. Proceedings of the European workshop on mechanical plaque control. Quintessence: Berlin 1998.
Lange DE. Die Anwendung von Indices zur Diagnose der Parodontopathien. Dtsch Zahnärztl Z 1978; 33: 108–111.
Löe H, Anerud A, Boysen H, Morrison E. Natural history of periodontal disease in man. Rapid, moderate and no loss of attachment in Sri Lankan laborers 14 to 46 years of age. J Clin Periodontol 1986; 13: 431–440.
Löe H, Brown LJ. Early onset periodontitis in the United States of America. J Periodontol 1991; 62: 608–616.
Löe H, Anerud A, Boysen H. The natural history of periodontal disease in man: prevalence, severity, and extent of gingival recession. J Periodontol 1992; 63: 489–495.

Marshall-Day CD, Stephens RG, Quigley LF, Jr. Periodontal disease: prevalence and incidence. J Periodontol 1955; 26: 185–203.
Massler M, Cohen A, Shour I. Epidemiology of gingivitis in children. J Am Dent Assoc 1952; 45: 319–324.
Okamoto H, Yoneyama T, Lindhe J, Haffajee A, Socransky S. Methods of evaluating periodontal disease data in epidemiological research. J Clin Periodontol 1988; 15: 430–439.
Sheiham A, Netuveli G. Periodontal diseases in Europe. Periodontology 2000. 2002; 29: 104–121.
World Health Organization: Oral health surveys: basic methods. 4th ed., WHO: Geneva; 1997.

6 Diagnostik der Parodontalerkrankungen

Ainamo J, Bay I. Problems and proposals for recording gingivitis and plaque. Int Dent J 1975; 25: 229–235.
Armitage GC. Periodontal diseases: diagnosis. Ann Periodontol 1996; 1: 37–215.
Hamp SE, Nyman S, Lindhe J. Periodontal treatment of multirooted teeth. Results after 5 years. J Clin Periodontol 1975; 2: 126–135.
Kornman KS, Crane A, Wang HY, DiGiovine FS, Newman MG, Pirk FW, Wilson TG, Jr, Higginbottom FL, Duff GW. The interleukin-1 genotype as a severity factor in adult periodontal disease. J Clin Periodontol 1997; 24: 72–77.
Listgarten MA, Loomer PM. Microbial identification in the management of periodontal diseases. A systematic review. Ann Periodontol 2003; 8: 182–192.
Macheleidt A, Müller HP, Eger T, Putzker M, Fuhrmann A, Zöller L. Absence of an especially toxic clone among isolates of Actinobacillus actinomycetemcomitans recovered from army recruits. Clin Oral Investig 1999; 3: 161–167.
Meisel P, Schwahn C, Gesch D, Bernhardt O, John U, Kocher T. Dose-effect relation of smoking and the interleukin-1 gene polymorphism in periodontal disease. J Periodontol 2004; 75: 236–242.
Miller PD. A classification of marginal tissue recession. Int J Periodontics Restor Dent 1985; 5: 9–13.
Mombelli A, Casagni F, Madianos PN. Can presence or absence of periodontal pathogens distinguish between subjects with chronic and aggressive periodontitis? A systematic review. J Clin Periodontol 2002; 29 (Suppl 3): 10–21.
Müller HP, Eger T. Furcation diagnosis. J Clin Periodontol 1999; 26: 485–498.
Müller HP, Eger T. Masticatory mucosa and periodontal phenotype. J Clin Periodontol 2000; 27: 621–626.
Murray PA, French CK. DNA probe detection of periodontal pathogens. In: Myers HM, ed. New biotechnology in oral research. Karger: Basel; 1989: 33–53.
O'Leary TJ, Drake RB, Naylor JE. The plaque control record. J Periodontol 1972; 43: 38.
Roed-Petersen B, Renstrup G. A topographical classification of the oral mucosa suitable for electronic data processing. Its application to 560 leukoplakias. Acta Odontol Scand 1969; 27: 681–695.
Slots J. Rapid identification of important periodontal microorganisms by cultivation. Oral Microbiol Immunol 1986; 1: 48–55.
Tarnow D, Fletcher P. Classification of the vertical component of furcation involvement. J Periodontol 1984; 55: 283–284.

7 Prävention der Parodontalerkrankungen

American Academy of Periodontology. Tobacco use and the periodontal patient. J Periodontol 1999; 70: 1419–1427.
American Academy of Periodontology. Diabetes and periodontal disease. J Periodontol 2000; 71: 664–678
Axelsson P, Lindhe J, Nyström B. On the prevention of caries and periodontal disease. Results of a 15-year longitudinal study in adults. J Clin Periodontol 1991; 18: 182–189.
Axelsson P, Nyström B, Lindhe J. The long-term effect of a plaque control program on tooth mortality, caries and periodontal disease in adults. Results after 30 years of maintenance. J Clin Periodontol 2004; 31: 749–757.
Haffajee AD, Socransky SS, Lindhe J, Kent RL, Okamoto H, Yoneyama T. Clinical risk indicators for periodontal attachment loss. J Clin Periodontol 1991; 18: 117–125.
Hujoel PP, Leroux BG, Selipsky H, White BA. Non-surgical periodontal therapy and tooth loss. A cohort study. J Periodontol 2000; 71: 736–742.

Hujoel PP, del Aguila MA, DeRouen TA, Bergström J. A hidden periodontitis epidemic during the 20th century? Community Dent Oral Epidemiol 2003; 30: 377–381.
Hujoel PP, Cunha-Cruz J, Loesche WJ, Robertson PB. Personal oral hygiene and chronic periodontitis: a systematic review. Periodontology 2000. 2005; 37: 29–34.
Sheiham A. Public health aspects of periodontal diseases in Europe. J Clin Periodontol 1991; 18: 362–369.
Watt RG, Marinho VC. Does oral health promotion improve oral hygiene and gingival health? Periodontology 2000. 2005; 37: 35–47.
World Health Organization. The tobacco epidemic. WHO: Geneva; 1997.

8 Allgemeinmedizinische Implikationen

Dajani AS, Taubert KA, Wilson W, Bolger AF, Bayer A, Ferrieri P, Gewitz MH, Shulman ST, Nouri S, Newburger JW, Hutto C, Pallasch TJ, Gage TW, Levison ME, Peter G, Zuccaro G Jr. Prevention of bacterial endocarditis. Recommendations by the American Heart Association. J Am Med Assoc 1997; 277: 1784–1801.
Grossi SG, Genco RJ. Periodontal disease and diabetes mellitus: a two-way relationship. Ann Periodontol 1998; 3: 51–61.
Khader YS, Ta'ani Q. Periodontal diseases and the risk of preterm birth and low birth weight: a meta-analysis J Periodontol 2005; 76: 161–165.
Labriola A, Needleman I, Moles DR. Systematic review of the effect of smoking on nonsurgical periodontal therapy. Periodontology 2000. 2005; 37: 124–137.
Madianos PN, Bebetsis GA, Kinane DF. Is periodontitis associated with an increased risk of coronary heart disease and preterm and/or low birth weight births? J Clin Periodontol 2002; 29 (Suppl 3): 22–36.
Müller HP. Rauchen oder parodontale Gesundheit. Gesundheitswesen 2000; 62: 400–408.
Müller HP. Spielt die marginale Parodontitis eine Rolle in der Pathogenese kardio- und zerebrovaskulärer Erkrankungen? Gesundheitswesen 2002: 64: 89–98.
Müller HP, Stadermann S, Heinecke A. Longitudinal association between plaque and gingival bleeding in smokers and non-smokers. J Clin Periodontol 2002; 29: 287–294.
Pallasch TJ, Slots J. Antibiotic prophylaxis and the medically compromised patient. Periodontology 2000. 1996; 10: 107–138.
Rose LF, Genco RJ, Cohen DW, Mealey BL. Periodontal medicine. BC Decker, Hamilton; 2000.
Scannapieco FA, Bush RB, Paju S. Associations between periodontal disease and risk for atheroscelosis, cardiovascular diseas, and stroke. Ann Periodontol 2003; 8: 38–53.
Scannapieco FA, Bush RB, Paju S. Associations between periodontal disease and risk for nosocomial bacterial pneumonia and chronic obstructive pulmonary disease. A systematic review. Ann Periodontol 2003; 8: 54–69.
Scannapieco FA, Bush RB, Paju S. Periodontal disease as a risk factor for adverse pregnancy outcomes. A systematic review. Ann Periodontol 2003; 8: 70–78.
Tezal M, Grossi SG, Ho AW, Genco RJ. Alcohol consumption and periodontal disease. The Third National Health and Nutrition Examination Survey. J Clin Periodontol 2004; 31: 484–488.
Tomar SL, Asma S. Smoking-attributable periodontitis in the United States: findings from NHANES III. J Periodontol 2000; 71: 743–751.

9 Notfallbehandlungen

Herrera D, Roldan S, Gonzalez I, Sanz M. The periodontal abscess. II. Short-term clinical efficacy of two systemic antibiotics regimes. J Clin Periodontol 2000; 27: 395–404.

10 Phase I – kausale Therapie

Badersten A, Nilvéus R, Egelberg J. Effect of nonsurgical periodontal therapy. II. Severely advanced periodontitis. J Clin Periodontol 1984; 11: 63–76.
Davies RM, Ellwood RP, Davies GM. The effectiveness of a toothpaste containing triclosan and polyvinylmethyl ether maleic acid copolymer in improving plaque control and gingival health. A systematic review. J Clin Periodontol 2004; 31: 1029 – 1033.

Greenstein G. Full-mouth therapy versus individual quadrant root planing: a critical commentary. J Periodontol 2002; 74: 797 – 812.
Haffajee AD, Cugini MA, Dibart S, Smith C, Kent RL Jr, Socransky SS. The effect of SRP on the clinical and microbiological parameters of periodontal diseases. J Clin Periodontol 1997; 24: 324 – 334.
Mongardini C, van Steenberghe D, Dekeyser C, Quirynen M. One stage full- versus partial-mouth disinfection in the treatment of chronic adult or generalized early-onset periodontitis. I. Long-term clinical observations. J Periodontol 1999; 70: 632 – 645.
Pattison AM. The use of hand instruments in supportive periodontal treatment. Periodontology 2000. 1996; 12: 71 – 89.
Rosling B, Dahlén G, Volpe A, Furuichi Y, Ramberg P, Lindhe J. Effect of triclosan on the subgingival microbiota of periodontitis-susceptible subjects. J Clin Periodontol 1997; 24 : 881 – 887.
Quirynen M, Mongardini C, Pauwels M, Bollen CML, van Eldere J, van Steenberghe D. One stage full- versus partial-mouth disinfection in the treatment of chronic adult or generalized early-onset periodontitis. II. Long-term impact on microbial load. J Periodontol 1999; 70: 646 – 656.
Sicilia A, Arregul I, Gallego M, Cabezas B, Cuesta S. A systematic review of powered vs. manual toothbrushes in periodontal cause-related therapy. J Clin Periodontol 2002; 29 (Suppl 3): 39 – 54.
Tunkel J, Heinecke A, Flemmig TF. A systematic review of efficacy of machine-driven and manual subgingival debridement in the treatment of chronic periodontitis. J Clin Periodontol 2002; 29 (Suppl 3): 72 – 81.
Van Strydonk DAC, Timmerman MF, van der Velden U, van der Weijden GA. Plaque inhibition of two commercially available chlorhexidine mouthrinses. J Clin Periodontol 2005; 32: 305 – 309.
Van der Wejiden GA, Timmerman MF. A systematic review on the clinical efficacy of subgingival debridement in the treatment of chronic periodontitis. J Clin Periodontol 2002; 29 (Suppl 3): 55 – 71.

11 Phase II – korrektive Maßnahmen

Al-Hamdan K, Eber R, Sarment D, Kowalski C, Wang HL. Guided tissue regeneration-based root coverage: meta-analysis. J Periodontol 2003; 74: 1520 – 1533.
Berglundh T, Persson L, Klinge B. A systematic review of the incidence of biological and technical complications in implant therapy reported in prospective longitudinal studies of 5 years. J Clin Periodontol 2002; 29 (Suppl 3): 197 – 212.
Bernimoulin JP, Lüscher B, Mühlemann HR. Coronally repositioned periodontal flap. Clinical evaluation after one year. J Clin Periodontol 1975; 2: 1 – 13.
Cochran DL, Wozney JM. Biological mediators for periodontal regeneration. Periodontology 2000. 1999; 19: 40 – 58.
Cortellini P, Pini Prato G, Tonetti M. The modified papilla preservation technique. A new surgical approach for interproximal regenerative procedures. J Periodontol 1995; 66: 261 – 266.
Cortellini P, Pini Prato G, Tonetti M. Periodontal regeneration of human intrabony defects with bioresorbable membranes. A controlled clinical trial. J Periodontol 1996; 67: 217 – 223.
Cortellini P, Prato GP, Tonetti MS. The simplified papilla preservation flap. A novel surgical approach for the management of soft tissues in regenerative procedures. Int J Periodontics Restor Dent 1999; 19: 589 – 599.
Esposito M, Coulthard P, Thomsen P, Worthington H. Enamel matrix derivative for periodontal regeneration in infrabony defects: a Cochrane systematic review. J Dent Educ 2004; 68: 834 – 844.
Fiorellini JP, Nevins ML. Localized ridge augmentation/preservation. A systematic review. Ann Periodontol 2003; 8: 321 – 327.
Friedman N. Periodontal osseous surgery: osteoplasty and ostectomy. J Periodontol 1955; 26: 257 – 269.
Friedman N. Mucogingival surgery. The apically repositioned flap. J Periodontol 1962; 33: 328 – 340.
Giannobile WV, Somerman MJ. Growth and amelogenin-like factors in periodontal wound healing. A systematic review. Ann Periodontol 2003; 8: 193 – 204.
Grupe J, Warren R. Repair of gingival defects by a sliding flap operation. J Periodontol 1956; 37: 491 – 495.
Hallmon WW, Rees TD. Local anti-infective therapy: mechanical and physical approaches. A systematic review. Ann Periodontol 2003; 8: 99 – 114.
Hammarström L. Enamel matrix, cementum development and regeneration. J Clin Periodontol 1997; 24: 658 – 668.

Hämmerle CHF, Jung RE, Feloutzis A. A systematic review of the survival of implants in bone sites augmented with barrier membranes (guided bone regeneration) in partially edentulous patients. J Clin Periodontol 2002; 29 (Suppl 3): 226 – 231.
Heitz-Mayfield LJA, Trombelli L, Heitz F, Needleman I, Moles D. A systematic review of the effect of surgical debridement vs. non-surgical debridement for the treatment of chronic periodontitis. J Clin Periodontol 2002; 29 (Suppl 3): 92 – 102.
Heitz-Mayfield LJA. How effective is surgical therapy compared with nonsurgical debridement? Periodontology 2000. 2005; 37: 72 – 87.
Käyser AF. Limited treatment goals – shortened dental arches. Periodontology 2000. 1994; 4: 7 – 14.
Kirkland O. The suppurative periodontal pus pocket; its treatment by the modified flap operation. J Am Dent Ass 1931; 18: 1462 – 1470.
Langer B, Langer L. Subepithelial connective tissue graft technique for root coverage. J Periodontol 1985; 56: 715 – 720.
Laurell L, Gottlow J, Zybutz M, Persson R. Treatment of intrabony defects by different surgical procedures. A literature review. J Periodontol 1998; 69: 303 – 313.
Lindhe J, Karring T, Lang NP. Implant concepts. In: Lindhe J, Karring T, Lang NP, eds. Textbook of clinical periodontology and implant dentistry. 4th ed., Oxford: Blackwell Munksgaard; 2003: 807 – 1030.
Lynch SE, Genco RJ, Marx RE, eds. Tissue engineering. Applications in maxillofacial surgery and periodontics. Quintessence, Chicago; 1999.
Mariotti A. Efficacy of chemical root surface modifiers in the treatment of periodontal disease. A systematic review. Ann Periodontol 2003; 8: 205 – 226.
Müller HP, Eger, T. Furkationsbehandlungen. Quintessenz, Berlin; 1998.
Müller HP, Eger T, Schorb A. Alteration of gingival dimensions in a complicated case of gingival recession. Int J Periodontics Restor Dent 1998; 18: 345 – 353
Müller HP, Eger T. Masticatory mucosa and periodontal phenotype: a review. Int J Periodontics Restor Dent 2002; 22: 172 – 183.
Murphy KG, Gunsolley JC. Guided tissue regeneration for the treatment of periodontal intrabony and furcation defects. A systematic review. Ann Periodontol 2003; 8: 266 – 302.
Nabers CL. Repositioning the attached gingiva. J Periodontol 1954; 25: 38 – 39.
Needleman I, Tucker R, Giedrys-Leeper E, Worthington H. Guided tissue regeneration for periodontal intrabony defects – a Cochrane systematic review. Periodontology 2000. 2005; 37: 106 – 123.
Nyman S, Lindhe J, Karring T, Rylander H. New attachment following surgical treatment of human periodontal disease. J Clin Periodontol 1982; 9: 290 – 296.
Nyman SR, Lang NP. Tooth mobility and the biological rationale for splinting teeth. Periodontology 2000. 1994; 4: 15 – 22.
Oates TW, Robinson M, Gunsolley JC. Surgical therapies for the treatment of gingival recession. A systematic review. Ann Periodontol 2003; 8: 303 – 320.
Raetzke PB. Covering localized areas of root exposure employing the „envelope“ technique. J Periodontol 1985; 56: 397 – 402.
Ramfjord SP, Nissle RR. The modified Widman flap. J Periodontol 1974; 45: 601 – 607.
Reynolds MA, Aichelman-Reidy ME, Branch-Mays GL, Gunsolley JC. The efficacy of bone replacement grafts in the treatment of periodontal osseous defects. A systematic review. Ann Periodontol 2003; 8: 227 – 265.
Rosling B, Nyman S, Lindhe J. The effect of systematic plaque control on bone regeneration in infrabony pockets. J Clin Periodontol 1976; 3: 38 – 53.
Rosling B, Nyman S, Lindhe J, Jern B. The healing potential of the periodontal tissues following different techniques of periodontal surgery in plaque-free dentitions. A 2-year clinical study. J Clin Periodontol 1976; 3: 233 – 255.
Takei HH, Han TJ, Carranza FA Jr, Kenney EB, Lekovic V. Flap technique for periodontal bone implants. Papilla preservation technique. J Periodontol 1985; 56: 204 – 210.
Tarnow DP, Semilunar coronally repositioned flap. J Clin Periodontol 1986; 13: 182 – 185.
Trombelli L, Heitz-Mayfield LJA, Needleman I, Moles D, Scabbia A. A systematic review of graft materials and biological agents for periodontal intraosseous defects. J Clin Periodontol 2002; 29 (Suppl 3) 117 – 135.
Trombelli L. Which reconstructive procedures are effective for treating the periodontal intraosseous defect? Periodontology 2000. 2005; 37: 88 – 105.

Wallace SS, Froum SJ. Effect of maxillary sinus augmentation on the survival of endosseous dental implants. A systematic review. Ann Periodontol 2003; 8: 328–343.
Westfelt E, Bragd L, Socransky SS, Haffajee AD, Nyman S, Lindhe J. Improved periodontal conditions following therapy. J Clin Periodontol 1985; 12: 283–293.

12 Phase III – unterstützende Nachsorgetherapie

Lang NP, Tonetti MS. Periodontal diagnosis in treated periodontitis. Why, when and how to use clinical parameters. J Clin Periodontol 1996; 23: 240–250.
Renvert S, Persson R. Supportive periodontal therapy. Periodontology 2000. 2004; 36: 179–195.
Tonetti MS. Cigarette smoking and periodontal diseases: etiology and management of disease. Ann Periodontol 1998; 3: 88–101.

13 Medikamentöse Therapie

Gordon JM, Walker CB, Murphy JC, Goodson JM, Socransky SS. Tetracycline levels achievable in gingival crevice fluid and in vitro effect on subgingival organisms. Part I. Concentrations in crevicular fluid after repeated doses. J Periodontol 52; 1981: 609–611.
Haffajee AD, Socransky SS, Gunsolley JC. Systemic anti-infective periodontal therapy. A systematic review. Ann Periodontol 2003; 8: 115–181.
Hanes PJ, Purvis JP. Local anti-infective therapy: pharmacological agents. A systematic review. Ann Periodontol 2003; 8: 79–98.
Herrera D, Sanz M, Jepsen S, Needleman I, Roldan S. A systematic review on the effects of systemic antimicrobials as an adjunct to scaling and root planing in periodontitis patients. J Clin Periodontol 2002; 29 (Suppl 3): 136–159.
Hung HC, Douglass CW. Meta-analysis of the effect of scaling and root planing, surgical treatment and antibiotic therapies on periodontal attachment loss. J Clin Periodontol 2002; 29: 975–986.
Mombelli A, van Winkelhoff AJ. The systemic use of antibiotics in periodontal therapy. In: Lang NP, Karring T, Lindhe J, eds. Proceedings of the 2nd European Workshop on Periodontics. Quintessence: Berlin; 1996: 38–77.
Müller HP, Holderrieth S, Burkhardt U, Höffler U. In vitro antimicrobial susceptibility of oral strains of Actinobacillus actinomycetemcomitans to seven antibiotics. J Clin Periodontol 2002; 29: 736–742.
Newman MG, van Winkelhoff AJ. Antibiotic and antimicrobial use in dental practice. 2nd ed. Quintessence: Chicago; 2001.
Pavia M, Nobile CGA, Angillo IF. Meta-analysis of local tetracycline in treating chronic periodontitis. J Periodontol 2003; 74: 916–932.
Reddy MS, Geurs NC, Gunsolley JC. Periodontal host modulation with antiproteinase, anti-inflammatory, and bone-sparing agents. A systematic review. Ann Periodontol 2003; 8: 12–37.
Rudney JD, Chen R, Sedgewick GJ. Actinobacillus actinomycetemcomitans, Porphyromonas gingivalis, and Tannerella forsythensis are components of polymicrobial intracellular flora within human buccal cells. J Dent Res 2005; 84: 59–63.
Salvi GE, Collins JG, Lang NP, Williams RC, Offenbacher S. Non-steroidal anti-inflammatory drugs (NSAIDs). In: Lang NP, Karring T, Lindhe J, eds. Proceedings of the 2nd European Workshop on Periodontics. Quintessence: Berlin 1996: 174–191.
Tonetti MS. The topical use of antibiotics in periodontal pockets. In: Lang NP, Karring T, Lindhe J, eds. Proceedings of the 2nd European Workshop on Periodontics. Quintessence: Berlin 1996: 78–109.
Van Winkelhoff AJ, Rams TE, Slots J. Systemic antibiotic therapy in periodontics. Periodontology 2000. 1996; 10: 45–78.

A

B

C

G

H

I

Q

R

S

T